酒经·茶典

李春深◎编著

天津出版传媒集团

天津科学技术出版社

本书具有让你"时间耗费少，养生知识掌握好"的方法

免费获取专属于你的
《酒经·茶典》阅读服务方案

循序渐进式阅读？省时高效式阅读？深入研究式阅读？由你选择！
建议配合二维码一起使用本书

微信扫描二维码
免费获取阅读方案

◆ **本书可免费获取三大个性化阅读服务方案**

1、**轻松阅读**：为你提供简单易懂的辅助阅读资源，每天读一点，简单了解本书知识；

2、**高效阅读**：为你提供高效阅读技巧，花少量时间掌握方法，专攻本书核心知识，快速掌握本书精华；

3、**深度阅读**：为你提供更全面、更深度的拓展阅读资源，辅助你对本书知识进行深入研究，透彻理解，牢固掌握本书知识。

◆ **个性化阅读服务方案三大亮点**

🕐 时间管理
科学时间计划

▢ 阅读资料
精准资料匹配

💬 社群共读
阅读心得交流

★不论你只是想循序渐进，轻松阅读本书，还是想掌握方法，快速阅读本书，或者想获取丰富资料，对本书知识进行深入研究，都可以通过微信扫描【本页】的二维码，根据指引，选择你的阅读方式，免费获得专属于你的个性化读书方案，帮你时间花的少，阅读效果好。

图书在版编目（CIP）数据

酒经·茶典 / 李春深编著.--天津：天津科学技术出版社，2020.5

ISBN 978-7-5576-5681-2

Ⅰ.①酒… Ⅱ.①李… Ⅲ.①药酒-验方②茶剂-验方 Ⅳ.①R289.5

中国版本图书馆 CIP 数据核字（2018）第 180786 号

酒经·茶典
JIUJING CHADIAN
责任编辑：王朝闻

出　版：天津出版传媒集团
　　　　　天津科学技术出版社
地　址：天津市西康路 35 号
邮　编：300051
电　话：（022）23332390
网　址：www.tjkjcbs.com.cn
发　行：新华书店经销
印　刷：三河市恒升印装有限公司

开本 670×960　1/16　印张 20　字数 500 000
2020 年 5 月第 1 版第 1 次印刷
定价：68.00 元

前　言

　　酒与文学艺术、养生保健的关系密不可分。中国酒文化源远流长，妙酒奇香，引得无数文人墨客吟诗作赋。药酒的应用更是祖国医学的一朵奇葩，古往今来不少养生医家借酒之功配以良药，使得久疾之人得以康复。

　　药酒是将中药有效成分溶解在酒中而制成的日常佳品，既发扬了酒的独特之处，又集中了中药的特有功效，还兼有取材容易、制作简单、加减灵活、费用低廉、服用方便、疗效可靠、便于储存等多种优势，内服、外用均宜，急症、久病皆可，特别是对一些顽疾难症，其疗效更为显著，受到历代医家的重视和广大群众的欢迎，被广泛应用于防病治病、养生保健等各个方面，已成为祖国医学的重要组成部分。

　　药酒的历史源远流长，古今记载药酒方的文献浩如烟海，《酒经·茶典》上篇从茫茫药酒文献资料中撷取部分取材容易，制作方便，实用性、有效性、安全性较高的配方，介绍给广大读者，简单易用，适合药酒爱好者阅读。

　　如今，茶已经成为全世界人民喜爱的饮料之一。究其原因，不仅在于它独特的口味，更在于它具有滋养身心、防病祛病等保健作用。据现代医学研究发现，茶中含有诸如茶多酚、生物碱等多种微量元素，具有杀菌消炎、抑制细胞衰老、改善五脏功能等功效。经常饮用适合自己的茶饮，我们将会减少与过敏性疾病、癌症等遭遇的机会，并可以达到清热排毒、美容养颜的目的。

　　既然喝茶有如此多的妙处，那么到底该怎样做才能喝到适合自己的茶饮呢？在寻找茶饮的过程中需要注意哪些问题呢？时尚缤纷的花草茶为何成为美容养颜人士的大爱？如果患有某种疾病还可以喝茶吗？药草茶能防病祛病吗？喝茶时用茶点佐餐又有什么好处呢……《酒经·茶典》下篇将会为上述问题提供详尽的解答。

目　录

上篇　酒经篇

下篇　茶　典

上篇　酒经篇

第一章　酒的历史

酒的起源

猿猴造酒说

唐人李肇所撰《国史补》一书，对人类如何捕捉聪明伶俐的猿猴，有一段极精彩之记载。猿猴是十分机敏的动物，它们居于深山野林中，在巉岩林木间跳跃攀缘，出没无常，很难活捉到它们。经过细致的观察，人们发现并掌握了猿猴的一个致命弱点，那就是"嗜酒"。于是，人们在猿猴出没的地方，摆几缸香甜浓郁的美酒。猿猴闻香而至，先是在酒缸前踌躇不前，接着便小心翼翼地用指蘸酒吮尝，时间一久，没有发现什么可疑之处，终于经受不住香甜美酒的诱惑，开怀畅饮起来，直到酩酊大醉，乖乖地被人捉住。这种捕捉猿猴的方法并非我国独有，东南亚一带的群众和非洲的土著民族捕捉猿猴或大猩猩，也都采用类似的方法。这说明猿猴是经常和酒联系在一起的。

猿猴不仅嗜酒，而且还会"造酒"，这在我国的许多典籍中都有记载。清代文人李调元在他的著作中记叙道："琼州（今海南岛）多猿……尝于石岩深处得猿酒，盖猿以稻米杂百花所造，一石六辄有五六升许，味最辣，然极难得。"清代的另一种笔记小说中也说："粤西平乐（今广西壮族自治区东部，西江支流桂江中游）等府，山中多猿，善采百花酿酒。樵子入山，得其巢穴者，其酒多至数石。饮之，香美异常，名曰猿酒。"看来人们在广东和广西都曾发现过猿猴"造"的酒。无独有偶，早在明朝时期，这类的猿猴"造"酒的传说就有过记载。明代文人李日华在他的著述中，也有过类似的记载："黄山多猿猱，春夏采杂花果于石洼中，酝酿成酒，香气溢气，闻数百步。野樵深入者或得偷饮之，不可多，多即减酒痕，觉之，众猱伺得人，必嬲死之。"可见，这种猿酒是偷饮不得的。

这些不同时代、不同人的记载，起码可以证明这样的事实，即在猿猴的聚居处，多有类似"酒"的东西发现。至于这种类似"酒"的东西，是怎样产生的，是纯属生物学适应的本能性活动，还是猿猴有意识、有计划的生产活动，那倒是值得研究的。要解释这种现象，还得从酒的生成原理说起。

酒是一种发酵食品，它是由一种叫酵母菌的微生物分解糖类产生的。酵母菌是一种分布极其广泛的菌类，在广袤的大自然原野中，尤其在一些含糖分较高的水果中，这种酵母菌更容易繁衍滋长。含糖的水果，是猿猴的重要食品。当成熟的野果坠落下来后，由于受到果皮上或空气中酵母菌的作用而生成酒，是一种自然现象。就是我们的日常生活中，在腐烂的水果摊床附近，在垃圾堆旁，都能常常嗅到由于水果腐烂而散发出来的阵阵酒味儿。猿猴在水果成熟的季节，收贮大量水果于"石洼中"，堆积的水果受自然界中酵母菌的作用而发酵，在石洼中将"酒"的液体析出，这样的结果，一是并未影响水果的食用，而且析出的液体——"酒"，还有一种特别的香味供享用，习以为常，猿猴居然能在不自觉中"造"出酒来，这是即合乎逻辑又合乎情理的事情。当然，猿猴从最初尝到发酵的野果到"酝酿成酒"，是一个漫长的过程，究竟漫长到多少年代，那就是谁也无法说清楚的事情了。

仪狄造酒说

史籍中有多处提到仪狄"作酒而美""始作酒醪"的记载，似乎仪狄乃制酒之始祖。这是否事实，有待于进一步考证。

一种说法叫"仪狄作酒醪，杜康作秫酒"。这里并无时代先后之分，似乎是讲他们做的是不同的酒。"醪"，是一种糯米经过发酵加工而成的"醪糟儿"。性温软，其味甜，多产于江浙一带。现在的不少家庭中，仍自制醪糟儿。醪糟儿洁白细腻，稠状的糟糊可当主食，上面的清亮汁液颇近于酒。"秫"，高粱的别称。杜康作秫酒，指的是杜康造酒所使用的原料是高粱。如果硬要将仪狄或杜康确定为酒的创始人的话，只能说仪狄是黄酒的创始人，而杜康则是高粱酒的创始人。

一种说法叫"酒之所兴，肇自上皇，成于仪狄"。意思是说，自上古三皇五帝的时候，就有各种各样的造酒的方法流行于民间，是仪狄将这些造酒的方法归纳总结出来，始之流传于后世的。能进行这种总结推广工作的，当然不是一般平民，所以有的书中认定仪狄是司掌造酒的官员，这恐怕也不是没有道理的。有书载仪狄作酒之后，禹曾经"绝旨酒而疏仪狄"，也证明仪狄是很接近禹的"官员"。

仪狄是什么时代的人呢？比起杜康来，古籍中的记载要一致些，例如《世本》《吕氏春秋》《战国策》中都认为他是夏禹时代的人。他到底是从事什么职务的人呢？是司酒造业的"工匠"，还是夏禹手下的臣属？他生于何地、葬于何处？都没有确凿的史料可考。那么，他是怎样发明酿酒的呢？《战国策》中说："昔者，帝女令仪狄作酒而美，进之禹，禹钦而甘之，遂疏仪狄，绝旨酒，曰：'后世必有以酒亡其国者'。"这一段记载，较之其他古籍中关于杜康造酒的记载来，就算详细的了。根据这段记载，情况大体是这样的：夏禹的女人，令仪狄去监造酿酒，仪狄经过一番努力，做出来的酒味道很好，于是奉献给夏禹品尝。夏禹喝了之后，觉得的确很美好。可是这位被后世人奉为"圣明之君"的夏禹，不仅没有奖励造酒有功的仪狄，反而从此疏远了他，对他不仅不再信任和重用了，反而自己从此和美酒绝了缘。还说什么：后世一定会有因为饮酒无度而误国的君王。这段记载流传于世的后果是，一些人对夏禹倍加尊崇，推他为廉洁开明的君主；因为"禹恶旨酒"，竟使仪狄的形象成了专事谄媚进奉的小人。这实在是修史者始料未及的。

那么，仪狄是不是酒的"始作"者呢？有的古籍中还有与《世本》相矛盾的说法。例如孔子八世孙孔鲋，说帝尧、帝舜都是饮酒量很大的君王。黄帝、尧、舜，都早于夏禹，早于夏禹的尧舜都善饮酒，他们饮的是谁人制造的酒呢？可见说夏禹的臣属仪狄"始作酒醪"是不大确切的。事实上用粮食酿酒是件程序、工艺都很复杂的事，单凭个人力量是难以完成的。仪狄再有能耐，首先发明造酒，似不大可能。如果说他是位善酿美酒的匠人、大师，或是监督酿酒的官员，他总结了前人的经验，完善了酿造方法，终于酿出了质地优良的酒醪，这还是可能的。所以，郭沫若说，"相传禹臣仪狄开始造酒，这是指比原始社会时代的酒更甘美浓烈的旨酒。"这种说法似乎更可信。

杜康造酒说

还有降一种说法是杜康"有饭不尽，委之空桑，郁结成味，久蓄气芳，本出于代，不由奇方"。是说杜康将未吃完的剩饭，放置在桑园的树洞里，剩饭在洞中发酵后，有芳香的气味传出。这就是酒的做法，并无什么奇异的办法。由一点生活中的偶尔的机会作契机，启发创造发明之灵感，这是很合乎一些发明创造的规律的，这段记载在后世流传，杜康便成了很能够留心周围的小事，并能及时启动创作灵感之发明家了。

魏武帝乐府曰："何以解忧，唯有杜康。"自此之后，认为酒就是杜康所创的说法似乎更多了。窦苹考据了"杜"姓的起源及沿革，认为"杜氏本出于刘，累在商为豕韦氏，武王封之于杜，传至杜伯，为宣王所诛，子孙奔晋，遂有杜氏者，士会和言其后也"。杜姓到杜康的时候，已经是禹之后很久的事情了，在此上古时期，就已经有"尧酒千钟"之说了。如果说酒是杜康所创，那么尧喝的是什么人创造的酒呢？

历史上杜康确有其人。古籍中如《世本》《吕氏春秋》《战国策》《说文解字》等书，对杜康都有过记载自不必述。清乾隆十九年重修的《白水县志》中，对杜康也有过较详的记载。白水县，位于陕北高原南缘与关中平原交接处。因流经县治的一条河水底多白色头而得名。白水县，系"古雍州之域，周末为彭戏，春秋为彭衙"，"汉景帝建粟邑衙县"，"唐建白水县于今治"，可谓历史悠久了。白水因有所谓"四大贤人"遗址而名蜚中外：一是相传为黄帝的史官、创造文字的仓颉，出生于本县阳武村；一是死后被封为彭衙土神的雷祥，生前善制瓷器；一是我国"四大发明"之一的造纸发明者东汉人蔡伦，不知缘何因由也在此地留有坟墓；此外就是相传为酿酒的鼻祖杜康的遗址了。一个黄土高原上的小小县城，一下子拥有仓颉、雷祥、蔡伦、杜康这四大贤人的遗址，那显赫程度可就不言而喻了。

"杜康，字仲宁，相传为县康家卫人，善造酒。"康家卫是一个至今还有的小村庄，西距县城七八公里。村边有一道大沟，长约十公里，最宽处一百多米，最深处也近百米，人们叫它"杜康沟"。沟的起源处有一眼泉，四周绿树环绕，草木丛生，名"杜康泉"。县志上说："俗传杜康取此水造酒"，"乡民谓此水至今有酒味"。有酒味故然不确，但此泉水质清冽甘爽却是事实。清流从泉眼中汩汩涌出，沿着沟底流淌，最后汇入白水河，人们称它为"杜康河"。杜康泉旁边的土坡上，有个直径五六米的大土包，以砖墙围护着，传说是杜康埋骸之所。杜康庙就在坟墓左侧，凿壁为室，供奉杜康造像。可惜庙与像均毁于"十年浩劫"了。据县志记载，往日，乡民每逢正月二十一日，都要带上供品，到这里来进行祭祀，组织"赛享"活动。这一天热闹非常，搭台演戏，商贩云集，熙熙攘攘，直至日落西山人们方尽兴而散。如今，杜康基和杜康庙均在修整，杜康泉上已建好一座凉亭。亭呈六角形，红柱绿瓦，五彩飞檐，楣上绘着"杜康醉刘伶""青梅煮酒论英雄"故事图画。尽管杜康的出生地等均系"相传",但据古工作者在此一带发现的残砖断瓦考定,商、周之时,此地确有建筑物。这里产酒的历史也颇为悠久。唐代大诗人杜甫于安史之乱时,曾挈家来此依其舅氏崔少府,写下了《白水舅宅喜雨》等诗多首,诗句中有"今日醉弦歌""生开桑落酒"等饮酒的记载。酿酒专家们对杜康泉水也作过化验,认为水质适于造酒。1976年,白水县人于杜康泉附近建立了一家现代化酒厂,定名为"杜康酒厂",用该泉之水酿酒,产品名"杜康酒",曾获得国家轻工业部全国酒类大赛的铜杯奖。

无独有偶,清道光十八年重修的《伊阳县志》和道光二十年修的《汝州全志》中,也都有过关于杜康遗址的记载。《伊阳县志》中《水》条里,有"杜水河"一语,释曰"俗传杜康造酒于此"。《汝州全志》中说:"杜康矶,在城北五十里,俗传杜康造酒处"。两处记述均不详明,且都有"俗传"的字样,恐不足为据。但为什么会有这样的"俗传"呢?人们可能有这样的想象:杜康这位善造酒的大师,生于今天的陕西白水县,为在京师献艺,途经洛阳。酿酒须得好水,于是跋山涉水,几经寻觅,发现这离京不远的南面有条水河,水质清澈适用,于是垒起炉灶,酿起酒来。从此,杜康的名字和杜康酒竟不胫而走,连周天子喝了他酿造的酒,也大加赞赏。《汝州全志》中记载:"俗传杜康造酒处"叫"杜康矶","在城北五十里"处的地方。今天,这里倒是有一个叫"杜康仙庄"的小村,人们说这里就是杜康矶。"矶",本义是指石头的破裂声,而杜康仙庄一带的土壤又正是山石风化而成的。从地隙中涌出许多股清洌的泉水,汇入旁村流过的一道小河中,人们说这段河就是杜水河。令人感到有趣的是在傍村这段河道中,生长着一种长约一厘米的小虾,全身澄黄,蜷腰横行,为别处所罕见。此外,生长在这段河套上的鸭子生的蛋,蛋黄泛红,远较他处的颜色深。此地村民由于饮用这段河水,竟没有患胃病的人。在距杜康仙庄北约十多公里的伊川县境内,有一眼名叫"上皇古泉"的泉眼,相传也是杜康取过水的泉子。如今在伊川县和汝阳县,已分别建立了颇具规模的杜康酒厂,产品都叫杜康酒。伊川的产品、汝阳的产品连同白水的产品合在一起,年产量达一万多吨,这恐怕是杜康当年所无法想象的。

史籍中还有少康造酒的记载。少康即杜康,不过是年代不同的称谓罢了。

那么,酒之源究竟在哪里呢?窦苹认为"予谓智者作之,天下后世循之而莫能废"这是很有道理的。劳动人民在经年累月的劳动实践中,积累下了制造酒的方法，经过有知识、有远见的"智者"归纳总结，后代人按照先祖传下来的办法一代一代地相袭相循，流传至今。这个说法是比较接近实际，也是合乎唯物主义的认识论的。

我国酒的历史

我国酒的历史悠久，出土的文物和有关史料可资佐证。

陕西省眉县杨家村在 1983 年 10 月出土了一组陶器，计有 5 只小杯、4 只高脚杯和 1 只陶葫芦。这批古陶器的出土对酒史的研究有着十分重要的意义。

位于关中西部的眉县，自然环境优越，是古人类生活繁衍和我国古文化的主要发祥地之一。眉县文史资料记载："眉地最早叫邰，始于新石器时代中期，距今有万年历史。"邰还是上古农业大师后稷教民稼穑的地方。

专家们对实物进行鉴定后确认：这批古陶器为酒具，属泥质红陶，烧成温度 900℃，有 5800~6000 年的历史，是原始社会新石器时代仰韶文化早期偏晚的遗物，属于仰韶文化的史家类型。

仰韶文化出现在公元前 5000~3000 年，是 1927 年由瑞典地质学家安特生在河南渑池仰韶村首先发现的。这个地区的古人首先掌握了农耕技术，并学会了酿酒技艺。

眉县仰韶酒器的出土，进一步提高了我国在世界酒文化中的地位。酒史称啤酒和葡萄酒分别有 9000 年和 7000 年的历史。仰韶酒器有 6000 年的悠久历史，这不但将我国酒文化只有四五千年历史的研究结论向前推溯了 1000 年，而且使我国进入了世界三大酒文化古国的行列。中国水酒也是世界上最古老的酒种之一。

近来又发现了有关我国酿酒的新史料：即在陕西临潼白家村遗址，考古发现了距今约 8000 年以前的新石器时代的酿酒工具"滤缸"。这说明，我国在 8000 年前，就已经发明了酿酒法。

在几千年漫长的历史过程中，中国传统酒呈阶段性发展。

公元前 4000~2000 年，即由新石器时代的仰韶文化早期到夏朝初年，为头一个阶段。这个阶段，经历了漫长的 2000 年，是我国传统酒的启蒙期。用发酵的谷物来泡制水酒是当时酿酒的主要形式。这个时期是原始社会的晚期，先民们无不把酒看作是一种含有极大魔力的饮料。

从公元前 2000 年的夏天朝到公元前 200 年的秦王朝，历时 1800 年，这一阶段为我国传统酒的成长期。在这个时期，由于有了火，出现了五谷六畜，加之曲蘖的发明，使我国成为世界上最早用曲酿酒的国家。醴、酒、鬯等品种的产出，仪狄、杜康等酿酒大师的涌现，为中国传统酒的发展奠定了坚实的基础。就在这个时期，酿酒业得到很大发展，并且受到重视，官府设置了专门酿酒的机构，酒由官府控制。酒成为帝王及诸侯的享乐品，"肉林酒池"成为奴隶主生活的写照。这个阶段，酒虽有所兴，但并未大兴。饮用范围主要还局限于社会的上层，但即使是在上层，对酒也往往存有戒心。因为商、周时期，皆有以酒色乱政、亡国、灭室者；秦汉之交又有设"鸿门宴"搞阴谋者。酒被引入政治斗争，遂被正直的政治家视为"邪恶"。因此使酒业的发展受到一定影响。

第三阶段由公元前 200 年的秦王朝到公元 1000 年的北宋，历时 1200 年，是我国传统酒的成熟期。在这一阶段中，《齐民要术》《酒诰》等科技著作问世；新丰酒、兰陵美酒等名优酒开始涌现；黄酒、果酒、药酒及葡萄酒等酒品也有了发展；李白、杜甫、白居易、杜牧、苏东坡等酒文化名人辈出。各方面的因素促使中国传统酒的发展进入了灿烂的黄金时代。酒之大兴，是始自东汉末年至魏晋南北朝时期。这主要是由于当时长达两个多世纪的战乱纷争，统治阶级内部产生了不少失意者，文人墨客，崇尚空谈，不问政事，借酒浇愁，狂饮无度，使酒业大兴。到了魏晋，酒业更大兴起来了，饮酒不但盛行于上层，而且普及到民间的普通人家。这一阶段的汉唐盛世及欧、亚、非陆上贸易的兴起，使中西酒文化得以互相渗透，为中国白酒的发明及发展进一步奠定了基础。

第四阶段是由公元 1000 年的北宋到公元 1840 年的晚清时期，历时 840 年，是我国传统酒的提高期。其间由于西域的蒸馏器传入我国，从而导致了举世闻名的中国白酒的发明。明代李时珍在《本草纲目》中说："烧酒非古法也，自元时起始创其法。"又有资料提到"烧酒始于金世宗大定年间（1161 年）"。在属于这个时期的出土文物中，已普遍见到小型酒器，说明当时已迅速普及了酒度较高的蒸馏白酒。从此，这 800 多年来，白、黄、果、葡、药五类酒竞相发展，绚丽多彩，而中国白酒则欣欣深入生活，成为人们普遍接受的饮料佳品。

自公元 1840 年到现在，历时 180 年，为第五阶段，是我国传统酒的变革期。在此期间，西方先进的酿酒技术与我国传统的酿造技艺争放异彩，使我国酒苑百花争艳，春色满园：啤酒、白兰地、威士忌、伏特加及日本清酒等外国酒在我国立足生根；竹叶青、五加皮、玉冰烧等新酒种产量迅速增长；传统的黄酒、白酒也琳琅满目，各显特色。特别是在这一时期的后期，中国酿酒事业进入了空前繁荣的时代。

目前，中国白酒年产量已逾 400 万吨，约占世界烈性酒总产量的 40%，居首位。

我国古代酒的种类和器具

据考古学家考证，河南安阳出土的甲骨卜辞中的"泔"字就是"酒"字。这是我国有关酒的最早文字记载。

古代的酒大体上分为直接发酵的果酒、发酵压榨酒和蒸馏酒三大类。我国是世界上最早用曲酿酒的国家，时间最迟不晚于公元前 200 年。相传起初酿酒所用的酒母是人用齿嚼了谷类之后，再以唾液使之糖化而成，后来才用蘖（麦芽）发酵。《法苑珠林》记载："酒有两种：谷酒、木酒。谷酒者，以诸五杂米作酒是也；木酒者，或有根茎叶果作酒是也。"可见，制酒的原料也非常广泛，但以五谷为多。南方用稻谷制酒亦很普遍。到了汉代，制曲和酿造技术有了很大进步，酒的品种繁多，如醴是用稻谷酿成的，为甜酒，其味淡薄；醪为浊酒；还有清酒和一种白色酒；以及祭祀鬼神用的"鬯"酒。

1977 年，从河北省平山县中山王墓出土的古酒，是 2300 年前的酒。此酒目前还在我国保存着，这是世界上最古老的酒。有人说，世界上最老的陈酒是德国维尔茨堡的"宝石酒"，它是公元 1540 年酿制的，与我国中山王墓古酒相比，就远远不及了。

在我国历史上，酒的名称很多，数不胜数。有些品读起来还很有趣味。酋、酉、鬯、醴，这些均是酒的"乳名"，是酒最初问世时的名字。

酋在甲骨文中有多种形象的写法。从文字形象来看，它是一个容器盛入液体的东西，就是酒。酋除专指熟酒外，还指管理酒的官员。东汉郑玄注云："酒熟曰酋。大酋者，酒官之长也。"

酉在甲骨文中写法很多，达 30 多种。在金铭文中又进了一步，多在酉字旁加上象征液体的笔画，最后的酒字已基本上接近现代的酒字。现代的一些专家已明白指出古代的酉就是现在的酒。后世大部分与酒有关的字，都带有酉的偏旁，也说明酉就是酒的名称了。

鬯字在古时是祭祀用酒的代称。

醴的出现也很早，在甲骨文中还没有西字旁，只是写作像现在的豆字。豆字在古代是指一种容器，在它的上面再加一个曲字，是说明酒已酿好放入了容器中。从这个意义上来说，醴不仅是酒的乳名，还是早期对酒的总称。醴的西字旁，在金铭文中就出现了，说明醴字的"资格"也是很古老的。但在春秋战国以后，人们又说醴是酒的一种，并且在后来形成了它自己的类别和风格，成为一种酒的称谓。如汉代《释名》一书中说："醴，礼也，酿之一宿而成醴。"这说明在汉时，醴是专指一种临时制作的、质量不高的酒。后来也有人解释说：醴就是"如今甜酒"。

我国酒在历史上还有不同的"学名"。事酒、昔酒、清酒。此三种酒是周代人按酒酿制时间的长短和酒的质量，来分类并冠之以名的。近人林尹先生说："这是三种滤去渣杂，供人们喝的酒。""事酒，谓事而酿者也……以其随时可酿，故为新酒也；昔酒，酿造时间较久的酒，冬酿春熟，其味较事酒为厚，色亦较清；清酒，酿造时间更久于昔酒者，冬酿夏熟，较昔酒之味厚且清。"关于这三种酒的称谓，一些专家认为，这是周代当时人们的一种习惯叫法，但后世少见。

泛、益、醍、沉、清酌，这几种酒在周代都是指不同品种的祭祀用酒。

汤液、醪醴，据专家们推测，这两种酒是周代人们用于治病的药酒，或者是对治病用酒的一种统称。如春秋战国时的《黄帝内经素问》中，就已将此二品列为治病的药物。

秦汉以后的酒名，更为繁多。从秦汉到清，介绍中国酒名比较齐全的文献，当推后魏人贾思勰所著的《齐民要术》和明代医药大师李时珍所著的《本草纲目》。

《齐民要术》中提到的酒名，主要有：麦曲酒、黍米酒、麦曲糯米酒、米酒、神曲黍米酒、神曲粳米醪、粱米酒等数十种。

李时珍在《本草纲目》中提到的酒名就有百余种，这还不是指现在用蒸馏法生产的白酒，而是用黍、秫、粳、糯、粟等粮食为主要原料，加曲所制作的各种低度酒和以蜜和葡萄等果实所酿造的果露酒，其中又多为药酒。

我国古代的酒器，不但品种繁多，而且渐臻完善和精美。

我国酿酒的历史源远流长。人类自开始饮酒，便有酒器。早在新石器时代的龙山文化遗址就出土了大量樽、壶等形体古朴的酒器。1983年在陕西眉县出土了9只酒杯和1只陶葫芦酒壶，属原始社会新石器时代仰韶文化早期偏晚的遗物。至商周青铜器鼎盛时期，青铜酒器也应运而生。春秋时期，酒器已发展到较高水平，如酒壶上制有龙凤等美丽图案的纹饰。汉代，又出现了玻璃杯、海螺杯。汉朝以后豪族显宦的酒宴上，出现了金杯和银杯。唐宋以后各代的酒器，大多为陶瓷制成。古人对酒器很重视，有"非酒器无以饮酒，饮酒之器大小有度"的讲究。

古代酒器就其用途而论，可分为贮酒器（供生产用）、盛酒器（供运输周转用）、卖酒器及饮酒器等类。贮酒器有樽、瓮、坛、缸、罐等等；盛酒器有樽、彝、钟、盆、瓶、壶、铛、酒仓、兕、酒螺、葫芦、嗉子等等；卖酒器有提、流子、流口、壶、瓢等；饮酒器有樽、钟、爵、盂、瓯、杯、盏、升、斗、瓢、角、斛、勺、觥、觯、觞、碗、尊等等。

古代不少文学家、诗人，不但爱饮酒，而且写下了不少赞美酒器的诗文。东晋文学家、训诂家郭璞在《尔雅注》中说："螺大如斗，出日南涨海中，可以酒杯。"汉代文学家司马迁在《鸿门宴》中的"沛公奉卮酒为寿"是对饮酒及酒器的描写。唐代诗人赞酒器的诗很多，如李白的"美酒樽中置千斛""举杯邀明月，对影成三人""飞羽觞而醉月""兰陵美酒郁金香，玉碗盛来琥珀光"等；杜甫的"十觞亦不醉""感子故意长"；王昌龄的"一片冰心在玉壶"；张藉的"渌酒白螺杯，随流去复回"；王翰的"葡萄美酒夜光杯"等诗句，都是赞美酒和酒器的千古名句。

随着人类社会的发展，酒器的形式、种类也不断换代更新，越来越现代化，形成系列化的成套的酒具。现在我国的酒具以瓷质为主，玻璃次之。用这些原料制成的酒具，精白纤细，透明度高，使杯中酒泛出粼粼波光，令人赏心悦目，不但是相当精美的工艺品，而且"秀色可餐"，起到促进饮（食）欲的作用。

第二章　酒的种类

白　酒

白酒的起源

我国白酒起源于何时，众说不一，尚无定论。

一种说法，起源于唐代。在唐代文献中，烧酒、蒸酒之名已有出现。李肇（806 年）写的《国史补》中有："酒则有剑南之烧春"（唐代普遍称酒为"春"）；雍陶（834 年）诗云："自到成都烧酒热，不思身更入长安。"可见在唐代，烧酒之名已广泛流传了。田锡写的《曲本草》中说："暹罗酒以烧酒复烧二次，入珍贵异香，其坛每个以檀香十数斤烟熏令如漆，然后入酒，蜡封，埋土中二三年绝去烧气，取出用之。"赵希鹄写的《调燮类编》中说："烧酒醉不醒者，急用绿豆粉粉荡皮切片将筋撬开口，用冷水送粉片下喉即安"；他又说："生姜不可与烧酒同用。饮白酒生韭令人增病。饮白酒忌诸甜物。"

以上引文中所说的"烧酒""蒸酒""白酒"，是否就是今天的白酒？单从名字相同还不可定论。有人认为我国民间长期相沿，把蒸酒称为烧锅，烧锅生产的酒即为烧酒。但烧锅之名起源于何时，尚待考证。故白酒起源唐代，其论据尚欠充分。

另一种说法，元代时（1271~1368 年）由国外传入。

元时中国与西亚和东南亚交通方便，往来频繁，在文化和技术等方面多有交流。有人认为"阿剌古"酒是蒸馏酒，远从印度传入。还有人说："烧酒原名'阿剌奇'，元时征西欧，曾途经阿拉伯，将酒法传入中国。"章穆写的《饮食辨》中说："烧酒，又名火酒、'阿剌古'。'阿剌古'番语也。"现有人查明"阿剌古""阿剌吉""阿剌奇"皆为译音，是指用棕榈汁和稻米酿造的一种蒸馏酒，在元代曾一度传入中国。

再一种说法，是明代药物学家李时珍（1518~1593 年）在《本草纲目》中所写："烧酒非古法也，自元时始创，其法用浓酒和糟入甑，蒸令气上，用器承取滴露，凡酸败之酒皆可蒸烧。近时唯以糯米或黍或秫或大麦蒸熟，和曲酿瓮中十日，以甑蒸好，其清如水，味极浓烈，盖酒露也。"这段话，除说明我国烧酒创始于元代之外，还简略记述了烧酒的酿造蒸馏方法，故人以为可信。

白酒的名称

白酒以前叫烧酒、高粱酒，建国后统称白酒、白干酒。为什么叫白酒、白干和烧酒？白酒就是无色的意思，白干酒就是不掺水的意思，烧酒就是将经过发酵的原料入甑加热蒸馏出的酒。

白酒的名称繁多。有的以原料命名，如：高粱酒、大曲酒、瓜干酒等，就是以高粱、大曲、瓜干为原料生产出来的酒。有的以产地命名，如：茅台、汾酒、景芝白干、曲阜老窖、兰陵大曲等。有的以名人命名，如：杜康酒、范公特曲等。还有的按发酵、贮存时间长短命名，如：特曲、陈曲、头曲、二曲等。二锅头、回龙酒等，则又是以生产工艺的特点命名的。二锅头是我国北方固态法白酒的一种古老的名称。现在有的酒仍叫二锅头。现在的二锅头是在蒸酒时，掐头去尾取中间馏出的酒。真正的二锅头系指制酒工艺中在使用冷却器之前，以古老的固体蒸酒方法，即以锅为冷却器，二次换水后而蒸出的酒。所谓回龙酒，就是将蒸出的酒重烤一次，即为回龙酒。

中国白酒的特点

中国白酒是世界著名的六大蒸馏酒之一（其余五种是白兰地、威士忌、朗姆酒、伏特加和金酒）。中国白酒在工艺上比世界各国的蒸馏酒都复杂得多，原料各种各样，酒的特点也各有风格，酒名也五花八门。

中国白酒在饮料酒中，独具风格，与世界其他国家的白酒相比，我国白酒具有特殊的不可比拟的风味。酒色洁白晶莹，无色透明；香气宜人，五种香型的酒各有特色，香气馥郁、纯净，溢香好，余香不尽；口味醇厚柔绵，甘润清冽，酒体谐调，回味悠久，那爽口尾净、变化无穷的优美味道，给人以极大的欢愉和幸福之感。

我国白酒的酒度早期很高，有 67°、65°、62°之高。度数这样高的酒在世界其他国家是罕见的。近几年，国家提倡降低白酒度数，有不少较大的酒厂，已试制成功了39°、38°等低度白酒。低度白酒出现市场初期，大多数消费者不太习惯，饮用起来总觉着不够味，"劲头小"。20世纪90年代初，城市消费者已经开始习惯低度白酒，在宴席上已经逐渐成为一个较好的品种了。

中国白酒的分类

我国白酒在酒类当中是一大类，而且品种繁多。在这一大类中，还能分若干类别，主要有以下几种：

（1）按使用的主要原料可分为：①粮食酒。如：高粱酒、玉米酒、大米酒等。②瓜干酒（有的地区称红薯酒、白薯酒）。③代用原料酒。如：粉渣酒、豆腐渣酒、高粱糠酒、米糠酒等。

（2）按生产工艺可分为：①固态法白酒。原料经固态发酵，又经固态蒸馏而成。为我国传统蒸馏工艺。②液态法白酒。原料经过液态发酵，又经过液态蒸馏而成。其产品为酒精，酒精再经过加工如串香、调配后为普通白酒，俗称大路货白酒。③调香白酒。用固态法生产的白酒或用液态法生产的酒精经过加香调配而成。④串香白酒。液态法生产的酒精加入固体发酵香醅内重新入甑蒸馏而成。

（3）按糖化发酵剂可分为：①大曲酒。用大曲（指曲的形状）酿制的白酒。②小曲酒。用小曲酿制的固态或半固态发酵白酒。因气候关系，它适宜于我国南方较热地带生产。用小曲制成的酒统称米香型酒。③麸曲酒。用麸曲酿制的白酒，亦称快曲酒。

（4）按香型可分为：①浓香型（亦称泸香型、五粮液香型和窖香型）白酒。②清香型（亦称汾香型、醇香型）白酒。③酱香型（亦称茅香型）白酒。④米香型（小曲米香型）白酒。⑤其他香型（亦称兼香型、复香型、混合香型）白酒。

（5）按产品档次可分为：①高档酒。是用料好、工艺精湛、发酵期和贮存期较长、售价较高的酒，如：名酒类和特曲、特窖、陈曲、陈窖、陈酿、老窖、佳酿等。②中档酒。工艺较为复杂、发酵期和贮存期稍长、售价中等的白酒，如：大曲酒、杂粮酒等。③低档酒。亦称大路货，如：瓜干酒、串香酒、调香酒、粮香酒和广大农村销售的散装白酒等。

（6）按酒精含量可分为：①高度酒（主要指60°左右的酒）。②降度酒（一般指降为54°左右的酒）。③低度酒（一般指39°以下的白酒）。

白酒的香型

我国白酒的香型，目前被国家承认的只有 5 种，即酱香、浓香、清香、米香和其他香型。

白酒的香型主要取决于生产工艺、发酵、设备等条件。也就是说用什么样的生产工艺、发酵方法和什么样的设备，就能生产什么样香型的酒。如：酱香型白酒是采用超高温制曲、凉堂、堆积、清蒸、回沙等酿造工艺，石窖或泥窖发酵；浓香型白酒是采用混蒸续渣工艺，陈年老窖或人工老窖发酵；清香型白酒是采用清蒸清渣工艺和地缸发酵；米香型白酒是采取浓、酱两种香型酒的某些特殊工艺酿造而成；其他香型的酒如西凤、董酒、景芝白干等，其生产工艺也各有千秋。

（1）酱香型白酒：亦称茅香型，以茅台酒为代表，属大曲酒类。其酱香突出，幽雅细致，酒体醇厚，回味悠长，清澈透明，色泽微黄。以酱香为主，略有焦香（但不能出头），香味细腻、复杂、柔顺。含泸（泸香）不突出，酯香柔雅协调，先酯后酱，酱香悠长，杯中香气经久不变，空杯留香经久不散（茅台酒有"扣杯隔日香"的说法），味大于香，苦度适中，酒度低而不淡。

（2）浓香型白酒：亦称泸香型、五粮液香型，以泸州老窖特曲及五粮液为代表，属大曲酒类。其特点可用六个字、五句话来概括：六个字是香、醇、浓、绵、甜、净；五句话是窖香浓郁，清冽甘爽，绵柔醇厚，香味协调，尾净余长。浓香型白酒的种类是丰富多彩的，有的是柔香，有的是暴香，有的是落口团，有的是落口散，但其共性是：香要浓郁，入口要绵并要甜（有"无甜不成泸"的说法），进口、落口后味都应甜（不应是糖的甜），不应出现明显的苦味。浓香型酒的主体香气成分是窖香（乙酸乙酯），并有糟香或老白干香（乳酸乙酯），以及微量泥香（丁乙酸等）。窖香和糟香要谐调，其中主体香（窖香）要明确，窖泥香要有，也是这种香型酒的独有风格，但不应出头，糟香味应大于泥香味，浓香要适宜、均衡，不能有暴香。

（3）清香型白酒：亦称汾香型，以山西汾酒为代表，属大曲酒类。它入口绵，落口甜，香气清正。清香型白酒特点的标准是：清香纯正，醇甜柔和，自然谐调，余味爽净。清香纯正就是主体香乙酸乙酯与乳酸乙酯搭配谐调，琥珀酸的含量也很高，无杂味，亦可称酯香匀称，干净利落。总之，清香型白酒可以概括为：清、正、甜、净、长五个字，清字当头，净字到底。

（4）米香型白酒：亦称蜜香型，以桂林象山牌三花酒为代表，属小曲酒类。小曲香型酒，一般以大米为原料。其典型风格是在"米酿香"及小曲香基础上，突出以乳酸乙酯、乙酸乙酯与β-苯乙醇为主体组成的幽雅轻柔的香气。一些消费者和评酒专家认为，用蜜香表达这种综合的香气较为确切。概括为：蜜香清雅，入口柔绵，落口甘冽，回味怡畅。即米酿香明显，入口醇和，饮后微甜，尾子干净，不应有苦涩或焦煳苦味（允许微苦）。

（5）其他香型酒：亦称兼香型、复香型、混合香型，属大曲酒类。此类酒大都是工艺独特，大小曲都用，发酵时间长。凡不属上述四类香型的白酒（兼有两种香型或两种以上香型的酒）均可归于此类。此酒的代表酒——国家名酒董酒、西凤酒。口感特点：绵柔、醇甜、味正、余长，其特有风格突出。

酒曲

根据可靠史料证实，在距今 3200 年前，我国先民不仅发明了曲蘖，而且成功地用曲蘖来酿酒了。在很长的历史时期中，我国是世界上独一无二的制曲酿酒的国家。

西汉人扬雄著的《方言》一书中记载的地方名曲就达八种之多，当时已出现了饼状曲块。到了西晋（265~316 年），嵇含在其所著的书中，记述了当时人们在制曲原料中加入一些植物的材料，这是后来酿酒用的"酒药"的开始。"酒药"的出现，说明早在公元 4 世纪，我国制曲已由饼曲发展为大曲、小曲了。

酿酒所用的"大曲"和"小曲"，简单说就是一种维持微生物（曲霉、毛霉、酵母菌、乳酸菌等）生存和繁殖的养料。制曲所用的原料不同，制出的曲种也就不同。曲种一般有大曲、小曲、麸曲（快曲）等。

（1）大曲是以小麦、大麦或豌豆、小豆为原料，经过菌种培养而制成的。用大曲酿造的酒，香气突出，味道醇厚，好喝，但生产用量大，粮食消耗多，酿造周期长，出酒率低，成本高，所以价格也高。

（2）小曲是以大米粉和米糠为原料，接种以隔年的小曲为菌种，经自然发酵而成。小曲酿酒，适合气温较高的我国南方地区。用小曲酿造的酒，一般是米香型，其香气、口味都比较淡薄，不如大曲酿造的酒香味浓厚。但用小曲酿酒，用曲量少，出酒率高，成本低，价格便宜。如果在小曲中掺入中药材，就成为药曲了。

（3）麸曲是以麦麸为原料制成的。因制曲用的时间少，所以也叫快曲。一般酿造杂粮酒或瓜干酒、代用原料酒，都是用麸曲。用麸曲酿酒，节约粮食，产量高，成本低，价格便宜。

用曲酿酒的大致过程是，首先把粮食粉碎，放到蒸馏锅中，煮成淀粉浆。然后将曲块粉碎拌入，进行糖化反应，使淀粉变成糖水以后，再投入大量的酵母菌，糖水就开始发酵，并产生酒精。然后再经多次蒸馏处理，将酒精提纯，最后勾兑酒浆（即加水）方成白酒。

白酒的质量指标

（1）浓香型白酒

①感官指标

色泽：无色透明或微黄，无悬浮物，无沉淀。

香气：窖香浓郁，具有以乙酸乙酯为主体的纯正、谐调的酯类香气。

滋味：甜绵爽净，香味谐调，余味悠久。

风格：具有本品固有的独特风格。

（2）酱香型白酒

①感官指标

色泽：无色（或微黄）透明，无悬浮物，无沉淀。

香气：酱香突出，幽雅细腻，空杯留香，余香持久。

滋味：醇厚，丰满，酱香显著，回味悠长。

风格：具有本品特有风格。

（3）清香型白酒

①感官指标

色泽：无色，清亮，透明，无沉淀和悬浮物。

香气：清香醇正，具有以乙酸乙酯为主体的清雅、谐调的香气，不应有浓香、酱香及其他异香和邪杂气味。

滋味：口感柔和，绵甜爽净，自然谐调，饮后有余香，口味较悠长，不应有其他邪杂味。

风格：在清香纯正、酒体爽净的基础上，突出清、爽、绵、甜、净的风格。

（4）米香型白酒

①感官指标

色泽：无色透明，无悬浮物，无沉淀。

香气：蜜香清雅。

滋味：入口绵甜，落口爽净，回味怡畅。

风格：具有本品固有的独特风格。

（5）其他香型白酒

①感官指标

色泽：无色或微黄，透明，无悬浮物，无沉淀。

香气：具有本品舒适的独特香气。

滋味：香味谐调，醇和味长。

风格：具有本品特有风格。

②理化指标

产品必须符合省级颁布的企业标准。

白酒的成分

白酒的主要成分是乙醇和水，二者约占总量的98%以上。其余的微量成分含量不到2%，其中包括高级醇、有机酸、酯类、多元醇、酚类及其他族化合物。白酒中的微量成分虽然含量极少，但对白酒质量却有极大影响，决定白酒的香气和口味，构成白酒的不同香型和风格。

（1）乙醇 即酒精，是白酒中含量最多的成分，微呈甜味。乙醇含量的高低，决定了酒的度数，含量越高，酒度越高，酒性越强烈。有些人认为酒度越高，酒的质量就越好，这是一种错误的看法。酒分子与水分子在酒53°~54°时亲和力最强，酒的醇和度好，酒味最谐调，茅台酒就巧妙地利用了这一点。酒度高的烈性酒，对人体有害，常年饮用容易引起慢性酒精中毒，对神经系统、胃、十二指肠、肝脏、心脏、血管都能引起疾病。目前，除全国名优酒保持原来的酒度以外，其他白酒多数由高度酒改为降度酒，还出现了不少40°以下的低度酒。

（2）酸 酸是白酒中的重要呈味物质，它与其他香味物质共同构成白酒所特有的芳香。含酸量小的酒，酒味寡淡，后味短；含酸量大的酒，酒味粗糙。适量的酸在酒中能起到缓冲的作用，可消除饮后上头和口味不谐调等现象。酸还能促进酒质的甜味感，但过酸的酒甜味减少，也影响口味。一般名优白酒的酸含量较高，超过普通液态白酒的二倍。乙酸和乳酸是白酒中含量最大的两种酸，多数白酒的乙酸超过乳酸，优质白酒的乳酸含量较高。小曲白酒，如米香型的湘山酒等，乳酸含量为乙酸的二倍左右。

（3）酯 白酒中的香味物质，数量最多、影响最大的是酯类。一般优质白酒的酯类含量都比较高，平均为 0.2%~0.6%。普通固态白酒比液态白酒的酯含量高一倍，优质白酒又比普通固态白酒的酯含量高一倍，所以优质白酒的香味浓郁。

(4) 高级醇　白酒中的高级醇是指碳链比乙醇长的醇类，其中主要是异丁醇和异戊醇，在水溶液里呈油状物，所以又叫杂醇油。各种高级醇都有各自的香气和口味，是构成白酒的香气成分之一。多数高级醇似酒精味，但有些醇有苦味或涩味。因此白酒中杂醇油的含量必须适当，不能过高，否则将带来苦涩怪味。但是，如果白酒中根本没有杂醇油或其含量过少，酒味将会十分淡薄。白酒中醇、酯、酸的比例也要适当，通常质量较好的白酒，高级醇∶酯∶酸=1.5∶2∶1 较为适宜。

(5) 多元醇　多元醇在白酒中呈甜味。白酒中的多元醇类，以甘露醇（即乙六醇）的甜味最浓。多元醇在酒内可起缓冲作用，使白酒更加丰满醇厚。多元醇是酒醅内酵母酒精发酵的副产物。酒醅的低温发酵有利于这些醇甜物质的生成，发酵缓些，发酵期长些，多元醇的积累也较高。

此外，酚类化合物也给白酒以特殊的香气。

白酒中的微量成分与酒质香型的关系，通常是清香型白酒的主体香气成分为乙酸乙酯，浓香型白酒为乙酸乙酯，米香型白酒为乙酸乙酯和β-苯乙醇，而茅香型白酒则很难确凿指出主体香气成分是什么，人们对其有关成分的认识尚有争议。通过白酒微量成分的剖析，可以看出白酒的各种微量成分的定性种类比较一致，而且在量比关系上差异甚大。正是这种差异构成了白酒各种不同的香型和风格特点。

白酒中的营养物质和有害物质

白酒的主要成分是乙醇（酒精）和水。但乙醇不是酒的主要营养成分，也不是酒的有害成分。酒有着高热量，据有关科研部门测定，每毫升纯酒精可产生热量 7 卡，相当于脂肪的供热量，明显地高于糖类、蛋白质的产热量。适量的酒精对人体是有益的。白酒内的乙酸、乳酸、乙酸乙酯、丁酸乙酯、异戊醇等物质都是人体健康所必需的。所以说白酒是有营养的。

白酒中的有害物质，一是农药残留量。酿酒所用原料，如谷物和薯类作物等，在生长过程中如遇过多地施用农药，毒物会残留在种子或块根中。用这种原料制酒，农药就被带入酒中，饮用后影响健康。按卫生部规定，每公斤粮食，农药 666 不得超过 0.3 毫克，滴滴涕不得超过 0.2 毫克。

二是甲醇。甲醇是一种有麻醉性的无色液体，密度 0.791，沸点

64.70℃，能无限地溶于水和酒精中。它有酒精味，也有刺鼻的气味，毒性很大，对人体健康有害，过量饮用，会头晕、头痛、耳鸣、视力模糊。10毫升甲醇可引起严重中毒，眼睛失明；急性者可出现恶心、胃痛、呼吸困难、昏迷，甚至危及生命。按卫生部规定，每百毫升谷类酒含甲醇不得超过0.04克，薯干及代用原料酒不得超过0.12克。

三是醛类。醛类主要是在白酒的生产发酵过程中产生的。它有较大的刺激性和辛辣味。醛类中甲醛的毒性最大，饮含量10克的甲醛即可使人致死。其次是乙醛和糠醛。乙醛是极易挥发的无色液体，能溶于酒精和水中。在蒸酒时，酒里头含量最多，经过贮存，会逐渐挥发一些。人们经常喝乙醛含量高的酒，容易产生酒瘾。乙醛毒性相当于乙醇的10倍。一般白酒中的含量不应超过每百毫升0.0045克。糠醛的毒性相当于乙醇的83倍。因此，它在白酒中的含量必须是非常微小的。

四是杂醇油。杂醇油为无色油状液体，是白酒的重要成分之一。从卫生角度来看，它是一种有害物质，含量过高，对人体有害，能使神经系统充血，使人头痛、头晕。喝酒上头，主要是杂醇油的作用。它在人体内氧化慢，停留时间长，容易引起恶醉。杂醇油的含量过多，加浆时还会引起白酒乳白色的浑浊。其含量一般不超过每毫升0.15克。

五是铅。白酒中的铅主要来自酿酒设备、盛酒容器、销售酒具。铅对人体危害极大，它能在人体积蓄而引起慢性中毒，其症状为头痛、头晕、记忆力减退、手握力减弱、睡眠不好、贫血等。国家对白酒含铅量的规定，为每升白酒所含的铅不得超过1毫克。

白酒的勾兑和调味

（1）勾兑　白酒在生产过程中，将蒸出的酒和各种酒互相掺和，称为勾兑，这是白酒生产中一道重要的工序。因为生产出的酒，质量不可能完全一致，勾兑能使酒的质量差别得到缩小，质量得到提高，使酒在出厂前稳定质量，取长补短，统一标准。勾兑好的酒，称为基础酒，质量上要基本达到同等级酒的水平。

勾兑酒的作用，主要是使酒中各种微量成分配比适当，达到该种白酒标准要求的或理想的香味感觉和风格特点。勾兑的做法就是把生产车间的酒逐一品尝，分析各自的长处和短处，将它们互相掺和，使各种微量成分按比例配合，酒体更加谐调。

好酒与差酒相勾兑，勾兑后的酒可以变好酒；差酒与差酒相勾兑，勾兑后的酒也可以变好酒；如果好酒与好酒勾兑，比例不当，各种酒的性质、气味不合，也可能使勾兑后的酒质量下降。但一般来说，好酒与好酒勾兑，质量总是提高的。

由于有了勾兑这一工序，所以各种杂味酒不一定是不好的酒，它们可以用作调味酒，尤其是苦、酸、涩、麻的酒，还可能是好酒。后味苦的酒，可以增加酒的陈酿味。后味涩的酒，可以增加酒的香味，可作带酒、搭酒。有焦煳味的酒，有酒尾味的酒，以及有霉味、倒烧味、丢糟味的酒，如果这些酒异味较轻微而又有其特点，也可作为搭酒，少量用以勾兑，可增加酒的香气。

（2）调味 调味是对勾兑后的基础酒的一项加工技术。调味的效果与基础酒是否合格有密切的关系。如果基础酒好，调味就容易，调味酒的用量也少。调味酒又称精华酒，是采用特殊工艺制成的。生产中发现的特殊好酒，也可作为调味酒。用很少量的（一般在 1/1000 左右）调味酒来弥补基础酒的不足，加强基础酒的香味，突出其风格，使基础酒在某一点或某一方面有较明显的改进，质量有较明显的提高。

白酒调味的作用可归纳为三种：即添加作用、化学反应作用和平衡作用。调味前对基础酒必须有明确的了解，要选择好调味酒，在方法上要先作小样试验。调味后的酒还须再贮存 7~15 天，然后再经品尝，确认合格后才能包装、出厂。

调味酒的种类很多。单独品尝调味酒时，常常感到味怪而不谐调，容易误认为是坏酒。调味酒的种类、质量、数量与调味效果也有密切的关系。

酒的勾兑和调味都需要有精细的尝酒水平，尝评技术是勾兑和调味的基础。尝评水平差，必然影响勾兑、调味效果。为尽可能保证准确无误，对勾兑、调味后的酒，还可采取集体尝评的方法，以减少误差。

白酒的贮存和散装

白酒经过较长时间的贮存，其质量会变得温润醇厚。因此，有些人认为白酒越陈越好。其实，并不尽然。虽然白酒没有保质期，但酒在存放过程中，酒中的醇类会和有机酸起化学反应，产生多种酯类物质，各种酯类都具有各种特殊的香气。由于酒中的酯化反应相当缓慢，因此，优质酒一般需要贮存三四年，甚至更长一点的时间。但是，酯化反应到了一定程度就会趋向平衡，出现停止状态，如果继续贮存，会使酒精度数减少，酒味变淡，挥发损耗也会增大。特别是目前有些中档和低档白酒，在勾兑过程中添加了香味剂，这类酒更不能较长时间存放。否则，酒质会变得苦涩腻味。所以，白酒贮存也有适当的时间，并非越陈越好。

白酒易挥发、渗漏，气温升高还会外溢。因此，散装白酒在零售、使用时必须注意以下几点：

（1）盖　严在付货暂停时，要将酒容器的盖盖好，封严，以防挥发，减少酒的风耗。

（2）勿太满　容器不要装得太满，以免气温升高造成酒的外溢。还要经常检查酒的容器，发现渗漏，要及时采取措施处理。

（3）减少损耗　售取酒时不要距离容器太远，并要用酒盘接酒。售取酒的工具用完后要及时放回缸内，以保持工具的潮湿，减少酒的皮沾。随着科学技术的不断发展，机械化、自动化的贮售酒工具将日趋增多，要很好地学习和掌握其使用方法。

（4）适当搅拌　白酒是酒精和水的混合液，两者是无限溶解的。但由于比重不同，酒在贮存过程中，上层的酒度偏高，下层的酒度偏低；如果久存，封盖又不严密，上层的酒口味又会偏淡。为了保证酒度和口味的一致，故在零取前要用一木耙，适当搅拌，上下勾匀。

白酒的度及其测定

白酒的酒度，指的是白酒中酒精容量的百分比，也就是酒精的含量。例如：60°的白酒，就是指含有60%的酒精，剩余的40%基本上就是水。

我国早年没有酒表，测定酒度是用看酒花和用火烧酒等办法来确定酒的酒精含量。

看酒花。将酒兑上一定数量的水，取一勺一盆，用勺舀酒慢慢由高处向低处倒入盆内，观察落在接酒盆内的酒"花"大小、均匀程度、保持时间的长短，来确定酒精成分的含量。这种方法的准确率可达90%左右。

用火烧。将白酒斟在盅内，点火燃烧，火熄后，看剩在盅内的水分多少，根据水分的数量确定该酒酒精的含量。这种方法，因常受外界条件的影响，所以尚欠准确。

建国后全国统一使用"酒表"，用酒表来测定白酒的酒精含量。方法是取一只玻璃量杯，杯里装满拟测度的白酒，把酒精计、温度计放进量杯内，待三五分钟后，温度计升降稳定了，即可观看两计的度数，对照本书所附《酒精溶液的温度不同对酒精浓度的改正表》，就可以得出被测白酒正确的度数。现在用的《改正表》和温度计，是以20℃为标准（20世纪50年代以前，以 15℃为标准）来计算使用的。

白酒的异常现象及补救方法

（1）酒中有乳白色沉淀物　有的白酒有时会出现乳白色絮状沉淀物。这是什么原因？这种酒还能饮用吗？

这种乳白色沉淀物的主要成分是亚油酸乙酯、油酸乙酯和棕榈酸乙酯。这些物质的来源，主要是酒在发酵过程中，由于酯化作用所产生的。当温度降到 10℃以下时，这些酯类物质在酒中的溶解度降低，就出现饱和现象所析出的白色结晶，而形成沉淀物。当温度升高，溶解度增大，沉淀物便会消失。

要使沉淀物消失，如白酒的贮量大，可放置较温暖的库房贮存；如数量少，可将酒置于 60℃的水中温热后轻轻摇动即可溶解。这是一种酯类沉淀，并非变质，对人体无害，可以饮用。如果经温水浸泡处理后，沉淀物或其他杂质仍不溶解消失，则表明该酒存在质量问题，最好不要饮用，或经化验后再决定是否饮用。

（2）白酒的苦味主要来自酒中所含的醇类。其主要原因：一是原料有霉变现象，含单宁过多；二是霉菌感染；三是入池温度高，发酵不正常；四是水质不洁，主要含碱量超过用水标准等等。解决的办法，在酿造过程中除了要注意上述四个方面的问题以外，还应适当减少酿制过程的用曲量，降低发酵温度。对成品酒则可采取土麦冬叶、活性炭脱味法，即用土麦冬叶酒量的 0.5%放入酒中，浸泡 4 天后取出，再加少许活性炭，白酒的苦味即可脱去。

（3）白酒的辛辣味　主要是由于酒中所含醛类造成的。解决的办法，除了在白酒蒸馏时应注意提高馏酒温度，并结合量、质分段摘酒外，对苦辣味重的成品白酒，宜采取勾兑、调味（不是加用化学香料）的方法进行处理。具体做法是：在同类产品中选取口感较酸、味道醇和的酒，与苦辣味成品白酒勾兑和调味，探求最佳组合。添加量多少，应视情而定。

另一种方法是：将一份碎冰糖、两份清水和打成细沫的适量蛋清混合搅拌，小火缓慢煮沸溶化，再趁热用棉布过滤后，加入苦辣味重的白酒中，搅匀，澄清，即可收到良好效果。但须注意控制添加量，否则会破坏白酒的原有风味。

（4）白酒的臭味　一般是由于原料发霉、变质、不净或发酵温度过高、杂菌感染等原因引起的。解决的办法，可采用高锰酸钾处理。其方法是：

将一定量的高锰酸钾（一般用量为 0.1~0.15 克/公斤）完全溶解在有臭味的白酒中，充分搅匀，然后静置，让其自然澄清。待溶液完全澄清后，用沙滤棒过滤器过滤，即可除去白酒中的臭味。对臭味较重的白酒，可适当加大高锰酸钾的用量，但最大用量不得超过 0.5 克/公斤。用高锰酸钾处理过的白酒，最好能按一定比例与不含猛的白酒相勾兑，与之勾兑的酒中锰的含量不得超过 0.002 克/公斤，这样既能降低酒中锰的含量，又能增加白酒的风味。

果　酒

葡萄酒

（1）葡萄酒的由来

葡萄酒因以葡萄果酿制而得名。又称餐酒，西方人多在进餐时用以佐膳。它是果酒中最悠久、最大宗的一种。

有人认为，世界上最古老的酒类当数葡萄酒，说它的历史超过了一万年。因为葡萄最易自然发酵，在远古年代，人类的祖先也许正是因为饮用了枯落的葡萄自然发酵而成的液体，继而发明了现代文明之一的发酵技术。

据考古资料记载，栽培葡萄的发源地是小亚细亚里海和黑海之间及其南岸地区。大约在 7000 年前，葡萄就开始在前苏联南高加索、中亚细亚、叙利亚、伊拉克等地栽培。后来随着移民传到其他地区，初传埃及，后传至希腊。在埃及古墓中发现的大量珍贵文物（特别是浮雕），清楚地描绘了古埃及人栽培、采收葡萄和酿制葡萄酒的情景。这至今已有 6000 年的历史。西方学者认为，这是葡萄酒业的开始。

欧洲最早种植葡萄并进行葡萄酒酿造的是希腊。因此葡萄酒专家指出，葡萄酒是由希腊人发明，而由罗马人推广开来的。随着历史的发达，葡萄栽培、葡萄酒酿造技术也就推向了全世界。

中国自古已有葡萄酒。早在 2400 多年前，中国已经出现有关葡萄的记载。《诗经》里有"葛晶"的名称，据说就是指一种土葡萄。汉武帝元狩四年（公元前 118 年），张骞出使西域后带回葡萄种子，并引入葡萄酒酿制技术，自此中国便有了葡萄酒。但唐以前的酿制古法已无从考证。唐时造酒技术相当发达，葡萄酒的酿造已经非常盛行，采用的是自然发酵法。即先将葡萄在臼中捣碎，然后放在坛中发酵酿成美酒。在很长的时间里，我国葡萄酒的酿造发展很缓慢。直到 1892 年清代爱国华侨张弼士在山东烟台创办了张裕葡萄酿酒公司，我国才开始近代化的葡萄酒生产。1915 年，张裕葡萄酿酒公司生产的白兰地等五个品种荣获巴拿马赛会金质奖章，为近代中国酿酒史增添了光辉的一页。

建国后，葡萄酒的生产发展很快。葡萄种植基地比建国前增加了 200倍，葡萄酒生产增长了 300 倍。凡世界上较有名气的葡萄酒品种，包括甜型、半甜型、干型以及调入香料或药品的高级配制酒，我国均已大量生产。

（2）葡萄酒的营养

葡萄是一种营养价值很高的水果，用它酿成的葡萄酒仍然保有其丰富的营养物质。《本草纲目》中指出："葡萄酒……驻颜色、耐寒。"就是说葡萄酒有增进人体健康的作用。葡萄内的葡萄糖、果糖、戊糖等糖类和多种氨基酸，能直接被人体吸收。迄今为止，人们已经查明葡萄酒中大约含有250 种成分，营养价值得到充分的肯定。据介绍，葡萄酒不仅含有维生素 A原、B、E、C（其中 B_2 比鲜牛奶高一倍以上），同时还含有人体所必需的极为重要的 13 种微量元素（钙、镁、磷、钠、钾、氯、硫、铁、铜、铝、锌、碘和钴），而且含有具有刺激嗅觉神经和味蕾的醋酸、单宁酸等物质。可增进食欲，增强体质，而其中的一些元素还能防止人体内某些病菌的繁殖。因此，在国外，葡萄酒是食用海味、生吃蔬菜时不可缺少的饮料。常喝葡萄酒的法国、意大利人心脏病死亡率最低，而芬兰、美国人喜喝烈性酒，心脏病死亡率则高。这是因为葡萄酒中含有不饱和脂肪酸，能减少沉积于血管壁内的胆固醇。据测定，1 升葡萄酒含有 600～1000 千大卡热量；葡萄酒中的酒精在人体内产生的热能 95% 是立刻可用的。所含果胶质、黏液质和各种有机酸、矿物质都与人体代谢密切相关。经常饮用葡萄酒，每次不超过 200 毫升，对身体健康有利，有益于人特别是老年人的保健。据美国麻省州立医院对一些年纪最老的人进行调查，这些人大都有有节制地饮葡萄酒的习惯。因此，少量饮酒，特别是饮葡萄酒，对身体健康有好处。

（3）葡萄酒的类别

葡萄酒的类别，按其含糖量有甜、半甜和干、半干之分。含糖量在 7%以上的为甜型葡萄酒；在 2.5%～7% 的为半甜葡萄酒；0.5%～2.5% 的为半干葡萄酒；0.5% 以下的为干葡萄酒。其他果酒按含糖量分类亦为此法。

按色泽的红、白、黄、桃红之区别。高档红葡萄酒，酒体澄清透明，有光泽，酒香浓郁悦人，滋味柔和舒愉，回味绵长，典型性好，酒度一般在 14°～18°之间，糖度在 12°度左右。高档白葡萄酒，一般无色或微黄带绿、澄清透明，有光泽，果香、酒香浓郁悦人，酒体和谐，口味醇厚、丰满、爽口，余香绵长，典型性好，酒度、糖度一般均在 12°左右。黄色、桃红色葡萄酒，多数系"大路货"，颜色鲜艳，酒体透明，酒香、果香一般，酒度多在 15°～20°之间，个别品种亦有度数较高的，糖度在 13°左右。

按酒液中含葡萄汁量的多少有高、中、低档之分。高档葡萄酒，均为全汁酒和特制酒，是用 100％的葡萄原汁在旋罐中进行色素和香味物质的隔氧浸提以后，再进行皮、渣分离发酵酿造而成。全汁和特制葡萄酒理化指标高，工艺复杂。高档葡萄酒，一般均是全汁酒。中档葡萄酒含汁率约在 50％上下，所以又称半汁葡萄酒。低档葡萄酒含汁率在 30％左右，在酿制过程中要加入一定数量的人工砂糖、酒精，故其营养价值低，所谓"大路货"就是指的这种低原汁的酒。

中国人由于传统的饮食习惯，目前多数还是喜欢饮用甜型葡萄酒，喜欢红色又多于白色葡萄酒。随着人们生活水平的提高，饮食结构开始向低脂肪、高蛋白以及营养丰富的食品转变，适应这一需要，葡萄酒也正朝着高营养、低酒精、低糖度的方向发展，出现了风格各异的半干及干类型葡萄酒，并逐渐被人们所认识和接受。

（4）果酒的质量指标

①感官指标

色泽：任何果酒都应具有天然色泽，用什么颜色的果作原料酿出的酒就应该是什么色泽，例如红葡萄酒是红宝石色泽，白葡萄酒是浅黄色泽。果酒本身要清亮、透明，不能在浑浊现象。总之，果酒越接近原果实的真实色泽就越好。

香气：果酒除应有天然的水果香气外，还应具有浓厚的酯香，不应有外来的气味。

滋味：滋味与香气有着密切关系，香气优良的葡萄酒，其滋味醇厚、软润。果酒中的滋味主要有酸度、甜、涩、浓淡、后味等。

典型性：果酒的典型性，也可称为酒的风格。什么酒应是什么味，但由于各地区、各厂家对原料的栽培和处理方法的不同，虽然同是一个品种的酒，其风格特点也不相同。各种果酒均应有自己的典型性，而且典型性越强越好。

②理化指标

酒精度：果酒所含的酒精量，测定时需要把果酒中的酒精蒸馏出来后，再用酒精计测定。一般果酒含酒精量不超过 20%，个别也有高的。

酸度：果酒中含有挥发酸与不挥发酸两大类，两者合成的总量，简称为总酸。果酒的总酸量是以 100 毫升酒液中所含酒石酸的克数来计算的。根据果酒的酸度，可以鉴定果酒的滋味，挥发酸增加，说明酒已变质。挥发酸通常是以醋酸的克数来计算的，一般含量不得超过 0.17%。

糖分：果酒的糖分含量相差较大，最低在 1% 以下，一般为 9%～18%，个别也有 20% 以上的。

（5）果酒的保管

保管果酒的仓库要保持清洁，库内温度要保持在 16℃～18℃ 之间，相对湿度为 75%～85%。果酒容易吸收异味，因此在保管中不能与异味物品放在一起。要防止微生物浸入，不让容器有缝隙，以免带菌的空气进入酒中。库房温度过高容易产生微生物，使酒变质，过低则容易使酒浑浊。特别是在夏季，不能在强烈的阳光下照射。

冬季要注意防冻。酒的结冻温度与酒中的酒精含量有关，酒度愈高，结冻温度愈低；酒度愈低，结冻温度愈高。因此，果酒在冬季贮存容易受冻，轻者产生浑浊沉淀，重者会发生膨胀使容器破裂。

冬季要密封库房。将果酒置于较严密的库房内，门窗挂棉、草帘，缝隙用纸糊严，使库内温度保持在 10℃～18℃。也可采取简易的稻草保温法：即在干燥的地面铺上稻草（厚 10 厘米），然后在稻草上放一层箱（瓶装酒用箱），箱上再铺上 5 厘米厚的稻草，这样码垛 4～5 层，垛顶再盖上一层 5～10 厘米厚的稻草，并将四周用稻草编织物围起，即可防冻。

如果已发生结冻现象，可立即将其放在温度较高的环境中，使其缓慢溶解。若发生沉淀或浑浊，可采取下胶的方法加以消除。

（6）国外辨别真假葡萄酒的方法

凡是好酒，不但中国有人搞假冒，外国也有人搞。为了防止假冒，法国人在 1987 年发明了分辨真假葡萄酒的方法。

法国南茨大学化学教授马丁经过多年潜心研究，发明了两种精确检验酒类真假的技术，现在由他的儿子主持的马丁公司授权使用。

"SNIF" 法——天然同位素排列辨认显示法。系利用核子磁性反应，显示酒的真、假、伪冒及其成分。近两年欧洲共同体市场各产酒国已正式采用此法，鉴定在酿酒前的葡萄汁中是否掺有食糖。法国、前西德、意大利的产酒区，均设有 "SNIF" 实验室，检验酒的纯度。"SNIF" 还可精确地辨别任何饮料中所含香料，是用昂贵的天然香草提炼出来的，还是廉价的并对人们健康有害的化学合成品。这两种香料，前者每公斤现价达 1 万美元，后者仅值 15 美元。

"NMR"法，系利用分光镜法分析酒的分子结构。其原理好似利用电脑扫描人体组织，侦察癌症及其他疾病。前西德布洛克教授使用"NMR"仪器，可以轻易地分析出葡萄酒中的酒精是否全由葡萄糖酿成，还是添加甜菜糖或甘蔗糖酿成，甚至还可分析出葡萄的产地。但此法费用高，每分析一次须耗费 140 英镑，预料在 4 年内，可降至 40 英镑。

欧洲各国为了更好地应用这两种技术，都正在收集其所需的比较资料，并建立所有产酒区各种品牌酒类的特性与成分的资料库。

白兰地酒

（1）白兰地酒的由来

白兰地是从英文"Brandy"译音而来的。"白兰地"一词源于荷兰语，意思是"燃烧之酒"，法语的意思是"生命之火"。其实，如果按其原意，所有的蒸馏酒都可称为"白兰地"。

白兰地酒的问世，始于方便运输。当年法国白葡萄酒的外销主要靠船运，在运输过程中，白葡萄酒难免变质。因此，人们想到用蒸馏的方法将其浓缩，运到之后再兑适量的清水来饮用。这样，在船运时既省地方又不会变质。在一次意外情况下，人们误饮了这种浓缩的白葡萄酒，发现味道更佳。从此，就沿用这种饮法了。这就是白兰地酒的由来。

新蒸馏出来的白兰地酒，味烈不好喝。这主要是没有经过调配、贮存和陈化的缘故。据说在很早的年代里，意大利的一位冶金师将这种烈性酒酿好之后，所在的村庄即遭到敌人袭击，他匆匆忙忙地将酒桶埋在不易被人发现的地下，以免让敌人掠去。后来，这个冶金师被打死了。十多年后，有人挖地时发现了这桶陈酒，打开时发现里面有一半的酒已耗掉，剩下来的酒呈金黄色，芳香扑鼻，大胆的人品尝后，发现酒味更加醇厚。后来，人们就竞相效法。这就是发明白兰地酒贮存、陈酿、醇化的由来。后来，在原有工艺的基础上，再经过加工、调配，使白兰地酒的质量有更大的提高，逐步成为世界名酒。

（2）几种常见的白兰地酒

金奖甘武士白兰地在世界盛产白兰地的家乡——法国科涅克。其名牌白兰地，无论是质量还是产量，均居世界第一。其中以 XO 级"甘武士陈年白兰地"为最佳。甘武士陈年白兰地酒在中国的销售情况良好。

　　法国甘武士公司于 1863 年由杰比·甘武士创立迄今，已有 129 年的历史，是世界上最大的家族白兰地企业。该公司自创立至今，始终以"创造举世无双的琼浆玉液"为宗旨，以其所拥有的大香槟区所产的上等好葡萄为原料，使酒在适当的环境中经过长达 50 年的熏陶，而逐渐变成金黄般的颜色，酿制出芳香浓郁、珍贵稀有的佳酿。

　　1987 年，甘武士陈年白兰地的品质达到顶峰。在英国伦敦举行的"世界醇酒公开评鉴大赛"中，它赢得了全球瞩目的金奖，从而使甘武士白兰地的声望倍增。

　　甘武士陈年白兰地用水晶瓶装，造型优美，如同艺术品。

烟台金奖白兰地

　　金奖白兰地是烟台葡萄酿酒总公司的产品。原名"张裕白兰地"。张裕白兰地于 1915 年在巴拿马太平洋万国博览会上荣获金奖和奖状，故 1928 年又改名为"金奖白兰地"。

　　金奖白兰地是采用优质葡萄等为主要原料，经发酵蒸馏、调配、贮藏陈酿而成。调配时严格按操作规程规定的比例混合，确保产品标准，然后过滤，分桶贮存陈酿。贮存是在千升的小型橡木桶中进行的，贮存期两年以上。

　　金奖白兰地酒液金黄透明，有特殊的芳香和柔协的酯香，清香绵延，饮时口味醇浓、微苦、柔和、爽口，回味深长，具有金奖白兰地的独特风格。酒度为 40°，出口的为 44°，度高但不刺激胃口，给人以温和、舒适的感觉。饮过此酒的人们称："饮过此酒，有难醉易醒之妙。"在评酒会上，每次品尝到金奖白兰地酒，大家都赞美它的风格好，不同程度地有着朗姆酒的特点，在国内外独具一格；与欧洲享有盛名的白兰地比较，也是各有千秋，别具特色。

苹果白兰地

　　人们以为白兰地酒都是葡萄酿制的，但近些年来，有经验的酿酒师们已经研究出用苹果酿制白兰地酒的方法，并获得成功。

　　山东乳山葡萄酿酒公司成功地研究出苹果酿造白兰地新法，解决了苹果白兰地酒的技术关键，更新了白兰地酒酿制必须经酒窖、橡木桶贮存的老法，使酒龄由 3~5 年缩短为 6 个月。一年一个周期，资金周转快，经济效益高，而且节约粮食。

　　苹果白兰地酒色泽金黄，澄清透明，有典型的果香和浓郁的酒香，口味醇厚柔协，舒顺甘冽，具有白兰地酒清新、陈老、完美的典型风格。

（3）白兰地酒的饮用方法

白兰地酒是一种高档次的酒，它有着特殊的风味。但很多人在饮用时不习惯，这主要是饮用的次数少于其他酒和饮用方法不当的缘故。

目前，我国人饮用白兰地酒，一般仍习惯于饭前配下酒菜饮用，对在饭后饮用能除食后的油腻感还不清楚。夏季饮用白兰地，杯中可加冰块，既冲淡了酒精的浓度，又可起到防暑作用。

白兰地还有一个很大的特点，就是在日常饮用时，可以随便用茶水将其冲淡，但香味不变。你如果爱好，还可以用白兰地酒作基酒，随意调配成各色、各味的鸡尾酒。

（4）白兰地酒的药用价值

白兰地酒在橡木或柞木桶中进行老化时，木质中的单宁及其他成分可得到溶解。而单宁等成分对人体器官可起到单质维生素 P 的相同作用，即提高毛细血管壁强度和降低微血管的渗透性能。

白兰地中只含微量甲醇，如饭后饮用少许，可增加胃肠分泌，帮助消化。

白兰地是一种心脏"兴奋剂"和"调节剂"，也是冠状动脉疾病的有效"血管扩张剂"，对某些热性病如流感等，其利尿解毒和滋补作用也是显著的。人体对酒精吸收量稍高于常量时，白兰地中非酒精物质可使酒精的排解变得容易加快。这种排解作用是通过肺、消化道和肾脏进行的，由肺发挥杀菌作用。因此，酒厂工人生活在白兰地挥发物质的环境中，他们当中极少有得结核病的，而且长寿。

医学试验表明，经橡木或柞木桶陈酿 5~7 年的 40°~60° 的白兰地，对心血管能起到良好的扩张作用。因此，一些法国心脏病学家常给心绞痛病人开一点白兰地。另外，白兰地还能改善焦躁不安的心理症状，并对关节炎有镇痛作用。

香槟酒

（1）香槟酒的由来

香槟酒实际上是一种起泡的白葡萄酒。它是在发酵好的白葡萄酒中加入酵母和糖，在 8℃~12℃ 的低温下，发酵成含二氧化碳的葡萄酒。酒精含量一般在 13%~15%。

香槟酒是法国的一个修士发明的。1668 年，法国北部的香槟省有位叫当·派里郎的修士，在修道院里负责管经济及酒窖，他对酿酒有浓厚的兴趣。香槟地区偏北，阳光不足，天气较冷，当时难以种出好葡萄和酿出好酒，修士只好在酿酒的过程中下工夫。偶然一次，修士发觉酿出来的餐酒不够甜，于是他拿些白糖往酒里放，白糖不能完全溶解，他又将酒加热。岂料糖加热后放出二氧化碳，冒起小气泡。自此之后，香槟酒产生了，这个地区不再生产二三流的餐酒，而以名贵的香槟酒为主了。

现在的香槟酒已经过改进和提高，是经两次发酵的高级饮料酒了。

国外对香槟酒的饮用较为普遍，特别是西方国家，人们遇到喜庆欢乐的事情，总要用香槟酒来助兴。目前，我国一些大城市，在不少场合，也常用香槟酒来活跃气氛。

（2）香槟酒的药用价值

美国一本名为《香槟酒的药物疗效》的书指出，香槟酒中含有铁、铜、钙、镁等微量元素以及维生素和复合糖等多种物质，因而对人体有神奇的药物治疗功效。早在18世纪，医生们就发现香槟酒可恢复产妇的健康，因为酒内含有丰富的可溶性铁质，具有补血作用。镁离子和碳元素则可促进胆汁流动，从而增进消化系统的功能。香槟酒还可兴奋神经，舒展经络，益气补中，耐饥强志。由于香槟酒中还含有甲醇和锌，因而具有安神催眠的奇效。若临睡前喝上一小杯香槟酒，比任何安眠药都有效，且无副作用。但饮香槟酒亦应适量，因为过量会引起酒精中毒，有损健康。

（2）无醇香槟酒

德国不久前生产出不含酒精成分的香槟酒。这种酒是在成熟后，以特别的方法将酒精成分除去，同时由于糖分已经完全发酵，因此它与一般酒相比，其热量只有一般酒的1/5左右。糖分的残留值也比一般的酒少，一般酒每升糖分的残留值约30克，而这种无醇香槟酒每升只在4克以下。这种酒的味道和一般酒的味道完全一样，也带有甜味，同时还有香味。其浓郁的香味很适合用于烹调鸡肉和水产品。德国以同样的方法还制出了无醇白酒。

马爹拉酒

葡萄牙以钵酒最驰名。此外，马爹拉酒也十分出色。此酒是强化葡萄酒的一种，即在葡萄酒酿制完成的后期，加入烈性酒和蜜糖等，将酒质改变，而成为另一种酒。马爹拉酒是白酒的一类，属于略干辣的中性酒，作为饭前开胃酒饮用最佳。用马爹拉酒加蛋白和白糖，打成泡状的"莎巴翁"，还是著名的甜食。

其他几种果酒

（1）猕猴桃干酒

猕猴桃干酒呈金黄色，清亮透明，果香浓郁，醇和可口，特别是维生素 C 的含量丰富，质量达到国内优质干葡萄酒的水平。

（2）赛德尔

赛德尔是英文"Cider"的音译，意苹果酒。它以苹果为原料，经发酵加工而成。它酒精度低，酸度大，甜度小，微带涩味，清凉爽口，是欧美国家盛行的一种传统果汁饮料。

我国大连生产的"赛德尔"饮料，风味纯正，酸甜适口，酒精度低，呈淡琥珀色，其感官质量适合我国人民饮用习惯。该产品所用的原料丰富，生产成本低，有较好的经济效益。因这种产品价格低，适合人们的口味，很快就成为一种畅销饮品。

（3）香蕉酒

香蕉酒的酿造比较简单，普通家庭都可以做。具体方法是：

将含糖量 23%～24% 的完全成熟的香蕉剥皮，放在混合器中捣成泥浆状，随后移入加热器边搅拌边升温到 50℃～55℃，加入淀粉酶。由于酵素的作用，黏性（果胶与蛋白质结合而成）立即降低，这时便要迅速升温至 65℃，使过剩的酵素失活，随后将温度降低到 25℃。将果浆移入酿造桶（底部装有放料栓塞），加入酵母搅拌，温度保持在 25℃，继续慢速搅拌，进行发酵。如果香蕉的成熟度低，含糖量少，可加入一些砂糖进行发酵，当发酵完成便停止搅拌并将发酵液静置。

香蕉液发酵旺盛时会产生大量泡沫，二氧化碳把香蕉果肉的微细纤维包围，使比重轻的浮在上面。收集上面的浮出物，下面则是透明或微有浑浊的含有酒精的香蕉原果酒，过滤则得香蕉酒，将其蒸馏可得香蕉蒸馏酒。此酒含 14% 乙醇，具有异戊酸、异戊酯香气和香蕉的原有风味。

（4）桑椹酒

选择色泽乌黑的大粒桑椹果实，用净水清洗两遍，稍晾干，破碎压榨取汁，用板筐式压滤机压滤。出汁率高达 70%～80%。果汁分自流汁、压榨汁两种。每千升分别添加液体 50～90 克，然后发酵。

果汁进入发酵罐后必须调整糖分，使发酵醪总糖在 20% 左右。由于发酵均在每年 6 月进行，室内自然温度在 30℃ 以下，无需调温。主发酵一般只需 24～30 小时即可完成。然后换桶进入后期发酵，使粗酒中的残糖继续发酵成酒精。

后发酵完毕后，酒液自然澄清。将清液取出，加进适量明胶或蛋清及藻土过滤，之后即可得到色红、透明的成品桑椹酒。在陈酿过程中需测定其酒精度、SO_2 含量，视情况添加食用酒精和 SO_2，调整其成分。陈酿半年后即可装瓶投放市场。

果酒沉淀及自爆

（1）果酒沉淀

我们有时发现，商店里销售或者家庭存放的果酒，还未超过保质期，就能看到瓶内酒液中有絮状沉淀物或浑浊，用力摇晃后仍不消失。这是什么原因造成的？这种酒能否饮用？

果酒是以葡萄、苹果等各种水果或浆果为原料发酵后制成的。果汁中的糖经过发酵，再经压榨过滤，便成为透明的果酒。果酒中均含有酸类和醇类，在酿造过程中和贮存期间，二者在酯化酶的作用下发生反应，并产生多种酯类。这些非生物性酯化物，是果酒沉淀的主要原因之一，它对人体无害。另外，还有两个原因：一是与外界气温变化有关。当外界温度降低，糖的溶解度达到饱和、超饱和状态时，即可发生浑浊，继而析出白色絮状物和沉淀物。若外界温度升高，糖和酶类溶解度增大，浑浊、沉淀便可消失。二是酒液中含有果实中的色素、蛋白质、单宁、果胶等物质，在正常情况下呈溶解状态，但经较长时间的贮存后，这些物质亦可从酒液中分离出来，从而出现沉淀。上述两种原因导致的沉淀，不一定就是变质，不会有杂菌，一般可以饮用。但为了使之合乎感官要求，应消除沉淀。其方法是：把有沉淀物的酒置于 60℃ 温水中数十分钟，并轻轻摇动，或用消毒纱布过滤，除去沉淀物，这两种方法均可奏效。

如果果酒的沉淀物系因保管不善，是受到微生物的污染后出现的，且酒液浑浊不清，失去原有光泽，酒味发酸发臭，则表明酒已变质。这种酒就不能饮用了。

（2）果酒自爆

果露酒的生产工艺中有一道工序是杀菌。杀菌这道工序要求十分严格。否则，会由于细杂菌的作用，再经过日晒、装卸、运输、搬倒等，使好端端的瓶装酒发生自爆。这种事故近几年时有发生。

为避免发生此类自爆现象，在瓶酒生产过程中，对酒瓶所承受的压力、常温和高温下的压力差，应计算准、设计好、控制住。无论新瓶旧瓶，都要选择完好无损的才能灌装。否则，瓶内的酒液不到保质期就发酵变质，二氧化碳含量超过玻璃瓶所能承受的压力，就会使瓶酒变成"炸弹"。

配制酒

保健酒

（1）味美思葡萄酒

味美思源于希腊，发展于意大利，定名于德国。味美思与白兰地、香槟酒并驾齐驱。世界上的味美思分为三大类型：意大利型、法国型、中国型。

意大利型的味美思用麝香葡萄酒，加上以苦艾为主的香药料加工而成，故苦艾味特强，有人干脆叫它苦艾酒。它保留了古希腊的风格特点，以意大利都灵甜型红味美思著称于世。

法国的味美思用干白葡萄酒加香药而不加糖制成，口味淡爽。香药总用量是苦艾的 4 倍，形成了自己独特的风味。

中国的味美思是以葵花（张裕）牌烟台味美思为代表。它是以上等白葡萄酒，加入肉桂、豆蔻、藏红花等 20 余种名贵药材，浸制而成的高级滋补酒。酒液棕色带红，清亮透明，酒香、药香谐调，甜酸适口，微苦爽口，滋味丰满，余味深长。此酒含有多种维生素，营养丰富，具有开胃、健脾、舒筋、活络、补血、益气、滋阴、补肾等功效。该产品于 1915 年荣获巴拿马万国商品赛会金质奖章和最优等奖状，在国内曾多次获奖。

味美思的酒精含量在 15%～20% 之间，分甜型和干型两大类。甜型因用甜葡萄酒酿造，又分为红、白两种，但含糖量均在 14%～16%。干型因只能用干白葡萄酒制作，故含糖量小于 0.5%。制造方法大同小异，或采取在酒中加香药直接浸泡；或将香药用酒精萃取，制得香料，再按比例调兑到酒中；或将香药加入葡萄汁中，一起发酵制得。另外还有一种是在味美思中充入二氧化碳，制得起泡味美思。

各种味美思均具有葡萄酒的酯香及特有的舒适药香。香气浓郁、和谐，酒味药味谐调浓厚。经常适量饮用，具有开胃健脾、祛风补血、帮助消化等功效。

（2）竹叶青酒

竹叶青历史悠久，历代达官显贵、诗人墨客，曾为它写下了许多赞美的诗句。当今，它更以其优异的质量和独特的风格闻名中外。

山西杏花村汾酒厂生产的竹叶青酒曾三次在全国评酒会上获得国家名酒殊荣,荣获国家优质产品金奖。在1990年第14届巴黎国际食品博览会上又获国际金奖。目前,山西竹叶青酒不仅畅销国内和港澳地区,而且远销欧亚各国,年出口千余吨。国际友人将其誉为有"果味回甘"魅力的名酒。

杏花村竹叶青酒以70°汾酒为基酒,配以砂仁、当归、栀子等10余种中药材和纯净的冰糖,泡制成具有天然金黄色泽的酒液。不加色素,不加调香剂,靠着药物本色、本香和汾酒清香、绵软、醇厚的风味,酿造出有独特色香味的竹叶青酒,真可谓风韵自成。

竹叶青是加药酒,常饮有调和腑脏、疏气养血、解毒利尿、润肝健脾之功效。外国朋友诙谐地说:"常喝竹叶青,越活越年轻"。

(3)金波酒

金波酒始产于1755年,是山东济宁玉堂酱园的传统优质产品之一。因其酒液色泽金黄、波光粼粼而得名。1915年它在巴拿马国际食品博览会上获金奖。

金波酒系选用优质高粱大曲酒作酒基,加上等沉香、檀香、郁金、枸杞、蔻仁等14味中药陈酿而成。酒度40°,糖度10°。该酒有行气活血、追风祛湿、强身健脑、延年益寿的功效。据说,金波酒所选用的14味中药缺一不可,而且这些中药的用法和剂量比较复杂,特别是一些关键工序,全凭老技师的精心调配。

清代小说家李汝珍在《镜花缘》中曾把金波酒列为"天下五十五种名酒之一"。可见该酒早在清代就已闻名于世了。

建国后几十年,金波酒扩大了生产,增加了产量,提高了质量,产品除销国内市场外,还远销港澳地区及日本、东南亚国家,深受海内外消费者欢迎。

(4)阿胶酒

阿胶是闻名天下的滋补药。阿胶酒是由中国中医学院和济南市平阴玫瑰酒厂,于1988年以宋代《和剂局方》的传统滋补配方为依据,共同研制成功的。

阿胶酒以当地福字牌阿胶为主料,高粱大曲为基酒,加以人参、枸杞、党参、黄芪等近20味滋补中药配制而成。中医界和营养学专家们认定,这种酒胶香、药香、酒香融为一体,药性借酒行速,易于人体吸收,且口感柔和醇厚,微甜而不腻,余味醇正,是一种高级滋补饮料。经有关部门测试,酒中含有人体所需的17种氨基酸,具有增强人体免疫抗病能力,及抗疲劳、抗缺氧的功效，肝肾阳溢、血虚萎黄、失眠健忘、须发早白、年老体弱及妇女产后失血过多者，服用后效果尤佳。

该酒在 1989 年获全国星火计划成果展览会金奖。

（5）五加皮酒

五加皮酒又称"五加皮药酒""致中和五加皮酒""严东关五加皮酒"，是驰名中外、历史悠久的浙江名酒。在 18 世纪末新加坡国际商品展览会上，它曾获金质奖。建国后，周恩来总理曾把五加皮酒当作国礼赠送外国友人，不少国家还把它作为国宴上不可缺少的珍贵饮品。

五加皮酒是由中药材经加工泡制调配而成的。早年介绍配制此酒药方的一首民间歌谣至今还在当地流传，歌谣是："一味当归补心血，去瘀化湿用美黄。甘松醒脾能除恶，散滞和胃广木香。薄荷性凉清头目，木瓜舒络精神爽。独活山楂镇湿邪，风寒顽痹屈能张。五加皮酒有奇香，滋补肝肾筋骨壮。调和诸药添甘草，桂枝玉竹不能忘。凑足地支十二数，增增减减皆妙方。"五加皮酒自它诞生至今，已有 200 年的历史。

五加皮酒有红色和白色两种，红的呈褐红泛金黄色，白的呈乳白色如玉浆，色彩虽不相同，风味质地一样。

今天的五加皮酒包含配制的中药材多达 20 种，但主要的还是"药酒歌"中的 12 味药。五加皮酒在配制过程中不仅加中药材，还加白糖、蜂蜜等原料，精工酿造。五加皮酒甘香可口，味甜醇厚，品尝起来绝无不良药味。五加皮酒有舒筋解乏、祛风除湿、滋补肝肾的功效，能治筋骨拘挛、手足麻木、关节酸痛等病。无病常服能健骨强身、舒筋活血、益寿延年。据有关科研工作者鉴定后指出，如每天喝一杯五加皮酒，能预防胆结石，能抗癌，并能降血清胆固醇，是一种有益的"健康饮品"。

（6）麦饭石健身酒

麦饭石含有几十种对人体有益的矿物质和微量元素。用麦饭石制成的"麦饭石健身酒"，具有保健、美容、促进长寿等作用，并能治疗多种疾病，

现将其制作方法简要介绍如下：①选择 60°左右的优质白酒（以浓香型为佳）作基酒。②首先制出麦饭石水。其方法是取桶容器 1 个，桶上安装漏斗过滤层，内放纱布包好成圆饼状的细颗粒麦饭石 1 公斤，作为滤层，然后用饮水 500 公斤徐徐过滤出麦饭石水。③将滤过一次的麦饭石用清水洗净，浸泡在 60°的白酒缸内，每 4 小时搅动一次，泡 24 小时左右即成为基酒。④将麦饭石水与基酒配为 38°±0.5°的酒液。⑤调配、加入 0.2%的白砂糖和适量的调香剂。⑥用硅藻土过滤机或其他方法过滤澄清，包装即成。

麦饭石健身酒的质量指标是：①感官指标。清澈透明，香气纯正，口味醇和。②卫生指标。符合 G. B2757-81（蒸馏酒配制酒卫生标准）。③理化指标。酒度：38°±1°。④微量元素含量。经有关部门检测其以下几种微量元素的含量为每升：铁 2.59 毫克，钙 23.56 毫克，铜 0.39 毫克，锌 2.26 毫克，硒 0.036 毫克。

（7）花粉蜂蜜酒

花粉蜂蜜酒。由江西高安县酒厂研制成功并生产供应市场。该酒的主要原料为花粉。酒液呈琥珀色，酒体晶莹光澈，花香浓郁，落口甘美，既可强身，又可治病。经有关部门化验鉴定，该酒含维生素 C0.19 毫克/100 毫升及丰富的氨基酸。

苏轼蜂蜜酒。公元 1070 年，宋代大文学家苏东坡被贬官黄州（今湖北黄冈）时，亲自酿制了蜂蜜酒，并题诗曰："巧夺天工技已新，酿成玉液长精神，迎客未道无佳物，蜜酒三杯一醉君。"可是，由于种种原因，这样的美酒佳酿却失传了 900 多年。江西萍乡市酿酒厂根据苏东坡的酿酒古法，结合现代酿造技术，研制并生产出了新产品蜂蜜酒。该酒具有蜜香清雅、酸甜适口、诸味谐调、余味绵长之特点。经有关部门技术鉴定，此酒含有 11 种氨基酸及丰富的维生素、蛋白质等，是一种能够促进人体新陈代谢、宁神益智的高级滋补饮料。

中华蜜酒。这是由山东省乐陵县与北京市食品研究所共同开发的一种传统产品。该产品系以乐陵金丝枣花蜜为主要原料，大麦芽为辅料，经纯发酵工艺酿制而成的低度营养酒。在酿造过程中不调糖、不调酸、不勾兑酒精、不加入任何食品添加剂。酒液呈琥珀色，清亮透明，蜜香清雅，酸甜适口。酒内含有人体所需的 17 种氨基酸、多种维生素、芳香物质、微量元素及酯类等。长期饮用有益脾、固肾、清肺、利尿、增强记忆、恢复体力等功效。该酒在第二届全国发明展览会上获金奖。

（8）酸枣酒

酸枣是我国北方地区常见的野生枣树果实，所含营养物质如蛋白质、脂肪、葡萄糖、果糖、钙、磷、铁、苹果酸等，都很丰富，尤其是维生素 C 的含量，是苹果的 166 倍，柑橘的 15 倍，猕猴桃的 3 倍，真可称得上是"维生素 C 之王"。以其为原料酿制成的各种果酒，保留了丰富的营养成分和原果的香味。酸枣酒内含有 17 种以上的氨基酸和维生素 C、人体必需的微量元素及其他生理活性物质，具有镇静、安神、滋养强壮、开胃健脾等功效，对癌症、坏血病、高血压等症的预防和抑制效果明显。因此，有人把酸枣酒称作酒类的奇珍。

（9）大蒜保健酒

将大蒜去皮、洗净、捣成糊状，取 20 份加入 5 份蛋黄搅匀，用文火焙干（不能烤焦），然后研成粉末，倒入 60 份 40° 的白酒中，再加入 5 份用文火焙干并研碎的芝麻粉和 10 份纯蜂蜜，搅拌均匀，放置阴凉处，6 个月后滤除混合物，便可得到呈淡茶色透明的大蒜保健酒。

每晚取少量大蒜保健酒，用 5 倍水稀释后服用。长期饮用此酒，能增强血液循环，消除疲劳，降低血压，对于畏寒、便秘、神经痛和肩头痛等病症具有一定疗效。

这种酒能长期保存，不变质。

（10）紫菜酒、海带酒

日本东京一家酿酒厂用生紫菜（或紫菜饼）加水分解，过滤后加入酵母、维生素和葡萄糖进行发酵，然后加热至 60℃，再在常温下贮存二三周，即酿成呈琥珀色的紫菜酒，酒度 15° 左右。长期饮用紫菜酒，可预防心肌梗死、胃溃疡和低血压症。该厂还制成一种海带酒，是将海带烘干，捣碎成片状，再用酶来分解，最后加入酵母发酵酿成。此酒香味奇特，富含人体所需的矿物质，是一种很好的保健酒。

鸡尾酒

（1）调酒附属材料

材料使用在调酒（鸡尾酒）中的附属材料，种类繁多。除了少数因顾及特殊风味而被指定为固定添加材料外，其余大都可根据个人喜好来搭配、添加。以下我们将介绍调酒上常用的一些附属添加材料及其用法，选择要诀与处理方式等，以供参考。

①冰

调酒中，有许多是先冰凉后再饮用，有些是直接在酒杯内放入冰块饮用，冰可说是调酒中不可或缺的附属材料（副材料）。冰以坚硬度高、不起泡、透明度高者为最好。家庭用的冰箱不容易制造出这么好的冰块，不过，目前各超市及平价商店都有出售这种冰块，随时可购买使用。

冰块又因调酒种类的不同，而被制成不同形状使用。一般而言，大抵可分成大冰块、中冰块、裂冰、立体小冰块、碎冰等 5 种。

A 大冰块　这是指重量达 1 公斤或 1 公斤以上的冰块。使用到这种大冰块的机会，大概只有在鸡尾酒会上吧。

B 中冰块　将大冰块敲成如拳头般大小的冰块。这种冰块在一般家庭中也很少用到，主要还是用在鸡尾酒会上。

C 裂冰　这是利用冰钻钻成的，每一块裂冰的直径大约在 1 厘米左右，主要用在使用摇混器摇混，或是利用搅拌杯进行搅拌的过程中。

D 立体小冰块　这是用制冰器制作出来的立体冰块，一般 KTV，PUB 及家庭中，大都使用这种小冰块，用途最广泛。

E 碎冰　这是将立体小冰块捣碎成粒状的小碎冰，目前已有可专门制造碎冰的电器。不过，一般家庭尚不需使用到制碎冰机，可用干净的毛巾或纱布，将立体小冰块包起来打碎即可。碎冰主要使用在一般的热情鸡尾酒，或是威士忌类的调酒中。

F 水　有些人在饮用调酒时，因酒精成分太高，为了稀释薄一点，而加入适量的水。然而，一般家里的自来水，因为都会经过消毒处理，故消毒味道很重，不宜用在调酒上，故最好使用市售的矿泉水或放凉的开水。

②牛奶、奶油

有些调酒中需用到牛奶或奶油。目前市售牛奶当中，有低脂牛奶，应用上颇为方便。

③汽水、饮料

调酒中使用汽水或饮料，除了是想产生泡沫增进美感外，亦有利用汽水或饮料的甜份，综合酒的滋味、辣味等之效果。常用的汽水、饮料包括黑松汽水、苹果西打、雪碧、养乐多、椰子汁、咖啡等。

④砂糖、糖浆

砂糖的种类很多，而糖浆（果糖）则可在超市轻易买到。一般调酒中常用的砂糖有糖粉、蔗糖、白砂糖或方糖等。

⑤盐

为了制造风味与气氛，有些调酒中需要用到盐，一般家庭用精盐即可。

⑥果汁

调酒一年三百六十五天都可以，但是新鲜水果却不见得随时买得到。有时为了方便，就以随时可由超市买到的铝铂包装果汁或易开罐果汁替代新鲜果汁。

一般比较常用在调酒中的果汁有柳橙汁、柠檬汁、草莓汁、葡萄汁、柑橘汁等。

⑦装饰用水果

柠檬、柳丁是最常用到的装饰水果；其次则是凤梨、香蕉、樱桃、橄榄等。调酒酒杯上添加装饰，除了是为了提高口味外，同时也为了增加美感。一般装饰水果的基本规则大抵如下：

A. 属于辛辣味道的调酒用橄榄装饰。甘甜味道的调酒则用樱桃来装饰。

B. 调酒中若使用某种果汁，则用该种水果装饰。例如使用柳丁汁时则用柳丁切片装饰；使用柠檬汁时，则用柠檬切片装饰。

只要记住上述两项原则，一般就不会发生什么大问题。

再者，水果最好能选择刚摘下来不久的新鲜品，以下仅针对各种水果的选用要诀概略叙述之。

柳丁、草莓、凤梨、香蕉、柠檬这些都是调酒中经常用到的水果，但草莓不宜选择太软，香蕉则不可用过度成熟的。至于柳丁、柠檬则需软硬适中为宜。

樱桃一般的调酒中大都使用罐装的糖渍品。最近国内已大量由美国进口红樱桃，能使用新鲜品尽量用之。其次亦有使用染成绿色的樱桃的情形，只是绿色樱桃必须根据酒色来搭配。

橄榄属于辛辣口味的调酒，也可采用橄榄装饰。橄榄直接取自罐头的腌渍品即可。

除了上述装饰用水果外，偶尔也会使用芹菜、小黄瓜、新鲜薄荷叶、肉桂棒等作为装饰物。

（2）调酒材料的用量

要调出芳香可口的酒，最基本的材料用量务必要正确。当然，每个人的口味多少有些不同，但是每一种调酒，都有其标准的调法与用量。除非你是个调酒好手，可用目测决定用量，否则最好还是使用量杯来计量。

一般的量杯刻度大多为 ml 与分数（几分之几）。坊间多数调酒书籍，在材料用量上，是以 1/2、1/3、2/5 等分数表示，这是由于调酒酒杯有大小的缘故。通常是以该酒杯的 8~9 分满为 1，以此比例来计算材料的用量。

普通的标准调酒酒杯容量大约 75ml 左右，若使用冰块，则冰块融化成水的量约 15ml，扣除掉 15ml，材料用量成为 60ml。因此，如果材料用量为1/2 的话，表示是 30ml，1/3 的话则是 20ml，以此类推下去即可。

（3）调酒器皿

调酒壶：不锈钢制，由壶盖、滤网及壶体组成，用以摇晃蛋、奶油、果汁等材料，是放置冰块冷却鸡尾酒不可缺少的器皿。

调酒杯：玻璃制品，用以搅拌混合各种材料。

过滤器：功能与调酒壶的滤网相同。

调酒匙：用于使用调酒杯时搅拌材料。匙的一端是叉子，可以从容器中取出橄榄或樱桃水果。

量杯：不锈钢制，由不同量的杯子底部对底部组合而成。一般选用 30 毫升与 45 毫升两种杯子。

搅拌机：电动器皿，用以搅拌不易摇晃的材料。

榨汁器：塑料或陶瓷制品，用以手工挤压水果汁。

开瓶器：金属制品，用以开启瓶盖。

开塞器：用以开启如葡萄酒等的软木塞。

开罐器：用以开启罐头。

综合开塞钻：具有开瓶、开塞与开罐头等多种用途。

碎冰锥：插碎冰块的工具。

冰夹：不锈钢制，用以夹冰块。

冰桶：装冰块的容器。

碎冰器：用于制造碎冰的工具。

搅拌匙：搅拌调酒杯内材料，或用来弄碎杯中砂糖、水果等的器具。

（4）调酒载杯

旧式酒杯：或称古典杯、老式杯，容量为 180~240 毫升。

水杯：应用非常广泛的通用杯，一般容量为 240 毫升。

科林斯杯：盛载发泡性鸡尾酒的水杯，容量为 300 毫升左右。

有把啤酒杯：净饮啤酒用。

利口酒杯：主要用于净饮利口酒或调制彩虹酒，一般标准容量为 30 毫升。

白兰地杯：其杯口窄小，是为了避免酒香扩散。这种杯的容量较大，但一般只倒入 30 毫升的酒，力求品尝到酒的本味。

鸡尾酒杯：用于短时间内饮用，容量一般为 60 毫升，但美式容量较多，约 90 毫升左右，比通用英式豪华、美观。

雪利酒杯：一般容量为 60~70 毫升。

香槟酒杯：通常是饮香槟酒时用。

葡萄酒杯：容量通常在 20 毫升以上，要求具备较高的透明度。

酸性杯：饮酸性酒的专用杯，标准容量为 120 毫升，可分有脚及无脚两种。

高脚杯：主要用来放置冰块所调制的鸡尾酒，容量较大，一般为 240~300 毫升。

(5) 调酒调制方法

调制鸡尾酒，应掌握好"搅拌""摇晃""搅拌机打"三种方法。

①搅拌

将所需之酒及副材料倒入已放置冰块的调酒杯内，用调酒匙在杯内沿一定方向缓缓搅拌。此时，另一只手要握紧调酒杯，当手感到冰冷时，即表示已达到冷却程度，便可以通过滤酒器倒入所需的载杯内。

②摇晃

采用"摇晃"手法调酒的目的有两种，一是将酒精度高的酒味压低，以便容易入口；二是让较难混合的材料快速地融合在一起。因此在使用调酒壶时，应先把冰块及材料放入壶体，然后加上滤网和壶盖。滤网必须放正，否则摇晃时壶体的材料会渗透出来。一切准备就绪后，按下述程序操作：a. 左手的拇指按在调酒壶的壶盖；b. 用无名指及小指夹住壶身；c. 中指及食指并拢，撑住壶身；d. 左手的中指及无名指置于壶体底部；e. 拇指按住滤网，食指及小指夹住壶体。此后便可不停地上下摇晃，但手掌绝对不可紧贴调酒壶，否则手温会透过调酒壶，使壶体内的冰块溶解，导致鸡尾酒变淡。摇晃时，手中的调酒壶要放在肩部与胸部之间，并呈横线水平状，然后前后做有规律的活塞式运动，15~20 次（调制蛋、奶油等材料时，须做 30 次左右的活塞运动）。当调酒壶的表面涂上一层薄薄的霜雾时，应立即打开壶盖，然后用食指托住滤网，将材料倒入事先冰冷的酒杯中，便完成了整个"摇晃"调酒的操作程序。

③搅拌机打

用搅拌机调酒，操作比较容易，只要按顺序将所需材料先放入搅拌机内，封严顶盖，启动一下电源开关即可。不过，在调好的鸡尾酒倒入载杯时，要注意不要把冰块随之倒进，必要时可用滤冰器先将冰块滤掉。

(6) 调酒艺术装饰

鸡尾酒除了能够让人品尝其香味外，依靠艺术装饰的色彩变化，还能提供视觉上美的享受。

水果是常用的装饰物，在操作时要灵活变通，力戒墨守成规。

(7) 我国部分鸡尾酒配方

鸡尾酒是一种混合酒。在国外，调配鸡尾酒一般是用两种以上的酒，掺入果汁、香料等。爱饮甜味的，还可加甜味料；愿饮干味的，就不加甜味料，加些苦味剂即可。也有用烈性酒掺入苏打水、汽水、果汁、饮料等调和而成的。外国人调配鸡尾酒常用的原料有：威士忌、白兰地、苦艾酒、矿泉水、汽水、糖浆、苏打水、冰块、咖啡、可可、松子酒、柠檬汁、薄荷糊等。

中国人调配鸡尾酒，一般讲究颜色、酒度、糖度，配甜味的比较多。90年代初，我国消费者绝大多数喜欢甜味饮料。因此，调配鸡尾酒应该有甜味。调配鸡尾酒，应该用低酒度，糖度一般即可。酒的香气、滋味，可按一定比例，根据饮用者的要求和口味进行调制。

鸡尾酒讲究情调，主要注意色、香、味。目前，我国很多鸡尾酒的配方和制做方法都是从国外引进的，不但原料昂贵，而且一般家庭也不易买到。其实，我国的名优酒，包括白酒、黄酒、啤酒和果露酒以及果汁、汽水，都可用以调配鸡尾酒，调好的酒一样有情调，同样风味卓绝。用泸州老窖配出的鸡尾酒，那红的、黄的、橙的、绿的、蓝的，就像一个个快活的小精灵，绚丽多姿，令人陶醉。现将目前我国部分鸡尾酒的配方收集介绍如下：

①雪花　五粮液酒、莲花白酒各 10 毫升，菊红酒 4 滴，淡奶 15 毫升，红樱桃 1 粒。将前 4 种原料与碎冰一起摇匀至起泡沫，然后注入鸡尾酒杯内，饰以红樱桃。

②青山宾治酒　五粮液酒 250 毫升，白葡萄酒 3750 毫升，崂山矿泉水 3000 毫升，汽水 1750 毫升，柠檬汁 80 毫升，糖浆 2 茶匙，鲜柠檬 1 个（切片）。将上述原料全部倒入大玻璃盆或大瓷盆中，再加适量冰块，搅拌均匀，舀入香槟酒杯内，每杯放 1 片广柑点缀。以上为 50 人量。

③旭日东升　高粱酒 15 毫升，橙汁 60 毫升，红石榴糖浆若干滴。在高脚酒杯内分别放满冰块，先倒入高粱酒，再倒入橙汁，然后将石榴糖浆缓缓滴入杯中。当红色的糖浆沉入黄色的杯底，再缓缓上升时，犹如旭日东升的晨空，霞光万丈。此酒清凉爽口，颇具韵味。

④高飞蚱蜢　高粱酒 45 毫升，伏特加酒 8 毫升，绿薄荷酒 22 毫升。将上述原料混合倒入调酒杯中，再加入冰块，搅匀，分别沥入鸡尾酒杯内。

⑤黄河泛波　高粱酒 15 毫升，柑橘酒 20 毫升，橙汁 30 毫升。将以上原料注入摇酒壶中摇匀，滤入加冰块的高杯中，再用香槟或雪碧注满高杯。此酒得名于著名的黄河。酒液浊中带清，清中带浊，深黄沉于杯底，浅黄浮于上部，源源不断的气泡表示"黄河之水天上来，奔流到海不复回"的雄伟气势。

⑥高粱贵妃　高粱酒 60 毫升，丁香 3 粒，白砂糖 5 克，寸长肉桂 2 片，柠檬片（横切）1 片，豆蔻粉少许。将倒有高粱酒的陶土杯浸入开水中加

温；将丁香、肉桂、白砂糖用半杯水煮半分钟后，加入柠檬片，使之稍浸片刻；将丁香、肉桂等连汁倒入加温的陶土杯中，再在上面撒上豆蔻粉即成。

⑦高粱旭日　高粱酒 45 毫升，橙汁 90 毫升，石榴糖浆 3~5 滴。卡林杯中盛满冰块，先倒入高粱酒，再加进橙汁；将石榴糖浆缓缓滴入杯中。当红色的糖浆沉入黄色的杯底，再缓缓上升时，犹如早晨的旭日东升。

⑧昆仑山　高粱酒 60 毫升，绿色薄荷酒 45 毫升，鲜奶油 10 毫升。将高粱酒及绿薄荷酒加冰块摇匀，注入鸡尾酒杯后，再小心地将鲜奶油浮在上面即成。薄荷酒的绿色指山下的春天，而奶油则象征昆仑山（高粱酒）上终年积雪的山顶。

⑨欢迎　高粱酒 1 汤匙，红葡萄酒半汤匙，广柑 1 个，自制冰块 3 块。将广柑切下 1 片，余下的榨汁。把冰块、酒、广柑汁放入大口矮玻璃杯内，充分搅拌，再将广柑片放在酒面上即可。此酒醇厚，无辣味，回味爽快。

⑩朝霞　茅台酒（或其他酱香型白酒）30 毫升，木瓜酒 15 毫升，鲜柠檬 1 片。将茅台酒和木瓜酒注入装有碎冰的调酒杯内，搅匀后，滤入鸡尾酒杯。挤柠檬片汁滴入杯后，再将柠檬片放入酒杯内，也可将柠檬片装饰于杯口。

⑪熊猫　茅台酒 30 毫升，糖浆 15 毫升，蛋黄 1 个，橘子香料少许。将冰块与所有原料一起放入调酒杯内搅匀，滤入鸡尾酒杯内。

⑫雨洒竹叶（一）　此酒制法简单，将竹叶青酒 15 毫升倒入加冰块的高杯中，再注满苏打水或普通汽水即成。竹叶青沉底，汽水的串串气泡犹如滴滴雨水，洒在青青翠竹之上。此酒味道清凉。

⑬雨洒竹叶（二）　取竹叶青酒 45 毫升、七喜汽水 100 毫升。将竹叶青酒倒入高球杯内，加几块冰，注满七喜即成。

⑭竹叶长饮　竹叶青酒 30 毫升，汽水 120 毫升，广柑 1 片，柠檬 1 片，青瓜皮 1 条，柠檬汁若干滴。将竹叶青酒和柠檬汁倒入盛有碎冰的卡林杯中，冲入汽水，再放入柠檬片、广柑片和青瓜皮条，然后插入吸管。

⑮青竹丝　竹叶青酒 60 毫升，白兰地 20 毫升，朗姆酒 20 毫升。将矮脚或无脚圆筒杯先置于冰箱中冰冻至杯的表面粘一层白霜；将 3 种原料酒和冰块倒入调酒杯中，搅动 10 次左右；然后取出冰块，将酒滤入冷冻过的杯内。

⑯碧水孤舟　竹叶青酒 5 毫升，青梅酒 30 毫升，柠檬汁 10 毫升，柠檬汽水 110 毫升，柠檬片 1 片。将竹叶青酒、青梅酒、柠檬汁注入调酒壶，加

冰摇匀，连同碎冰一并倒入高杯，并注满柠檬汽水。然后将柠檬片切成菱形放在酒液面上。该酒色泽碧绿、清香淡雅、口味微酸，菱形柠檬片似一叶扁舟，荡漾在碧波之上。它不但是消夏佳品，而且还是极好的开胃饮料。

⑰青临宝岛　竹叶青酒 45 毫升，绿柑香酒 20 毫升，莱姆汁 20 毫升。将上述原料加冰块摇匀后，注入卡林杯中，再倒满苏打水；饰以樱桃 1 粒，莱姆、橙子各 1 片。

⑱桂花香橙　桂花陈酒 20 毫升，菊花酒 10 毫升，橙汁 20 毫升，苏打水 250 毫升，广柑 1 片。将上述原料放入盛有碎冰的卡林杯内，搅匀，缀以广柑片。

⑲农家乐　茉莉花茶叶 2 小袋，荔枝酒 150 毫升，白兰地 30 毫升，汽水 1000 毫升，菠萝汁 80 毫升，柠檬汁 80 毫升，白糖 100 克，柠檬 2 个，莱姆 1 个，鲜荔枝 250 克。将袋茶浸入热开水中，约 3 分钟后取出，在茶水中加入白糖慢慢搅拌，使之溶化。玻璃盆中放一大块冰，将茶水与荔枝酒、白兰地、菠萝汁等一起倒入，并用勺子将汁液反复浇淋冰块，然后，将其放入冰箱内 1 小时。饮用前加入汽水、荔枝肉、柠檬片和莱姆片。荔枝肉在杯中自然浮起，像朵朵小花。以上为 15 人量。

⑳海洋天堂　在香槟酒杯中放进几块小冰块，加 1 匙白兰地酒、3 滴柠檬汁、6 匙薄荷酒，略加搅拌即成。可在杯口插上 1 片柠檬作点缀。此酒下绿上白，口味独特。

㉑美好咖啡　将浓咖啡注入高脚玻璃杯至八成满，放入 1 块方糖，在匙内注入白兰地酒，用火柴将匙烧热，并将匙内酒液点燃，再放入杯内，使白兰地继续燃烧。此酒宜餐后饮用。

㉒玫瑰皇后　玫瑰露 45 毫升，柠檬汁 3 滴，柠檬 1 片，石榴糖浆 5 滴。此酒冷饮、热饮均可。如冷饮，将所有原料和冰块搅匀即可。若热饮，就将玫瑰露与柠檬汁放在文火上加热，用茶匙慢慢搅动，待酒在将开未开时离火，倒入咖啡杯中，然后滴入柠檬汁。石榴糖浆盛另一容器内，供饮者选用。

㉓遐梦　玫瑰露 60 毫升，白色可可酒 20 毫升，鲜奶油 20 毫升，石榴糖浆 4 滴。将以上所有原料加冰块摇匀后，滤入鸡尾酒杯中即成。

㉔苦涩的爱　玫瑰露 45 毫升，高粱酒 20 毫升，苦汁 3 滴。杯内加冰块后，先倒入玫瑰露，再倒高粱酒，最后滴入苦汁，饰以柠檬片。

㉕乌梅小啜　乌梅酒 1 小杯，李子（或梅子）酱、白兰地、热开水各 1 汤匙，柠檬汁 3 滴，柠檬 1 片。将除柠檬片以外的所有原料在容器中混合，

用小火慢慢加热，勿使烧开起泡沫。边加热边沿一个方向慢慢搅动，使果酱完全溶化到酒中。然后倒入小型陶制咖啡杯内，再放入柠檬片即成。

（8）世界十大鸡尾酒

①亚历山大酒　将适量冰块、20毫升可可糊、鲜奶油和法国白兰地酒放入杯内，搅拌均匀后过滤。

②血玛丽酒　将适量冰块、2/3汤匙酒吧专用辣椒汁、4/5汤匙酒吧专用英国酱油汁、40毫升伏特加酒和适量番茄汁一起放入杯内搅匀。

③牙买加甜酸鸡尾酒　将适量冰块、1匙糖浆、50毫升香朗姆酒、1个熟柠檬的汁、1个青柠檬的汁放入鸡尾酒调和器中，搅拌后对入适量苏打水。

④内格罗尼酒　在1个杯子里放入适量冰块、40毫升康巴丽苦酒、40毫升意大利红苦艾酒、30毫升杜松子酒，再配1片柠檬即可饮用。

⑤玫瑰鸡尾酒　在1个大混合杯中放入适量冰块，再加杯容量4/6的干白苦艾酒、1/6的吉尔斯酒和1/6的樱桃白兰地。

⑥阿美里卡诺酒　将2块冰块、康巴丽苦酒和意大利苦艾酒各半兑入苏打水，再配上1片柠檬。

⑦菲斯杜松子酒　亦称金气鸡尾酒。将1匙糖咖啡、一定量的杜松子酒、1个柠檬的汁放入鸡尾酒调和器中，搅拌后兑入苏打水。

⑧曼哈顿酒　在1个大杯里放适量冰块，倒入2/3的布尔崩威士忌或黑麦威士忌，再加1/3的意大利苦艾酒和1滴安高斯图拉苦酒，然后再放入1个意大利野樱桃果子。

⑨白小姐酒　将适量冰块和薄荷糊、观图酒、柠檬露各20毫升放入调和器中搅匀。

⑩波尔图香鸡尾酒　将冰块、1匙糖咖啡、1个鸡蛋黄、1杯波尔图酒、1滴法国白兰地在容器内混合，搅拌过滤后，再放入一点肉豆蔻。

国外的几种名酒

（1）威士忌

威士忌酒是以大麦芽和其他谷物为原料，加酵母菌发酵，经过蒸馏获得烈性酒，再经木桶长期贮存、陈化而成。酒呈琥珀色，味微辣而醇香，若与汽水混饮更别有风味。它和白兰地、朗姆酒、金酒齐名，是国际上的名酒。

"威士忌"之名源于欧洲凯尔特民族的"生命之水"一词。据说威士忌酒产生于12世纪的英国苏格兰艾莱岛，当时英格兰亨利二世正在远征爱尔兰，征战中，他常常饮用一种以谷类为原料的蒸馏酒，后人推测那就是威士忌酒的前身。15 世纪末，苏格兰的文献中开始用"生命之水"一词。因此可以认为，苏格兰威士忌就是在那时确定其地位的。

威士忌的木桶贮藏法诞生于 18 世纪初。当时，一些不满英政府麦芽税的苏格兰造酒商，为了逃税，将造出的酒用木桶装好，藏在不为人察觉的深山中。经过一段时间，打开一尝，发现酒味更加醇厚成熟。木桶贮酒法就此传播开来。

威士忌成为世界公认之酒，关键在于混合法的出现。19 世纪末，人们开始使用连续式蒸馏器制酒，造出了温和型的玉米威士忌。这种威士忌与个性较强的麦芽威士忌结合，产生了混合型威士忌。现在的苏格兰威士忌，基本上都属此类。

威士忌酒一般都作为饭前酒来饮用。西方人在家中闲聊时，也常常手中托一杯威士忌酒细品慢饮，乐趣无穷。就是在鸡尾酒会上，威士忌也是必备的基酒。

威士忌酒的饮用方法很多，可以干喝，可以加点冰块喝，也可以和其他饮料混合起来调配成鸡尾酒。大多数人喜欢在酒里加上一些其他饮料，如：威士忌苏打、威士忌可乐、威士忌冰水，还有橘子汽水、柠檬汁、橙汁、菠萝汁等都能和威士忌一起饮。它们配制的方法一般是 1：2，就是 1 杯之内倒入 1 份威士忌，加上 2 份其他饮料。什么样的威士忌口味好，怎样来享用它？就看人们自己的习惯和喜好了。

（2）金酒

金酒又称杜松子酒、锦酒、琴酒，来自荷兰语的谐音。

17 世纪，荷兰的医学教授塞尔维斯（SYLVIUS）医生经过多年研究，发现杜松子的油质中含有一种利尿的成分。于是他利用纯酒精来作蒸馏，结果成功地制作出一种利脉、清热、健胃的药用利尿剂。

由于其香味独特，人们索性视之为一种烈性酒，并迅速流传开来。当时荷兰人称此为"GENIVRE"，美国人也同样欣赏此物，而且取其名字发音的前半部，称其为"GIN"。这就是现在不少人都欣赏的金酒了。

金酒虽然在荷兰面世，但将其推广开来的却是英国。主要原因是英王威廉三世时，英国限制法国酒进口，因而使金酒风行一时，传遍全英国。

英国人饮金酒，开始是从荷兰进口的，在 17 世纪才开始自制金酒，并更具特色。一般的英国金酒味道是敞口干辣，并由于当时的产品集中在伦敦，故称其为"伦敦千金"（LONDON DRYGIN）。目前当地市面上出售的多属此类酒。除"伦敦千金"外，有一种被称为"老汤姆金"（OLD GIN）的酒，其风味则相对于"伦敦千金"，是一种带甜味的金酒，喜欢饮用的人也相当多。此外，还有一种比较冷门的"布里茅斯金酒"（PLYMOUTH GIN），味道极为香浓。

金酒进入美国后，美国人使之飞黄腾达，风靡全美，成为美国人调配鸡尾酒不可缺少的基酒之一。

（3）朗姆酒

朗姆酒（RUM），亦称兰姆酒、老姆酒、劳姆酒、拉姆酒。朗姆酒是烈性酒中的一个大家族。有人说它是世界六大蒸馏酒中的一大类酒。

朗姆酒的主要制法是，先将甘蔗煮熬，再用离心分离器分离出砂糖，再将剩下的黑色黏糊糖蜜发酵蒸馏，而得朗姆酒。

朗姆酒按风味和香气的不同，可分浓口、中口、淡口 3 种。按颜色也可分为 3 种：白朗姆、金朗姆和黑朗姆。

朗姆酒的饮用方法很多。加冰、兑水、兑可乐、兑开水等均可。芳醇、浓郁、清爽的金朗姆酒适合干饮；白朗姆酒最适宜加冰块饮，舌感畅快异常。

（4）伏特加

伏特加酒是俄罗斯的国酒，又称俄得克、俄斯克。日本、中国也有生产。伏特加的起源，有的说在波兰，有的说在俄国。但不管怎么说，它是极寒之地的产物。12 世纪，沙皇俄国酿制出一种以稞麦酿制的啤酒和蜂蜜酒蒸馏而成的"生命之水"，可以认为它是现今伏特加酒的原型。之后不久，玉米、马铃薯等农作物引进俄国，成了伏特加酒新的原料。18 世纪，确立了用白桦木炭炭层过滤伏特加原酒的方法。19 世纪，随着连续式蒸馏机的应用，造就了今天无臭无味、清澄透明的伏特加酒。

正牌伏特加酒，没有其他蒸馏酒的风味和香气，因此作鸡尾酒基酒最适合。冰镇后干饮也妙不可言，仿佛冰溶化于口中，进而转化成一股火焰般的清热。

黄 酒

黄酒的历史

黄酒作为我国最古老的酒种，在中国酒文化史上曾享有重要的地位。

黄酒以其美味及营养丰富，为我国人民所喜爱，并早已名扬世界。1988年，绍兴酒（黄酒的一种）被国家定为国宴用酒。

我国历史上对黄酒的创造，是中华民族的祖先对人类科学文化和生产发展作出的早期贡献之一。黄酒这个品种很古老，早在夏、商、周三代就已经大量生产了，并且一直流传至今，其历史，据文献记载已有6000年左右了。

但是，黄酒在过去一直被人们认为是地方酒。在好多人的眼里，觉得它乡土味太重，登不了大雅之堂。其原因主要是由于生产厂家多而且分散，生产方法落后。

其实，黄酒是我国最有发展前途的酒种之一，它和其他酒种比较，最突出的优点是有益无害。无论是从振奋民族精神，继承民族珍贵遗产，还是从药用价值、烹调价值和营养价值来讲，黄酒都应该成为我国上下普遍饮用的第一饮料酒。

酿制黄酒的主要原料是黏性比较大的糯米、黍米和大黄米，由于这些原料种植量少、产量低，给黄酒生产发展带来一定困难。为解决黄酒生产原料不足的问题，近年来，我国不少地区用玉米、瓜干酿制黄酒取得成功，并已通过鉴定。

黄酒的特性

（1）黄酒的分类及主要成分

我国黄酒的种类很多。按原料、酿造方法的不同可分为三类：即绍兴酒，黍米黄酒（以山东即墨老酒为代表）和红曲黄酒（以浙南、福建、台湾为代表）。

按风味特点和甜度的差别也可分为三类：即甜型黄酒、半甜黄酒和干（不甜）黄酒。

按颜色不同也分为三类：深色（褐色）黄酒、黄色黄酒和浅色黄酒。

黄酒中的主要成分除乙醇和水外，还有麦芽糖、葡萄糖、糊精、甘油、含氮物、醋酸、琥珀酸、无机盐及少量醛、酯与蛋白质分解的氨基酸等。因此，黄酒具有较高的营养价值。

（2）黄酒的质量指标

①感官指标

色泽：具有本品应有的色泽，一般为浅黄，澄清透明，无沉淀物。

香气：有浓烈的香气，不能带有外来异味。

滋味：应醇厚稍甜，不能带有酸涩味。要求入口清爽，鲜甜甘美，酒味柔和，无刺激性。北方老酒要求味厚、微苦、爽口，但不得有辣味。

②理化指标

酒精度：黄酒酒度同白酒一样，是以含酒精量的百分比计算的。黄酒的酒度一般为12%～17%。

酸度：总酸度（以醋酸计）一般在0.3%～0.5%。总酸度如超过0.5%，酒味就会发生酸涩，影响质量；如果超过过多，必须测定挥发酸含量。黄酒的挥发酸含量应在0.06%～0.1%之间（以醋酸计算）。挥发酸含量超过0.1%的黄酒，就有变质的可能，不能再饮用。

糖度：糖度也是以含糖量的百分比计算的。三种甜度黄酒含糖量的百分比分别为：甜型黄酒在10%～20%之间；半舌目型黄酒在1%～8%之间；不甜型黄酒一般为1%左右。

几种名牌黄酒及常见黄酒

（1）绍兴黄酒

绍兴酒属于不甜黄酒类，南方称"老酒"。它是以糯米、麦曲、酒药为原料酿制的，产于浙江省绍兴市，并因而得名。

绍兴酒的生产，早在《吕氏春秋》上就有记载，距今已有2000多年了。清朝康熙年间，绍兴酒酿造的规模逐步扩大，到光绪年间（1900年左右），此酒生产最盛，年产量已达到6万余吨。至建国前夕，由于苛捐杂税过重，则减到1万吨。绍兴酒的质量优良，从1910年以来，它曾6次荣获国际金奖，多次获得国家金质奖。建国后，国家对其大力扶持，使产量增长了16倍，质量也有很大提高。

绍兴酒的生产，有一套严格的程序，以保证其优良的质量。

酿造绍兴酒必须首先生产淋饭酒，它是酿造绍兴酒的酒母。其原料配方为：糯米144千克，麦曲22.5千克，酒药0.25千克，水180千克。此外，还要生产摊饭酒（又名元红酒、状元红），它既是绍兴酒的主要代表，又是酿制其他品种绍兴酒的主要原料。其原料配方是：糯米144千克，麦曲22.5千克，酒母（淋饭酒）5～8千克，水122千克，浆水（浸米水）84千克。因冷却米饭是采用竹席摊晾，故名摊饭酒。

绍兴酒的酒液是压榨出来的。在后发酵完毕后，即将酒醪液灌入网袋，并依次整齐地迭合平铺于榨箱中加压，使酒液流出。最先挤出的酒液比较浑浊，以后随着流量减少而逐渐清亮。现在绝大部分生产厂家都采用了机榨。

有关部门对摊饭酒提出的质量指标是：

色泽：琥珀色，清亮透明，无浑浊。

香气：具有绍兴酒所特有的酯香。

滋味：清爽，并甘甜鲜美，无辛辣、酸涩等异味。

绍兴酒的质量指标中以香气和滋味为重点，并由专人对成品酒进行一批不漏地品尝、化验、鉴定。

其主要成分为：

酒精度（20℃%容量）15%以上；

总酸（以琥珀酸计）0.3~0.5克/100毫升；

糖分（以葡萄糖计）0.2~0.5克/100毫升；

固形物3.0克以上/100毫升。

通常以总酸作为绍兴酒的标准，总酸在0.45以下者为甲级品，超标者品级降低。

加饭酒是加料的摊饭酒。加饭酒的品质醇厚，宜于久贮，并能加工成其他多样品种的酒。如竹叶青就是加饭酒不加糖色，而是以糟烧浸泡鲜竹叶的浸液，加入新酿成的加饭酒中，经贮藏而成。又如福橘酒是在加饭酒煎酒后，在灌酒时每坛放入优质的福橘2只，经过3年贮存，酒色橘红，香气浓郁，酒味醇厚爽口。

加饭酒的原料及配方是：糯米144千克，鉴湖水75千克，麦曲27.5千克，50%的糟烧5千克，酒母5~8千克，淋饭酒醪25千克，浆水60千克。加饭酒的酿造方法与摊饭酒相仿，不同的是下缸品温低1℃~2℃，保温要求不比摊饭酒严格。

加饭酒的主要成分为：

密度（20℃）1.000；

总酸（琥珀酸克/100毫升）0.44；

酒精（20℃%容量）16.5；

挥发酸（醋酸克/100毫升）0.06；

糖分（葡萄糖克/100毫升）1.01；

总酯（醋酸酯克/100毫升）0.19；

固形物（克/100毫升）5.6；

总醛（乙醛克/100毫升）0.0073；

甘油（克/100毫升）0.842

杂醇油（戊醇克/100毫升）0.110。

加饭酒质量醇厚，经过久贮，尤有独特之风味，色泽橙黄透明，香气浓郁，为绍兴酒中的最佳品种。1952年被评为全国八大名酒之一；1963年和1979年又分别被评为全国18大名酒之一；1983年在全国第四届评酒会上又被评为26大名酒之一；1989年蝉联全国第五届评酒会金质奖章。

（2）山东黄酒

山东黄酒亦称即墨老酒，是我国北方黄酒的主要代表，首创于山东省青岛市的即墨县。即墨老酒是山东省最古老的传统名酒之一，具有悠久的历史。据有关史料记载，即墨老酒始酿于公元前1074年。不过那时不叫老酒而称醪酒。到宋神宗熙宁年间，老酒酿造工艺已普及民间，生产已具相当规模。至清朝道光年间，老酒生产达全盛时期。解放前夕由于经济衰退，老酒生产寥寥无几。建国后，老酒生产受到政府的重视，组建了即墨黄酒厂，其产量逐年上升。产品不仅畅销国内，而且出口到日本、新加坡、罗马尼亚等国，受到国内外消费者的好评。曾在1963年和1979年的全国评酒会上先后被评为优质酒，荣获银牌和奖状；1984年在全国酒类质量大赛中荣获金杯奖，被专家们誉为我国黄酒的"北方骄子"和"典型代表"。即墨老酒色泽黑褐色带紫红，晶明透亮，浓厚挂碗，具有焦糜的特殊香气，醇和香甜适口，无刺激感，可舒筋活血，强身健脑。作为药引，可增强药效。其酒度≥11.5，糖度≥10，总酸≤0.5。

（3）福建黄酒

福建黄酒是以糯米、大米为主要原料，红曲和白曲混合使用酿造而成。福建黄酒比较有名和畅销的品种有沉缸酒、老酒、四半酒、五月红、琼浆酒、玉液酒等。

沉缸酒酒度20，糖分22%，总酸0.4%以下，属甜型类，呈红褐色，有琥珀光泽，清亮透明，入口有稍粘的感觉，其甜味与酒的刺激味、酸度和爽口与曲的苦味配合得非常和谐，酒在口腔及口腔各部位接触乃至下腹，余味绵长，使人经久难忘。此酒产于福建龙岩酒厂，曾被评为省里名酒。在1963年以后的全国几届评酒会上，均被评为全国名酒之一，蝉联金质奖。

福建老酒是一种半甜型黄酒，酒度为14.5°～17°，含糖4.5%～7%，酒色褐黄透明，香气纯正，口味醇郁，甜度适口，有独特风味。其原料除主要选用当地谷口地区所产的著名糯米外，还以60多味中药材制成的白露曲加古田曲，分坛发酵，冬酿春熟，发酵期长达100余天。再经抽清、榨取、澄清、杀菌等工序而得成品，并经多年陈酿后才供应市场。此酒为福州酒厂所产，已有 240 多年历史，曾多次被评为全国优质酒。

（4）兰陵美酒

"兰陵美酒郁金香，玉碗盛来琥珀光；但使主人能醉客，不知何处是他乡。"这是唐朝诗人李白题为《客中行》诗里的名句。兰陵美酒的历史悠久，据考证，该酒迄今已有 2600 多年的历史。春秋时代已经有了兰陵酒，不过那时不叫兰陵美酒，而称"东阳酒"。

兰陵美酒是用上等大曲加玉米、黍米、红枣、冰糖、郁金、龙眼肉、鲜玫瑰等原料酿制而成的，属高酒度甜型黄酒。酒液纯净透明，具有琥珀色泽，显耀晶莹；香气馥郁沁人，幽柔不艳；口味醇厚甘雅，悦怡爽口，甜酸适中，酒体非常和谐，饮后即可感到大枣的药香味，亦有白酒的口感。该酒含有人体所需的 18 种氨基酸及多种维生素，经常饮用，有养血补肾、益寿延年的功效。兰陵地下泉水甘美，最适于酿酒。李时珍所著《本草纲目》中云："兰陵美酒清香远达，饮之至醉，不头痛，不口干，不作泻。此水称之重于他水，邻邑所造俱不然，皆水土之美也。"兰陵美酒具有这得天独厚的自然条件，加之世代传袭，技艺日高，遂使其经久不衰，古今中外多有赞誉。1915 年曾荣获"巴拿马万国赛会"金质奖章。1954 年 4 月，周恩来总理出席日内瓦会议时，曾用此酒宴宾。1987 年在上海举行的"中国第一届黄酒节"上，兰陵美酒再次夺魁，荣获一等奖。

（5）大连黄酒

大连酿造厂生产的大连黄酒是干型黄酒。酒度 12°，总酸 0.07% 以下，色泽黄褐透明，风味柔和、微苦，清香爽口。此酒是以大黄米为主要原料，经糊化擦糜、加曲糖化、发酵等新技术结合传统工艺的方法生产的，曾被评为全国优质黄酒。

（6）山西黄酒

山西黄酒所用原料和酿造方法基本与山东黄酒为同一类型。不同之处只是在糖化发酵至适当程度时，加入 3%~4% 的高度酒（按酒醪计）。因此，山西黄酒的特点是酒精含量较高，一般在 20% 以上。由于加入白酒，酵母的发酵能力受到抑制，酒中糖分含量较多，通常在 12% 左右。所以山西黄酒是高酒精和高糖分的黄酒。

（7）丹阳黄酒

丹阳系列黄酒是江苏丹阳酒厂的产品。丹阳黄酒是我国甜型黄酒中一个古老的优良品种，古名"曲阿"，当地民间酿酒已有 1500 多年的历史。由于丹阳黄酒历史悠久，名甲天下，在同类甜型黄酒中，在色、香、味上有独特风格，在中国酒林中出类拔萃，独树一帜，成为黄酒类族中一颗明珠。1984 年，在全国酒类质量大奖赛中，它力克群芳，独占鳌头，荣获金杯奖，被国际友人誉为"中国琼浆"。

丹阳黄酒是以当地特产优质糯米为原料，用酒药糖化，特制麦曲发酵，长期陈酿而成。丹阳黄酒系列品种有：丹阳封缸酒、古花酒、老陈酒等。其中丹阳封缸酒属于高档产品，该酒酒液鲜艳透明，呈棕红色琥珀光泽，晶莹光亮；香气芬芳扑鼻，温雅纯净；酒味甘醇厚美，鲜甜可口，饮后余味无穷，使人舒畅爽适。

（8）陈年封缸酒

长青牌九江陈年封缸酒，属于黄酒类型。此酒起源于唐朝元和年间，它的前身是"绿醅酒"。酒呈金黄色，饮之味道甘醇，余香无穷。

明、清时期，当地制酒工人在绿醅酒中加入糯米烧酒，长年封存，久贮不淀，就成为陈年封缸酒。第二次鸦片战争后，九江辟为对外通商口岸，交通便捷，商贾云集，酿酒业也得到进一步发展，远销全国各地。停泊九江港外轮上的一些外国船员，下港后就竞相争购陈年封缸酒带回国去。从那时起，九江陈年封缸酒在国外就小有名气了。

从 20 世纪 70 年代起，此酒就远销日本、英国、泰国、新加坡、澳大利亚、印度、菲律宾等国。美国波士顿达夫大学教授张德汶投书《人民日报》，赞扬"江西九江封缸酒其味可以和英国出名的'雪丽酒'媲美"。

（9）黑糯米酒

黑糯米酒是贵州省惠水县酒厂 70 年代末发掘的珍贵品种，它是以黑糯米为原料酿制的。

此酒清甜、爽净，饮后顿觉四肢舒坦，精神爽快，疲劳顿消。

以黑糯米酿制的黄酒，具有不同于其他黄酒的风味特色。黑糯米是当地的特产，它黏性大，粒齐，饱满。苗家以其为原料，用代代相传的古老方法酿出的这种美酒，度数低，味醇，好喝。过去，苗家酿制方法从不向外族人传授。至 1979 年，惠水县酒厂才增加了黑糯米酒这一珍贵产品的生产。他们收集整理黑糯米酒古老的酿制方法，结合现代先进工艺，终于使黑糯米酒大量投产，供应市场，深受消费者欢迎。1983 年，黑糯米酒在贵州省第三届评酒会上被评为"贵州名酒"。

该酒晶莹透明，红亮生光，香气幽雅悦人，酒味微酸爽口，甘美醇厚，酒体和谐，是一种高质量的新甜型黄酒，在黄酒类中别具一格，是饮料中的佳品。1983 年经贵州省中医研究所临床验证，黑糯米酒还是"益气健身的补品。对贫血、神经衰弱、慢性胃炎、多汗症等慢性病有一定疗效"。

当前，黑糯米酒在国内市场供不应求，还销往新加坡等国家和地区，受到一致好评。

（10）红酒

红酒，以其颜色而得名，为玫瑰色。色泽艳丽，酒味醇厚，柔和甘美。红酒在我国流传久远，传说在唐宋时已有。杨维桢的《红酒歌》中有"桃花源头酿春酒，滴滴珍珠红欲然"的诗句称赞了红酒的美。

红酒，属黄酒类，盛产于我国南方，如福建、台湾及浙南一带。红酒生产的特点主要是用的红曲。其生产工艺、投料近似黄酒，主发酵时，呈浅红色，有晶光，贮存时间越长，其色泽变得越深，由较浅的玫瑰色变为琥珀色，看上去犹如荧光四射的美丽宝石。

（11）水酒

水酒含酒精 1°~2°，色浅味薄，微酸微甜略带酒味。这种酒的味道和不加酒花的啤酒相似，初饮不习惯，觉得没滋味，常饮会有瘾。

水酒的酿造方法是，将糯米发酵成酒后，往酒中加入净水稀释（按需要的酒度控制加水量），然后再上榨，使酒糟分离，经煮沸杀菌即成为水酒。这种酒多为南方酿制，江南一带叫酒酿，四川称之为醪糟。

黄酒的酿造

黄酒既是饮用酒也是料酒。家庭自制、自饮、自用，方法简便易行。自制的黄酒虽然不能与名牌酒媲美，却也芳香可口，别具风味，而且成本低廉。

自制黄酒的原料配方是：米（江米、大米均可）10 公斤，水 9.3 公斤，培养曲（酒厂或腐乳厂有售）1 公斤，酒药（副食店有售）0.28 公斤。

制作方法：

①泡米。选择较好的江米或大米，经过淘洗，用普通凉水浸泡 8~10 小时，沥干后备用。②蒸饭。将沥干的米上锅蒸至九成熟离火。要求米饭蒸到外硬内软，无夹心，疏松不糊，熟透均匀；熟后不要马上掀锅盖，在锅内把饭放至快凉时再出锅；出锅后将饭打散，再摊盘晾至 28℃ 以下入缸。③前期发酵。把准备好的水、培养曲和酒药倒入缸内与蒸好的米饭搅拌均匀，盖好盖，夏季置于室温下，冬天放在暖气上或火炉前，经 3 天左右，米饭变软变甜，用筷子搅动，即可见到有酒渗出。此时缸里的温度达到 23℃ 左右，即可停止前期发酵。④压榨。将经过前期发酵的物料装入一干净的

布袋中，上面压上木板、重物，榨出酒液。⑤煎酒（加热杀菌）。把压榨出的酒液放入锅内蒸（各种蒸锅均可），当锅内温度升到85℃时，即停止加热。⑥过滤。用豆包布做成一个布袋，把蒸过的酒液倒入袋中过滤，将滤液收存起来。⑦封存。把滤液装进一个干净的坛子里，用干净的牛皮纸把坛口包好，再用稻草或稻壳与土和成稀泥把坛口封严，然后把坛子放到适宜的地方，两个多月后即可开坛饮用。存放时间长，酒的质量好，味道香。

黄酒的饮用

我国黄酒具有馥郁芬芳的香气和甘甜醇厚的风味。如饮用得法，可使其滋味更加香醇可口。黄酒的饮用方法有很多奥妙。这里重点介绍国家名酒——绍兴黄酒的饮用方法。

在当地销售绍兴酒的酒馆、酒店，往往都设雅座，备酒菜，称为"堂吃"。如著名的浙江绍兴咸亨酒店就是这种形式的酒店。它提倡饮用黄酒，并且帮助人们了解黄酒的营养价值。到酒店"堂吃"饮用黄酒，别有一番风味。

黄酒的酒度都不太高，一般在15%~20%之间。在冬季，黄酒宜温热后喝，酒中的一些芳香成分会随着温度的提高挥发出来，饮时更能使人心旷神怡。酒的温度一般以40℃~50℃为好，略高于50℃也无不可，酒温随个人的饮用习惯而定。

夏季饮用黄酒可以冷饮。其方法是将酒放入冰箱直接冰镇或在酒中加冰块，这样能降低酒温，加冰块还降低了酒度。冷饮黄酒，消暑解渴，清凉爽口，给人以美的享受。

不习惯饮黄酒的人或妇女饮黄酒，可以饮用甜型黄酒，或将几种果汁、矿泉水兑入黄酒中饮用，也可把一般啤酒或果汁兑入黄酒中饮用。

黄酒应该慢慢地喝，喝一小口细细地回味品尝一番，然后徐徐咽下。这样才能真正领略到黄酒的独特滋味。

（1）黄酒的营养价值

黄酒是世界上最古老的饮料酒之一。黄酒的营养价值超过了有"液体面包"之称的啤酒和营养丰富的葡萄酒。

黄酒含有多种氨基酸。据检测，黄酒中的主要成分除乙醇和水外，还含有17种氨基酸，其中有7种是人体必需而又不能合成的。这7种氨基酸，黄酒中的含量最全，居各种酿造酒之首，尤其是能助长人体发育的赖氨酸，含量比同量啤酒、葡萄酒多一至数倍。黄酒的发热量是啤酒的3~5倍，是葡萄酒的 1~2 倍。每升含有氢化合物 1.6~2.8 克，碳水化合物 28~200 克。此外还含有许多易被人体消化的营养物质，如：糊精、麦芽糖、葡萄糖、酯类、甘油、高级醇、维生素及有机酸等。这些成分经贮存陈化，又形成了浓郁的酒香，鲜美醇厚的口味，丰富和谐的酒体，而最终使之成为营养价值极高的低酒度饮料。

（2）黄酒的辅助疗效

黄酒多用大米、糯米、黍米、黏米等原料制成。由于在酿造过程中，注意保持了原有的多种营养成分，还有它所产生的糖、胶质等，这些物质都有益于人体健康。它在辅助医疗方面，不同的饮用方法还有着不同的疗效作用。

凉喝。凉喝黄酒，消食化积，有镇静作用。对消化不良、厌食、心跳过速、烦躁等有疗效。

烫热。黄酒烫热喝，能驱寒祛湿、活血化瘀，对腰背痛、手足麻木和震颤、风湿性关节炎及跌打损伤患者有益。

与鸡蛋同煮。将黄酒烧开，然后打进鸡蛋 1 个成蛋花，再加红糖用小火熬片刻。经常饮用有补中益气、强健筋骨的功效。可防治神经衰弱、神思恍惚、头晕耳鸣、失眠健忘、肌骨萎缩等症。

与桂圆或荔枝、红枣、人参同煮。其功效为助阳壮力、滋补气血，对体质虚衰、元气降损、贫血、遗精下溺、腹泻、妇女月经不调有疗效。

与活虾（捣烂）60 克共烧开服，每日 1 次，连服 3 天，可治产后缺乳。

（3）黄酒在烹调中的作用

烹调用酒统称"料酒"，包括黄酒、白酒、啤酒、露酒等。其作用主要是去除海味类、肉类的腥膻，有利于"五味"充分渗入菜肴中，增加菜肴的香醇，使味道更加浓郁鲜美。

海味类、肉类都含有极丰富的蛋白质，在其被放置一段时间后，所含蛋白质会在微生物的作用下被分解，生成三甲基胺、六氢化吡啶、氨基戊醛、氨基戊酸等物质，使海味类、肉类等食物产生令人讨厌的腥味或其他异味。而酒中的乙醇是一种良好的有机溶剂，能将这些产生腥膻异味的物质溶解。在烹调中，随着菜肴温度的升高，这些物质可随酒的挥发而去除。

烹调菜肴用酒的最佳时间，应当是在烹制菜肴的锅内温度最高的时候。不同的菜肴加料酒的时机也不同，如烧鱼应在鱼进锅前用料酒腌一下，10 分钟后再下锅，当鱼在锅内即将煎成时还应再加料酒。炒肉丝在煸炒将完时加料酒。炒虾仁要待炒熟后加料酒。汤类则不必放料酒。

在烹调蔬菜时，如果加料酒的时机恰当，能起到保护叶绿素的作用，使菜肴碧绿鲜嫩，色泽美观。

同时，它还能降低菜肴中有机酸的含量，使其更富营养，更加可口。料酒中的氨基酸能与菜料中的糖融为一体，形成一种诱人的香气，使菜肴鲜香味美。

黄酒能清除猪腰子的"膻臭"。将猪腰子剥去薄膜，剖开，剔除筋丝，切成所需的片或花状，先用清水漂洗一遍，盛起沥干。500 克腰子约用 50 毫升黄酒拌和捏挤，然后用清水漂洗两三遍，再用开水烫一遍，捞起后便可烹调。

炒鸡蛋时加一点料酒，可使鸡蛋鲜嫩松软、光泽鲜艳。

如用河鱼做油炸鱼时，可在裹面粉油炸前将鱼在料酒中浸一下，可去其土腥味。

做冷面时，如果面条结成团，可在面条上喷一些料酒，面条团就能散开。

我国自古就有酒醉菜肴的做法。用酒烧出的菜肴，酒香扑鼻，鲜嫩味美，最宜佐酒。这种菜肴的做法，有的是先将原料煮熟或氽熟，再用黄酒加盐腌醉，如醉鸡、醉肉、醉脊髓等；有的是直接加酒及调料将原料煮熟，如醉猪蹄等；还有的是将原料洗净后，用黄酒（其他酒类亦可）浸醉，如醉蟹、醉虾等。

名菜"酒呛虾"，也有叫满天飞的，就是将活虾除掉芒脚，入盆浸入黄酒中盖好。十几分钟后，沥酒，加入酱油、精盐、姜末、白糖、胡椒粉、芝麻、香油等佐料，搅拌后即可食用。此时，青虾尚活，满盘跳跃，有醉酒的醺态，滋味更是鲜美脆嫩，如再备一碟优质食醋蘸食，其味更佳。

美味醉蟹。蟹的吃法很多，其中以醉蟹更受人们喜爱。其具体做法是：选用只重近百克的肥胖螃蟹，洗净，沥干，掀开脐盖，挤出脐底污物，放入一小撮食盐及微量花椒，置于酱缸内，按层摆好，最好每层用竹片将其架在缸内，然后加入酱油、黄酒、姜块（拍松）、蒜瓣、冰糖和高粱酒，密封缸口，醉腌 1 周即可开缸食用。醉蟹可在缸内保存 2 个月不变质。醉蟹色青带黄，肉质细嫩，味道鲜美，酒香浓郁，回味甘甜。

啤 酒

啤酒的历史发展

传说在 9000 年前，有人用麦芽煮粥喝，把剩下的粥倒掉后，那粥在屋外经自然发酵，居然成了芬芳的液体。人们由此受到启发，有意识地制成这种液体，一喝即刻感到有一股使人适口的香气。大概这便是当时人们与啤酒的最早接触吧。

世界上最早用大麦酿制啤酒的是亚述（即叙利亚）、埃及这些古老国家。亚述人向女神尼哈罗贡酒便是用的啤酒。4000 年前，啤酒就在埃及问世。那时制啤酒，工艺简陋笨拙。大约也在同一个时代，伊朗附近的闪米人不仅会制啤酒，而且把制法刻在黏土板上，献给农耕女神。巴黎至今还保留着这种记载制酒法的文物。

公元前 1800 多年，在世界上最古老的成文法——巴比伦帝国的《汉摩拉比法典》中，就有关于啤酒的法令："卖啤酒的女人如果不按规定用谷物交换而擅自用钱币代替，或者是有偷斤减两事，罚丢入水中"；"犯人出现在啤酒店喝酒，没有通报逮捕，店主判死刑"；"出家人开啤酒店，或到啤酒店喝酒，判处火刑"。可见在当时的巴比伦帝国，人们不仅已经掌握了用大麦酿制啤酒的工艺，而且酿制出了大量啤酒供人们饮用。国王汉摩拉比还亲手写过一本《啤酒酿造法》的书。在同一时期的埃及，也在酿造一种叫做"热西姆"的大麦啤酒，后发展到四种，"惹提模"是其中最有名气的一种。

后来，啤酒在一些国家的上层引起了重视。法国的理查曼大帝，在日理万机之余，曾频繁召集酿酒师讲授酿造啤酒的诀窍。美国华盛顿总统有一份亲手书写的啤酒秘方。俄国女皇凯瑟琳一世在要发脾气之前，马上喝上一杯英国酿造的啤酒消火。

中国早在 3200 年前，就用曲蘖来酿酒。"蘖"是发芽的谷物——芽谷芽。用麦芽和谷芽作谷物酿酒的糖化剂酿成的酒称为"醴"。这种甜淡的酒，虽然那时不叫啤酒，但我们可以肯定它类似现在的啤酒。由于我国在用蘖酿酒的同时也发明用曲酿酒，蘖法酿酒就逐渐衰微了。明代人宋应星在其所撰《天工开物》中就曾经说道："古来曲造酒、蘖造醴，后世厌醴味薄，遂至失传，则并蘖法亦亡。"

早年，各个国家啤酒的发展都很缓慢。啤酒长期都是在手工作坊生产，直到19世纪中叶，机械工业进一步发展以后，啤酒生产才逐步改为机械操作。

20世纪初，中国开始出现啤酒厂，这些啤酒厂都是外国人建立的，生产的啤酒用来供应侨民和来华外国人。中国人自己建立和经营的啤酒厂，开始于1915年的北京双合盛啤酒厂和1920年的烟台醴泉啤酒厂等。当时由于人们对啤酒的生疏与不习惯，产、销数量都寥寥无几。

建国后，啤酒工业得到迅速发展。到1990年，全国啤酒生产厂总数已达800多家，产量800多万吨。全国优质啤酒（获国家金、银、铜牌奖者）共有83种，其中不少名牌啤酒远销港澳地区和欧洲、北美国家。

近几年来，世界啤酒产量增长减缓。由于人们日益重视饮料的保健作用，口味清淡，少酒精或无酒精的啤酒将成为90年代国际市场上的畅销品。

近期，美国产的啤酒95%已经淡化。其特点是低醇度、低苦味、少酒花、少麦汁，含热量比普遍啤酒低20%～50%。无醇啤酒营养丰富而热值低，既保留了啤酒的风味，又不受酒精之害。在香港市场上。世界上各种名牌啤酒争芳斗艳。不过这众多的名牌酒之中都不同程度地含有酒精，无酒精的啤酒唯有内地产的"百事达"一种，它的酒精含量仅为4‰。因此，"百事达"在香港十分走俏。

现在全世界每年消费啤酒1100多亿升。预计5年后，清淡化、少酒精或无酒精啤酒的销售量将占全球啤酒消费量的60%以上。

啤酒的酿造工艺

（1）啤酒的酿造

酿造啤酒的主要原料是大麦、酒花（又名蛇麻花、忽布，外国也有叫口草、唐花草的）、水、淀粉辅助原料和酵母。啤酒的酿造过程主要是：制造麦芽、制取麦汁（糖化）、发酵与贮存、过滤、装酒与杀菌。

（2）啤酒的成分和品质

啤酒中除水外，还有以下几种主要成分：

①酒精。啤酒含酒精极低，特制啤酒和普通啤酒要求3.5%（重量计）以上。啤酒中的酒精除了具有兴奋和产生热量的作用外，对提高啤酒的稳定性也有一定的作用。所以，酒精含量高的啤酒，保质期也较长。啤酒中的酒精含量主要取决于麦汁的浓度和发酵度，麦汁浓度和发酵度高的啤酒，酒精含量也较高，反之则低。

②二氧化碳。它使啤酒具有爽口的风味。啤酒中的二氧化碳主要是在

后发酵中聚积而溶解于酒液中的。啤酒中二氧化碳的含量与贮酒桶的压力及温度有关。为了保持啤酒中有充分的二氧化碳，一方面要使啤酒在低温下贮存，另外在装酒时也要防止二氧化碳的散发。一般成品啤酒中，二氧化碳的含量均在 0.4% 左右（重量计）。

③泡沫。啤酒的泡沫指标要求持久，一般要在 3 分半钟以上，挂杯洁白细腻。它的产生除了与二氧化碳的含量有关外，啤酒所含的浸出物也有一定的作用，浸出物含量增加，能使啤酒泡沫细腻持久。

④浸出物。啤酒中浸出物的含量在质量指标中是用实际浓度来表示的，它主要包括以下几种成分：a. 糖分。在浸出物总量中几乎有 80% 是由糖分组成的，而其中最主要的是糊精、少量的麦芽糖和焦糖。它与酒精同视为啤酒热量的主要来源，但可发酵性糖含量太高也会影响啤酒的生物稳定性。b. 含氮物。啤酒中的含氮物包括可溶性蛋白质、蛋白腖和氨基酸等，另外还有少量的酵母，酵母也是由蛋白质等成分组成的。啤酒中的含氮物一般不超过 1%。c. 甘油。啤酒中的甘油含量为 0.2%~0.3%。d. 矿物质。啤酒中的矿物质含量约为 0.2% 左右。其中钾盐和磷酸盐各为 1/3，其余为镁、钙、硅酸和氯化物等盐类。含钙、镁少的啤酒，色浅、味淡。e. 酸类。啤酒中的酸主要是酸性磷酸盐及少量的乳酸、醋酸、琥珀酸等。我国啤酒的总酸度均在 2% 左右。啤酒中的总酸度也影响着啤酒的氢离子浓度，一般啤酒的 pH 为 5 左右，pH 过大或过小，均会造成蛋白质的浑浊和降低啤酒的稳定性。

啤酒中浸出物的多少与其质量有一定的关系，特别对啤酒的泡沫持久性和口味的醇厚程度等有重要影响。啤酒中的浸出物含量取决于原麦汁的浓度和发酵度等因素，高浓度麦汁发酵的啤酒，浸出物含量较多。市场上的一般 12°啤酒，其浸出物含量（或称实际浓度）在 4.5% 左右（重量计），低浓度啤酒在 3% 以下，而黑啤酒在 5%~9%。

（3）啤酒的质量指标

我国啤酒的质量指标是：

①感官指标（12°熟啤酒）

a. 透明度。透明，不含有明显的浮粒，无失光。

b. 气味和滋味。有酒花所产生的微苦香味和麦芽酒香味，不允许有明显的酸味及不愉快的异味。

c. 泡沫。倾注杯中时应有密集的泡沫升起。

②理化指标

啤酒中所含的化学成分，大部分有利于啤酒的质量，可以说是啤酒中所不可缺少的，但也有少部分对啤酒质量是有害的。

在啤酒中起好作用的化学成分，除前面已经提到的酒精、二氧化碳、糖分和矿物质之外，还有：

酒花油。是啤酒酒花香味的来源。

酒花树脂。赋予啤酒爽口的苦味和防腐性。

氨基酸。啤酒营养成分的一部分，它很容易被人体吸收，是"液体面包"的总代表，营养特性的主要成分。

蛋白质。是构成啤酒热量及风味的成分。但是啤酒中的蛋白质含量不宜过多，否则会影响啤酒的微生物稳定性，产生蛋白质浑浊。

多酚物质。是构成啤酒风味、色泽的成分。但是啤酒中的多酚物质又会造成啤酒微生物浑浊，生产中须设法降低其含量。

麦胺物质。它能使啤酒具有良好的泡沫稳定性和挂杯性，但如果含量太高，则会影响啤酒的口味。

酯类。啤酒含量为 25~50ppm 的醋酸乙酯、醋酸异戊酯、醋酸苯乙酯是构成啤酒香味的成分，超过此量时则会破坏啤酒的风味。

高级醇。微量的高级醇是构成啤酒香味物质的一部分，啤酒中如果没有高级醇，风味就会淡薄。但是，过量的高级醇不仅会使啤酒产生不良的风味，而且还影响泡沫的生成。

在啤酒中起坏作用的化学成分是：

双乙酰。当它的含量超过 0~5ppm 时，就会使啤酒出现馊味。其原因主要是由于啤酒不成熟、污染细菌等造成的。这是杂牌啤酒的一种通病。

氧气。啤酒中由于氧气的作用，容易引起氧气浑浊、苦味不正、后苦味长、口味粗涩、有老化味等现象。酒花陈旧、用量过多、水质过硬、麦汁煮沸不当、发酵不好、氧化、受金属污染等，均会出现苦味不正。老化味主要是由于酒液的氧化和贮存过久造成的。

硫化物。硫化氢能使啤酒产生生青味，它的含量应降到 50ppb 以下；二甲基硫能使啤酒出现洋葱味，其含量应降到 70ppb 以下。

乙醛。乙醛含量高，会使啤酒产生绿叶味，同时对人体也不利，它的含量应降到每升 9 毫克以下。

脂肪酸。啤酒中的脂肪酸超过极限时，会影响泡沫挂杯和持久。

（4）啤酒的消毒

国家对鲜啤酒中含大肠菌群规定每百毫升不得超过 10 个。这主要是因为啤酒中含有众多的营养成分，加之酒精度又低，如果鲜啤酒超过了保存期 7~10

天，啤酒中的酵母菌就会死亡，其他杂菌便会迅速繁殖生长起来，使啤酒变质浑浊。这就是啤酒越鲜越好的原因。不过瓶装熟啤酒就无此弊病，一般在常温下可保存60天，特制啤酒经过"巴氏消毒法"杀菌，能保存4~5个月。

"巴氏消毒法"是法国科学家巴德斯发明的。啤酒变酸的罪魁祸首是乳酸杆菌。这种杆菌在63℃的温度下，经过30分钟，就都被杀死了。经这样处理过的啤酒，不仅依然清香爽口，而且贮存很长时间也不发酸。人们将这一消毒法谓之"巴氏消毒法"。后来，人们又发现高温瞬间巴氏消毒法更为优越，它只需在80℃~90℃的条件下，经过30~60秒钟就可达到杀菌的目的。这就缩短了加热时间，减少了对饮品本身质量的影响，食品变性减少，更有效地保持了饮品原有的色、香、味。

（5）啤酒的泡沫

啤酒的泡沫被誉为"啤酒之花"。它赋予啤酒以独特的象征，是啤酒的重要质量指标之一。啤酒泡沫来源于二氧化碳、起泡蛋白及啤酒本身的黏度等物质。啤酒的泡沫性能通常包含起泡性、泡持性及附着性三个方面。

①啤酒的起泡性。当啤酒被开启后注入杯中时，泡沫即会升起，形成洁白细腻的泡沫堆积。啤酒的气越足，泡沫体积就越大，起泡性就越好。好啤酒的泡沫体积为酒液体积的1/2以上。

②啤酒的泡持性。是指从泡沫形成到崩溃，在杯内能见到酒液为止所持续的时间。好啤酒的泡沫要求达到5分钟左右。泡持性还和啤酒的浓度、黏度以及酒杯的洁净程度有关（杯内如有油污则不产生泡沫）。

③附着性（也称挂杯性能）。啤酒泡沫消失后，在杯壁上会残留着白色花边样的絮状泡沫黏滞物，其黏滞物越多，啤酒的附着性越好。

起泡性是泡沫的基础，没有起泡性，便谈不上持久性和附着性，前两者好的啤酒，挂杯性一般也差不了。

泡沫在啤酒中所起的作用是可以使啤酒有"杀口力"，即二氧化碳与口腔黏膜、舌面接触后的麻辣感。是否具有"杀口力"是评定啤酒质量的重要指标之一。泡沫使啤酒具有清凉爽口、散热解暑的作用。因为泡沫是由啤酒中含有的大量二氧化碳而促发起来的，这些二氧化碳进入胃内遇热膨胀，再通过打嗝排出体外，并带走体内的部分热量，达到散热解暑的目的。泡沫可以转化啤酒花的苦味和酒精的刺激性，还可起到隔绝空气与酒液直接接触的作用，以减少啤酒的氧化，防止不良气味的产生。

（6）啤酒的分类

啤酒的品种繁多，但其主要化学成分大致相同。根据我国的情况，啤酒可按麦汁浓度、颜色深浅、生产方法和包装的不同进行分类。

按原麦汁浓度分高、中、低三种浓度啤酒。低浓度啤酒的麦汁浓度在 $7°~8°$，它的酒精含量较低，一般不超过 2%，用料少，成本低，但稳定性较差。中浓度啤酒的麦芽汁浓度为 $10°~12°$，酒精含量为 3.1%~4%，稳定性较好，杀菌后能贮存较长时间，是啤酒中产量和销量最多的品种。高浓度啤酒的麦汁浓度为 $14°~20°$ 左右，酒精含量为 5%~5.6%，稳定性好，色浓，固形物多，口味醇厚，耐贮存。

按颜色的深浅分有淡色、白色、浓色和红色。淡色啤酒色浅，呈淡黄或淡黄带绿色，酒精含量为 3.3%~3.8%，原麦汁浓度在 8%~12%。它用大麦芽做原料，口味浓厚，有麦芽香、酒花香和微苦的香味。饮后感到清苦、爽口、细腻。白啤酒以小麦为原料，它的颜色微白，有强酸味和烟焦臭，饮时一般须加些食盐在内。浓色啤酒呈深红褐色、黑褐色，酒精含量为 5%~6%，原麦汁浓度在 12%~14%。它用高温烘干的麦芽制成，富有光泽，有麦芽的焦香味，麦汁浓度较高，发酵度较低，酒味醇厚。红啤酒也称褐啤酒，呈褐色，浓度高，入口初味苦，而回味甜。

按生产方式分有鲜啤酒和熟啤酒。鲜啤酒又称生啤酒，是在生产中经过过滤但未经杀菌的啤酒。其浓度低，酒龄短，稳定性差，容易发生酵母浑浊，保存期短，但价格便宜，口味鲜美，富有营养，适合地产地销。熟啤酒是经过过滤、包装后经巴氏灭菌的啤酒，其酒龄较长，稳定性较好，不易发生酵母浑浊，销售不受季节限制，保存期长，可长途运输销售。

按包装容器分有瓶装啤酒、罐装啤酒和桶装啤酒。瓶装啤酒国内常见的多为 640 毫升和 350 毫升两种。700 毫升的多是出口酒。近年国际市场上又出现了 500 毫升和 330 毫升的瓶装啤酒。罐装啤酒国内常见的有铝镁合金材料和马口铁罐两种。因空罐加工工艺不同，又有两片罐（罐身与底相连合为一片，罐盖为一片）和三片罐（罐身、罐盖、罐底分开加工制成）之分，材料以马口铁居多。桶装啤酒多为鲜啤酒，桶的形式是多样的，其容量为 100~200 升、10~15 升，我国常见的多为 60 升左右（供运销周转使用）和 600 升左右（置商店使用）两种。

按消费需要分，有无醇啤酒、无糖啤酒、低糖啤酒和酸啤酒。

按啤酒中酒精含量分，有低度啤酒（酒精含量不超过 2%）、中度啤酒（酒精含量在 3.1%~3.5% 之间）、高度啤酒（酒精含量超过 5%）。

（7）啤酒的贮存

质量好的啤酒，还须注意贮存时间和酒的温度。贮存时间短，酒的温度适宜，好酒才能喝出好味来。啤酒在贮存期间，其所含丰富的营养素也会诱发一系列的变化，从而影响酒的口味和质量。

啤酒原料中的大麦皮壳和酒花都是活性很强的多酚物质，啤酒若贮存时间过长，它极易与蛋白质化合，也易氧化聚合，从而很快地产生花青色素而浑浊。一般说来，在温度适宜的情况下，瓶装鲜啤酒由于未经过巴氏杀菌，残留的少量酵母仍会继续发酵，故这种啤酒保存期短，最多不超过 7 天；瓶装熟啤酒保存期较长，但最多也不能超过 5~6 个月。存放时间过久，虽然啤酒还不坏，但质量下降，口味已欠佳了。

日光照射是诱发啤酒营养物质变化的又一重要因素。因为啤酒在太阳光线照射下，酒中的 3-甲基-2-硫基丁烯与硫化氢相互作用，甚至硫铵酸与口草酮也会分解，产生一种令人不快的"日光臭"。据科学测定，当啤酒含有微量氧气时，放在阳光下照射 3 小时，维生素 B_2 会促使啤酒中的硫化物质变成奇臭的硫化氢，严重破坏啤酒中的营养素。因此，啤酒应装在透光率较低的棕色瓶子中并置于暗处保存。

贮存啤酒的适宜温度，夏季为 5℃ ~ 8℃，冬季为 9℃ ~ 12℃。如果长时间处于 0℃ 以下，不但影响起泡，而且酒中的蛋白质可与鞣质结合，出现不可逆性褐色"冷浑浊"。冷浑浊的啤酒，如果时间不长，可用 50℃ 的温水浸泡 12 分钟，浑浊即可消失。当然，啤酒也不宜贮存于温度过高的地方，因为高温同样会破坏啤酒中的营养素。

名牌啤酒及其他啤酒

（1）世界名牌啤酒

当今世界上有名的啤酒很多，主要有：

比尔逊啤酒色泽浅，泡沫好，酒花香气浓，苦味重而短，口味醇厚，爽口。

多特蒙德啤酒色泽浅，酒精含量较高，酒花用量少，苦味轻，口味醇和爽口。

巴登爱尔啤酒有淡色酒和黑色酒。淡色酒色泽浅，苦味轻，富有酒花香气，口味淡爽，但酒精含量较高。黑色酒因添加部分焦香麦芽，故色泽深，麦芽焦香好，下酒时加糖，口味略甜而醇厚。

慕尼黑啤酒该酒在众多名牌啤酒中首屈一指，许多人称之为"黑啤酒"。其特点是清亮透明，有光泽，泡沫持久，挂杯好，二氧化碳气足，酒花香气浓，味道醇厚，贮存期长达 8 个月之久。其生产厂家是创建于 14 世纪中叶的著名德国罗纹啤酒厂。

慕尼黑黑啤酒具有浓郁的焦香麦芽味，口味浓醇而甜，苦味轻。

荷兰汉尼根啤酒。它以汁鲜味醇而在国际上享有名气，也独霸了香港的外国俱乐部和一些高级酒家。其价格稍高于其他啤酒。

香港生力啤酒在香港的超级市场占主导地位。其主要特点是保鲜好、价格适中、适合当地居民的生活水平，故销量较大。

中国青岛啤酒是中国老号金牌名酒。其色浅、沫好、香醇。因其用崂山泉水制成，味道醇美爽口，具有酒性软柔的特点。英国人赞扬青岛啤酒"是第一流的"。青岛啤酒曾在美国参加啤酒评比，两次获得冠军奖，在美国的销售量年递增 20%。

美国蓝带啤酒颇受一些喜欢洋货的人欢迎。蓝带啤酒厂是美国的百年老厂，前不久它将设在加拿大温哥华的一家酿酒厂的设备拆下运来中国，在广东肇庆建立了合资企业，产品畅销中国各地。

中国五星啤酒定为我国国宴用酒。其色泽浅，泡沫洁白细腻，挂杯持久，酒花香明显，口味净爽，杀口好，为消费者所欢迎。它是国内名牌，在国外声誉也很高。

其他还有许多较为著名的啤酒，如英国的受尔啤酒，比利时的格里萨特啤酒，新加坡的虎牌啤酒，菲律宾的生力啤酒，澳大利亚的斯派克令啤酒，南斯拉夫的尼克什奇型啤酒，日本的麒麟啤酒，德国的卢云宝啤酒、兰妹啤酒和狮牌啤酒，丹麦的嘉士伯啤酒，以及我国的烟台啤酒和烟台生产的青岛黑啤酒，青鸟汇泉的黑啤酒，北京的丰收牌特制啤酒，上海的天鹅牌特制啤酒、天鹅牌普通啤酒和上海牌上海啤酒，杭州的西湖牌特制西湖啤酒，沈阳的雪花牌雪花啤酒，山东济南的趵突泉牌趵突泉啤酒、北冰洋啤酒、舜井啤酒等。

（2）干啤酒

干啤酒由日本朝日公司于 1987 年 3 月率先研制成功并投入市场。1988 年美国的啤酒公司也推出干啤酒。我国北京双合盛啤酒厂和黑龙江绥芬河市啤酒厂在 1990 年、1991 年也相继研制出干啤酒，填补了我国干啤酒生产的空白。目前生产这种国际新型干啤酒的国家只有日本、美国、丹麦和中国。

干啤酒含糖量很低，口味纯正，爽口，无苦味，无甜味，低酒精度，含有二氧化碳，适宜要求低热量者及糖尿病患者饮用。

麦格干啤酒前些年，美国生产出了这种干啤酒，深受美国消费者的欢迎，1989 年赢得美国市场协会颁发的"年度最佳产品奖"。

麦格干啤酒采用高级大麦、谷类、啤酒花等优质天然原料，以特殊的干酿法制造，其酿造时间比一般啤酒长一倍。由于酵母的作用，加之工艺严格，发酵时间长，因此，酿出的麦格干啤酒几乎无甜味，饮后使人感到清凉舒爽，适意非常，而且不会留下令人不悦的余味，是糖尿病患者的最佳饮品。

（3）无醇啤酒

无醇啤酒不含酒精或微含酒精，是目前国际上流行的新型啤酒品种。对所谓"无醇"，各国标准不一，定义也不尽相同。当前国际通行的标准是：酒精含量低于1%。但实际上不少无醇啤酒酒精含量在0.5%以下。无醇啤酒的优点在于不但酒精含量低，热值也低，一般每瓶只有140大卡左右，比普通啤酒低近一半，可是氨基酸成分却齐全而平衡。长期饮用既不会因酒精受害，也不必担心发胖，老幼妇孺皆宜，有益身体健康。

（4）黑啤酒

黑啤酒也称浓色啤酒。它是用黑麦芽和焦香麦芽酿成的啤酒，麦芽汁浓度高，发酵度较低，含固形物较多，具有浓咖啡的色泽和麦芽的焦香、醇厚的口味。烟台生产的黑啤酒，出口美国，很受欢迎。冬季饮用这种酒，在开瓶前需放在30℃左右的温水里，温热后再喝，这样才不失酒的风味，并能产生老酒的香醇和特色。

（5）啤酒家族的新成员

近几年，国内外的啤酒新品种层出不穷，朝低度化、营养化、保健化、多品种和利用水果为原料以替代粮食的方向发展。现已在国外和国内市场露面的有：

①小麦啤酒。小麦啤酒也称白啤酒。流行于欧美，例如德国、英国和加拿大等。中国烟台以及河北宣化、河南南阳等地，也都生产这种啤酒。它以小麦为原料，其酿造过程与黄啤酒基本相同，但小麦蛋白质含量不得超过1%。酿制周期短，耗能少，成本低。这种酒呈白色微黄，泡沫多，香气、口味淡爽，二氧化碳较足。

②速溶啤酒。即粉末啤酒。法国根据速溶咖啡的原理较早生产了这种啤酒，目前丹麦、日本也有。这种啤酒适于小规模生产。饮用十分方便，只要向粉末中加入适量的矿泉水调制，便可饮用。容易运输，旅行携带方便。其口味分甜型、苦型和不含酒精3种。不含酒精的适于老幼饮用。

③浓缩啤酒。由荷兰采用冷冻浓缩法研制而成。这种啤酒色泽橙黄，香味浓郁，饮用方法与速溶啤酒相同，加水搅拌即可，根据爱好调制浓淡。

④速瘦啤酒。由原联邦德国酿造。它不但具有开胃健脾、清火安神的

作用，而且可以使人减肥。欲减肥者只要坚持每日 3 餐适量饮用，短期内即可见效。

⑤苦味啤酒。是法国为迎合出口，适应东南亚及日本市场需要而生产的。色、香均同于一般啤酒。

⑥果味啤酒。由英国首创。目前，我国也有生产。这种啤酒是以啤酒花、果汁（香蕉、柠檬和菠萝等）、白糖和多种食品添加剂为原料精酿而成的低度饮料。其共同特点为液体清澈，酸甜适度，口感清爽，果味浓郁，芳香扑鼻。酒精度低，含有多种维生素，是妇幼老弱及司机、机床工人的理想饮料，深受消费者欢迎。

⑦奶酿啤酒。以牛奶中的黄油和乳蛋白中的乳精为主要原料，采用乳糖发酵，加入啤酒花酿制而成。它有独特的奶香味。为我国内蒙古的产品。

⑧营养啤酒。由我国沈阳啤酒厂试制成功。以麦芽、蔗糖、酒花、大米、赖氨酸为原料酿制。有荔枝香甜味。

⑨保健啤酒。由我国石家庄的啤酒厂家研制而成。它是以健身防病见长的啤酒系列产品。目前，有添加粉葛、枸杞、大枣、荷叶和玉米须等酿制的几种。这些啤酒，有的可增强脑和冠状动脉的血流量，改善血液循环；有的可补血益气，减肥生津；有的可利尿、降压与健身。江苏沙州啤酒厂研制生产的保健啤酒，螺旋藻的蛋白质含量高达 60% 以上，含有 17 种氨基酸及大量维生素。

⑩葡萄啤酒。由我国江苏省连云港市葡萄酒厂研制成功。具有酸甜舒适的口感。天津也生产此种啤酒。

⑪猴头啤酒。由我国吉林省德惠县啤酒厂生产。呈淡黄色，外观清澈透明，口味醇厚、芬芳，对消化不良、体虚乏力、神经衰弱等有较明显的食疗作用。

⑫木薯啤酒。由我国广州市食品工业研究所以木薯片为原料制成。这种啤酒呈金黄色，酒体透明，泡沫持久，别具风味。

⑬矿泉啤酒。由我国河南陕县以优质矿泉水酿制而成。此矿泉啤酒含有 42 种化学成分，可治疗多种疾病，如心脏病、气管炎、胃肠疾病等。

⑭甜啤酒。我国广州、大连均生产这种啤酒。这种啤酒既保持了 12° 优质啤酒的口味，又含有一定的营养成分，具有明显的抗疲劳、抗高温、增强体力和智力及增加肌体对细菌、病毒抵抗力的功效。大连的甜啤酒只有 9°，味甜，适宜妇女、儿童饮用。

⑮三鞭啤酒。此酒以海狗鞭、梅鹿鞭、广东狗鞭等中药材和大麦为原

料制成。这种啤酒呈淡黄色，风味独特，属滋补营养佳品，适于中老年人饮用，具有健脑补肾等功效。

⑯花粉啤酒。科学地将花粉加入啤酒而制成。常饮可强健身体、消除疲劳、养颜美容，对心血管、消化道、内分泌系统的疾病也有一定疗效。

⑰高粱啤酒。由山西省农科院研制成功。该啤酒氨基酸平均含量为69.19%，赖氨酸含量为2.08%，比普通啤酒高得多。

⑱酸枣啤酒。比利时的兰比克啤酒就是这种啤酒，属酸型啤酒。其生产工艺比较简单，很容易在小型的葡萄酒厂生产。其产品酒液透明，泡沫白细，香气浓郁，口味酸甜。

⑲大豆啤酒。利用榨油后的豆饼，经发酵酿制而成。其色泽金黄，酒体透明，泡沫细腻，挂杯好，酒花香气明显，口味纯正，淡爽适口。

⑳荞麦啤酒。是由北京农林科学院与郑州市食品总厂等单位协作研制的。荞麦啤酒不仅保留了啤酒特有的风味，而且氨基酸含量明显高于一般啤酒，人体必需的多种微量元素，尤其是铁、锰和锌的含量，均高出国内的名牌啤酒。

㉑辣味啤酒。这是日本一家公司推出的一种新啤酒。这种啤酒呈中性，比一般啤酒味要浓，但不及白酒"凶"。同时，这种辣味啤酒还保留了啤酒的营养和清香。

㉒蜂蜜啤酒。吉林省延边大光明啤酒厂生产的蜂蜜啤酒，既保持了啤酒的特色，又丰富了啤酒的营养成分。它采用传统工艺，以蜂蜜为原料，精心酿制而成。常饮这种啤酒，对心脏病、胃溃疡、神经系统疾病有辅助疗效。

㉓人参啤酒。本溪香料厂生产的人参啤酒，是一种药补性啤酒。它除了保持普通啤酒的特点外，还具有纯正的药香味。常饮此酒对动脉硬化、高血压、脑溢血、胃下垂等疾病患者有所补益。还可补养元气，益血健身，消暑解毒，健脑提神，消除疲劳。

㉔"增维"啤酒。该啤酒是北京市五星啤酒厂研制成功的。它含酒精成分适度，增添了啤酒中缺少的维生素成分，使其营养成分更为丰富，宜于妇女和体弱者饮用，健康人饮用也很有益。

㉕玉米啤酒。哈尔滨、大连等地生产的玉米啤酒，是以玉米为主要原料酿制成的。其色泽清亮，口味纯正，含有丰富的蛋白质、维生素和有机酸，对人体有增强营养之功用。各种理化、感官指标均达到很高标准，是很有发展前途的啤酒。

㉖强力啤酒。上海啤酒厂生产的强力啤酒，在发酵原料里添加了一定

量赖氨酸并适当降低酒精度为 1.5% 左右，对于防止记忆力减退、调节人体的代谢平衡有一定的作用。其营养丰富，老少皆宜。

㉗灵芝啤酒。此酒是山东省菏泽啤酒厂研制生产的。它除具有啤酒本身的特点和营养价值外，还具有培元固本、滋补强身的功效。

㉘芦笋啤酒。济南啤酒厂研制生产的这种啤酒，酒液透明，泡沫洁白细腻挂杯，芦笋香和酒花香明显，口味纯正，淡爽适口。此酒含有丰富的维生素类，常饮具有防癌治癌、抗衰老、美容的作用。

啤酒的功效

（1）啤酒的营养丰富

啤酒含有丰富的氨基酸、维生素。它的内含成分发热量很高，据测定，每瓶啤酒（650 毫升）相当于 200 克鸡蛋、或 1 瓶牛奶、或 340 克猪肉产生的热量。

啤酒含有 850 多种化合物，如硫化酸化合物、醋酸、盐、乙醛、肽肤喃等，它们都是存在于水果、香蕉、苹果或玉米中的美味物质。啤酒内含有大量各种各样的氨基酸和维生素。氨基酸是人体制造蛋白质的原料；维生素又是人体生命活动的必需物质。每升啤酒可产生相当于人体每天总需要量 1/3 的热量。此外，啤酒内饱含二氧化碳，它遇热易挥发，人们喝了啤酒，肚子里的高温使碳酸气迅速从口腔中溢出来，带走了体内部分热量，从而起到消暑解渴的作用。

总之，啤酒是一种营养极为丰富的饮料，受到越来越多的消费者的青睐。在 1972 年第九届世界营养食品会议上，被推荐为营养食品之一。

（2）饮啤酒可解除疲劳

啤酒是四季皆宜的优良饮料。在晴天暑日，只要您喝一杯清凉啤酒，就会情舒气爽，精神大振，尤其是工作劳累之后，喝杯啤酒，就会感到疲劳顿消，倦意全无，特别是在过于疲劳后饮用，使你体会更深。

啤酒为什么会有消除疲劳的功效呢？因为引起人体疲劳的重要因素是体力和体热的消耗，大量的体液损失造成疲劳和机能下降，而啤酒是高营养、高热量饮料，所含酒精、糖类和氨基酸等都是高热量成分；同时，啤酒含有大量的水分，且渗透压比茶水、白开水更接近人体体液，能迅速调节人体内的物质代谢平衡。所以，饮用啤酒能使人及时恢复体力，消除疲劳。

另外，人体在排汗时会流失大量的无机盐类，其中主要是钾。而啤酒中不仅含有较丰富的钾、钠、钙、镁等电解离子，而且钾的含量最高。啤酒中所含的酒精度很低，它能产生一种轻微的刺激，引起中枢神经适度的兴奋，使人感到舒适，能促进食欲，帮助消化。因此，其消除疲劳的效果既快又好。

（3）啤酒具有药用价值

酒花是啤酒的原料之一，其成分复杂，具有独特的香味和苦味。从中医理论分析，啤酒花味苦、辛香、性凉，有健胃消食、镇静安神、清热利尿、解虚热的功效。现代医学证明，酒花中含有口草酮、异口草酮、蛇麻酮、香叶烯、口草烯、芳樟醇、拢牛儿醇、蛇麻醇等物质，以及鞣质、黄酮化合物、胆碱、果糖、蔗糖、葡萄糖等。酒花功效与号称"液体面包"的啤酒液相配，能强健身体，祛除病症，是治病养生的良方。

关于啤酒的医疗作用，国外也有不少例证。据报道，在伦敦的较大医院里每天给住院病人喝啤酒已经成为医疗上的正常制度，特别是对于结核病患者更是不可缺少的饮品。在英国，还有的医生让患者在饭后半小时和临睡前各喝半瓶啤酒，以 30 日为 1 个疗程，连续 1~2 个疗程，可治疗胃肠功能紊乱、贫血、营养不良和心血管系统疾病。

中国近几年也有了用啤酒治病的先例。上海食品工业疗养所的医务人员，采用啤酒疗法，对神经衰弱、胃肠功能紊乱、心血管疾病、血液系统疾病的治疗取得了理想的效果。其方法简便，安全有效，无副作用，深受病人的欢迎。为了充分发挥啤酒的治疗作用，一般应在饮后半小时或临睡前服用，1 日 2 次，每次 320 毫升（半瓶），每次服用时可加服维生素 $B_2$1~2 片，以 59 天为 1 个疗程。如 1 个疗程尚未见效，可连续服用 2 个疗程。

（4）啤酒在烹调中的作用

啤酒在食物烹饪中，还是绝妙的调味品。啤酒调生粉拌和肉片、肉丝，可增加肉质的鲜嫩；啤酒烹调鸡、鸭等禽类和海产品，可去腥增香。一些烹饪名师用啤酒作主要调料，烹调出了令人咋舌的美味佳肴。

①啤酒焖牛肉。18 世纪美国有人一次偶然用啤酒代替水烧牛肉，结果烧出的牛肉香味扑鼻，肉嫩汁鲜，味道格外鲜美。很快，"啤酒焖牛肉"这一烹调方法便传遍了美国。经过几代厨师的不断改进，精心调制，它才日臻完美，成了今日西餐中的传统名菜。

②啤酒烧鲤鱼。原联邦德国素有"啤酒之国"的美称，他们用啤酒烧鲤鱼，做出了家喻户晓的这款德式名菜，成为德国人在喜庆节日和宴请宾朋时不可缺少的菜肴。

③啤酒肉饼。这种肉饼在加拿大是一道名菜。其做法是将猪肉末、葱

头、胡椒粉、精盐、鸡蛋、干姜拌匀，做成椭圆形肉饼，在面粉中滚一下，略拍扁，入平底油锅，加鲜蘑菇片、葱末，再放进啤酒、柠檬汁，盖锅，煮沸后再用文火焖烧 30 分钟即成。其特点是原汁原味，别具特色。

④啤酒龙虾伴彩禽。近几年，香港一家名叫"北园"的野味海鲜酒家，尝试以青岛啤酒烹制成"青岛啤龙虾伴彩禽""青岛啤烧小猪脚"和"青岛啤烧鸡腿"等数款菜式，颇受美食家的赞赏。

"青岛啤龙虾伴彩禽"的做法是：

用料：乳鸽、龙虾各 2 只，青岛啤酒 2 听，蒜泥、姜、盐各少许。

制法：先将宰好洗净的乳鸽用白卤水浸煮熟捞起，然后用啤酒浸没乳鸽，放在冰箱内冷冻 1 小时，取出切块置于盘中；将龙虾起肉，切成球状，然后放到锅里拉油，再加调味品，将龙虾炒熟，伴于乳鸽两边即可食用。

特点：一冷一热，形色俱佳，味美可口。

⑤啤酒焖鸡。北京某饭店厨师的拿手西餐名菜之一，中外美食家品尝后无不交口称道。其做法是：将母鸡开膛除内脏，去头去爪，洗净切成 8 块，用油炸成黄色，滗去油，烹辣酱油，倒在焖锅内，加入啤酒等佐料，旺火烧开后转微火，焖熟入味即成。

⑥啤酒煮菜。将拌凉菜用的蔬菜浸在啤酒中煮一下，只要啤酒一沸腾即捞出，待蔬菜冷却后，再加调味品拌匀即可食用。生脆爽口，异香扑鼻，别有风味。

⑦啤酒调菱粉蒸肉。因啤酒中的酶能使肉类的蛋白质迅速分解，故此菜味道格外鲜嫩。

⑧啤酒蒸鸡。用 200 毫升啤酒将鸡肉腌渍 20 分钟左右，再加佐料清蒸，可以除掉鸡肉的膻味，使鸡肉味道香醇，细嫩可口。

⑨啤酒炖鱼。将鱼除去内脏洗净，放在啤酒中浸泡，在加佐料炖的过程中，啤酒和鱼肉会发生脂化反应，可去除腥腻，使鱼肉更香浓，味道更鲜美。

⑩啤酒面包。在揉烤面包的面团时，以等量的啤酒代替牛奶掺入，不但面包容易烤制，而且烤出的面包有一种类似肉的鲜香味道。

⑪啤酒馒头。面粉中掺入适量啤酒，做成馒头或饼，既香甜又暄松。

⑫啤酒咖啡。把咖啡煮沸，凉后加入少量啤酒和糖。其味苦涩中略带甘甜香醇。刺激性强。啤酒清火，咖啡提神，夏日上夜班者饮用，能消除疲劳，健身祛火。

⑬啤酒雪糕。在鲜奶中兑入近 1/2 的啤酒，然后将其倒入雪糕模盒内，

放入冰箱冻制成雪糕。啤酒雪糕风味独特，营养丰富，是解渴消暑佳品。

（5）啤酒的特异功能

①啤酒能解毒。据国外有关资料记载，有位昆虫学家，在南非的灌木林中，双眼被甲虫咬后射进毒液，先是奇痒，继而失明。他用所带的一罐啤酒反复冲洗眼睛。结果，时间不长，失明的双眼奇迹般地重见光明。可见啤酒还是效力很强的解毒剂哩！

②啤酒能杀死蜗牛。蜗牛是植物的害虫，而啤酒则是蜗牛的克星。据美国昆虫学家的一份报告说，在为期 4 天的温室试验中，啤酒共杀死蜗牛300 多只，而一种灭蜗牛农药，在同等的条件下，只能杀死蜗牛 28 只。

③啤酒可用作增色剂。如果黑色棉布衣服褪色，可把它洗净后，再放入加有 2 杯啤酒的清水中漂洗 1 次，衣服上原来发白的地方又会返黑。

④啤酒可作美容剂。每天用少许啤酒涂在面部，15~20 分钟后再用清水洗去，每天 2~3 次，坚持下去，能使面部皮肤变得细腻嫩滑。

⑤啤酒可除头皮屑。头上的皮屑多，可用温啤酒先把头发浸湿，待 10~15 分钟后，再用清水洗净。每日 2 次，4~5 天便可把皮屑除净。

⑥啤酒可作清洁剂。用啤酒擦玻璃，速度快，省气力，效果好，功效不比其他清洁剂差。如果镀有金边的相框或油画镜框蒙上灰尘，用一般干、湿布揩擦易损光泽，若用净布蘸些啤酒去擦，即可很容易地将灰尘擦去，使之光洁如新。

（6）剩余啤酒的用处

啤酒开瓶后如未及时饮用或喝不完剩在瓶里，很快就会失去原有的风味。为了不造成浪费，可把剩余的啤酒用到日常生活中去。如用毛巾蘸啤酒擦拭冰箱里外，不但箱体会显得光亮、干净、清爽，而且有消毒、杀菌的作用。万年青这类观叶植物，叶子本来就有光泽，如果用布或毛刷蘸啤酒轻轻地擦在叶片上，它会显得更碧绿光亮。去了味的啤酒可以转化为肥料，将其倒入花盆里，代替施肥，枝叶会长得更茂盛，花会开得更鲜艳。

啤酒的质量鉴别及其他

（1）啤酒的质量鉴别

从市场上购买啤酒，可从以下三个方面鉴别其质量的优劣：

①外观。我国生产的啤酒，多数是黄啤酒。黄啤酒俗称浅色啤酒，呈淡黄色，以色淡为佳，色深为次。酒体光洁醒目，清亮透明、晶莹，酒液无浑浊、无沉淀、无悬浮物。瓶盖压得牢固，不漏气。

②泡沫。好啤酒的泡沫洁白、细腻、均匀（既不全是大泡，也不全是细沫），啤酒入杯，泡沫应占容量的 1/3 或 1/2，俗称泡沫站立得高。泡持时间要求 3~5 分钟才见到杯中酒液。当泡沫消失，杯壁上应挂有花边样泡沫和滞物。开瓶泡沫突涌的啤酒不能视为好啤酒。

③味觉。好啤酒应该是香气纯正，酒花香、麦芽香突出，口味醇厚、新鲜、爽口，二氧化碳气足，入口有清凉感，杀口、刺舌。不得有老化、氧化及其他异味杂味。

（2）啤酒的浑浊现象

啤酒是一种稳定性不强的生物性胶体平衡溶液。当受外界环境影响时，其胶体溶液的平衡会受到破坏，有时即使是没有外界因素的影响，啤酒自身也会产生浑浊沉淀。啤酒的浑浊现象大体可分为非生物浑浊和生物浑浊两大类。

非生物浑浊包括蛋白质浑浊、淀粉浑浊、金属浑浊、草酸和酒花树脂浑浊等等。当啤酒受到外界条件的影响，如震动、光照、氧化、受热、骤冷等，其分散粒子就从酒液中凝聚析出形成浑浊。其中最常见的是胶体浑浊，也称为蛋白质浑浊。有两种情况：一种是蛋白质与单宁的化合物所构成，为可逆性浑浊，当遇冷在 0℃ 左右时变浑，温度提高到 20℃ 时又变清亮，这种浑浊通常称为"冷浑浊"；另一种是蛋白质与单宁氧化物的复合物所构成，当加热时酒液也不会清亮，为不可逆性浑浊，这种浑浊通常称为"氧化浑浊"或"永久性浑浊"。啤酒发生非生物浑浊，只是破坏了原有的风味，多数仍然可以饮用。

生物浑浊，又称为微生物浑浊。由于啤酒中含有氨基酸和糖类等物质，这些营养物质又正是微生物繁殖的适宜条件。啤酒在生产过程中杀菌不彻底，环境和工艺卫生管理不严，就容易被野生酵母菌和八联球菌、乳酸菌、醋酸菌和枯草菌等杂菌所污染，使其在酒液中不断繁殖扩大，使啤酒浑浊不清，并有沉淀发生。这样的啤酒为细菌浑浊，已酸败变质，不能再饮用，也不能当醋食用。

（3）啤酒为什么会出现喷涌现象

有的瓶装啤酒，没有超过保质期，可是在开瓶的瞬间，喷涌出大量的酒液。

有很多人弄不清为什么出现这种现象，瓶里的啤酒是否坏了？

这种现象称作"喷涌"，是一种异常的病害现象，原因比较复杂。据经验分析，有下列几种原因：

一是与原料大麦的受害有关。如果收割大麦时，阴雨连绵，大麦受到黑孢霉菌等杂菌的污染，造成喷涌因子，用这样的大麦制成的啤酒就会喷涌。

二是与酿造用水的水质有关。水质太软，钙离子缺乏，用这种水酿制的啤酒就缺少钙离子，从而造成啤酒中的草酸不能早期形成草酸钙结晶沉淀。当啤酒装瓶后，草酸即与瓶中的钙离子反应，产生草酸钙结晶，此晶粒是诱发啤酒喷涌的因子。

三是在杀菌和运输过程中啤酒胶体性质的改变，失去吸附二氧化碳的能力，因而在开瓶后，二氧化碳立即冲瓶而出，形成喷涌。

（4）啤酒与空气接触容易变质

啤酒变酸变质在日常生活中是一种常见现象。这主要是微生物作用的结果，同时也与啤酒的营养成分和工艺特点有关。

啤酒中丰富的营养为微生物生长繁殖提供了良好条件。一旦条件适宜，微生物家族就会"兴旺"起来，使酒质、风味发生变化。鲜啤酒很容易被不净容器和空气中的细菌污染，在夏季高温情况下，细菌就会很快生长繁殖并使啤酒发酸变质产生毒素。有的人习惯用嘴对着瓶口饮用啤酒或将剩下的啤酒又倒回瓶内，这样都很容易造成啤酒污染变质。

熟啤酒虽然经过了灭菌处理，但开盖后存放久了也常会变酸变质。其原因，是灭菌不彻底或密封不严而导致细菌的侵入和生长繁殖，特别是醋酸菌作用的结果。醋酸菌是酿造工业最常见的污染微生物，它随空气进入酒中以后，可将乙醇氧化为醋酸，从而使啤酒发酸变质。啤酒开盖一段时间以后，由于二氧化碳急剧减少，失去了抑菌作用，使醋酸菌更得以迅速地生长繁殖。

（5）对水啤酒的检测

散装鲜啤酒容易被不法分子兑水坑害消费者，打击这一行径的最好办法是用"糖量析光仪"进行检测。这种仪器体积小、重量轻，能随身携带，现场使用非常方便。具体方法是：取样品1滴，滴于析光仪镜面，测出读数，再与标准值比较，1分钟之内即可判定啤酒是否兑水及兑水程度。例如：标准啤酒实际浓度5.16，测量值为6.7。随着加水量的增加，测量值会逐步减少：加水5%后测量值为6.2，加水10%为5.8，加水15%为5.4，加水20%为5，加水25%为4.6，加水30%为4.2，加水35%为3.7，加水40%为3.4。

（6）零售啤酒注意事项

零售啤酒应尽量做到使啤酒气足清凉。气足就是要尽量保持其原有的泡沫。白色泡沫是反映气足的标志。所以不能单纯为了保证容量而把泡沫撇掉。清凉就是要求在出售前先经过冰镇。冰镇不仅能使啤酒清凉，而且还能保持啤酒中泡沫的稳定性，使啤酒中的二氧化碳气多而持久。这样才能保持啤酒原有的质量水平。

此外，销售鲜啤酒还应注意保存期。夏天销售鲜啤酒最好泡在冰水中。售酒用具须保持清洁，切勿沾油，否则会使泡沫很快消失。任何啤酒，都应防止日晒和激烈震荡，以防浑浊现象过早发生。

（7）啤酒商标

啤酒商标除作为包装装潢之外，还包含着该啤酒的许多信息，如品名、厂家、出厂日期及含量、配料、保质期等。此外，商标上还有您不大熟悉的以下一些内容：

① "GB4927—85" 或 "QB936—84"。这两组标号，前者是国家标准8°、12°优质淡色啤酒的感官和理化指标的代号；后者是轻工业部标准10~14°9种普通淡色啤酒的感官和理化指标的代号。

② "度" 与酒精含量。啤酒商标上的 "度" （如1°、12°、14°、18°等），是指麦芽汁中的含糖量。例如：12°的啤酒，表示100克的啤酒麦芽汁中含有12克的糖类。一般麦芽汁糖度高，啤酒中的酒精含量也高。目前，国内市场上的啤酒，黑啤酒一般为14°、16°、18°、20°，淡色啤酒（亦称黄啤酒），一般为10.5~14°，但绝大部分为12°。9°以下一般称为低度啤酒。啤酒的麦芽汁浓度越高，其营养也越丰富。啤酒中酒精的含量在商标上一般以重量百分比来表示，如：酒精度3.5%，即100克啤酒中含酒精3.5克。

③啤酒的出厂日期。大部分啤酒商标上表示其出厂日期的形式是很直观的。无论是椭圆形还是长方形的商标，在商标的外沿都有一圈数字，共分两部分：1~12表示月份；1~31表示日期。在相应的数字处打孔或裁口，以表示出厂日期。例如，在月份的数字8处与日期的数字25处各有一个小缺口，则表示该酒为8月25日生产。但也有的是采用在商标的正面或反面打印批号的办法来注明生产日期，例如：1988—08—26则表示该酒是1988年8月26日生产的。

目前，除国家命名的优质啤酒外，还有一些部优、省优产品。但现在很多啤酒商标上都印有 "优" 字，不小心会上当。如想分辨清楚，一定要认清 "优" 字周围的批准文号，例如："HB—88—894"，前两个字母是河北二字的拼音字头，中间代表1988年，最后是文号。这是河北省1988年命名的省优质酒。也有一些获称号的优质产品是直接用中文写明的。如果该酒商标上既没有批准文号也没有说明，那就要谨防伪冒了。

第三章　药酒概述

服用药酒的意义

　　在《汉书·食货志》中，称"酒为百药之长"。中医认为，酒本身就是药，也可以治病。酒为水谷之气，味辛、甘，性热，入心、肝经，具有畅通血脉、活血祛瘀、祛风散寒、消冷积、祛胃寒、养脾气、厚肠胃、促消化的作用。如果把药放入酒中，酒能引药上行，助药力，促进药效的发挥，成为一种有疗效和强身健体的药酒。药酒，在中医方剂学中又称为酒剂。所谓药酒，一般是把植物的根、茎、叶、花、果和动物的全体或内脏以及某些矿物质成分按一定比例浸泡在低浓度白酒、黄酒、米酒或葡萄酒中，使药物的有效成分溶解于酒中。经过一定时间后，去除药渣而制成的。也有一些药酒是通过发酵等方法制成。因为酒有它本身的作用，所以酒与药材配伍，可以增强药力，是既能防病治病，又可用于病后的辅助治疗的一种酒剂。由于酒系谷类和曲酿制成的流质，其气剽悍、质清，具有强身治病的功效。而用于泡制药酒的中草药，一般系天然之品，其性味平和，毒副作用少。酒药配制的药酒，介于药食之间，有病可以医病，无病可以防病强身，因此，饮用药酒只要适量就少有副作用。

　　药酒除了能防治疾病外，还有延年益寿之功效，这一点在历代的医疗实践中已得到证实。宋元时期，药酒发展的一个重要特点就是用于补益强身的、可以延年益寿的保健药酒，有些药酒不但有治病养生的特点，而且口味纯正，成了宫廷御酒。到了清代的药酒，除了用于治病外，最大的特点就是养生保健药酒更为盛行，尤其是宫廷补益药酒空前兴旺发达。例如，乾隆皇帝经常饮用之益寿药酒方"松龄太平春酒"，对老年人诸虚百损、关节酸痛、纳食少味、夜寐不实等症均有治疗作用。又如，对老年人具有补益作用的寿星酒和补肾强阳、乌须黑发的回春酒等等。李时珍在《本草纲目》中列举了有 69 种不同功效的药酒，如五加皮酒可以 "祛一切风湿痿痹，壮筋骨，填精髓"；当归酒 "和血脉，壮筋骨，止诸痛，调经"；人参酒 "补中益气，通治诸虚"；黄精酒 "壮筋骨，益精髓" 等。

药酒的作用，包含有 "酒的作用和药物功效" 双重作用。由于每种药酒都配入了不同的中药材，因此药酒的作用也随之而异。就其总体而言，药酒的作用非常广泛，既有补益人体之阴、阳、气、血偏虚的补性药酒，也有祛邪治病的药性药酒。如以补虚强壮为主的养生保健美容药酒，主要作用有滋补气血、温肾壮阳、养胃生精、强心安神、抗老防衰、延年益寿；以治病为主的药性药酒，主要作用有祛风散寒、止咳平喘、清热解毒、养血活血、舒经通络等。

药酒是由酒与药物配制而成的。然而药物的配入，是有针对性和选择性的，都是按特定要求加入的，因此配入酒中的药物不同，其药酒的作用也不同。如药性药酒，是以防治疾病为主的药酒，在配方上都有严格细致的要求，是专为疾病而设的；补性药酒，虽然对某些疾病也有一定的防治作用，主要还是对人体起滋补增益作用，促进人体健康，精力充沛，预防病邪袭入，但也有一定要求，是专门为补虚纠偏，调整阴阳而设的。因此，每一种药酒的具体作用，都因药材的不同性质而不同。

由此可见，药酒的作用是多种多样的。其另一主要作用是，酒入药中，可以缓和苦寒药物的药性，免除了平时服药的苦涩，人们很乐意接受。如有很多善于饮酒的人，用日常的食品配制药酒，既有医疗作用，又有滋补保健作用，乃一举两得之功，真可谓善饮也。

药酒疗法的优点

在封建时代，制造药酒的技术仅被少数人掌握，制作的量少，制作周期长。物以稀为贵，所以药酒只有宫廷贵族和达官贵人才享用得起。现在，随着保健知识的日益普及，服用药酒的人群也不断地在增多。药酒的长处越来越显现出来。

酒剂所含的有效成分多

酒是一种良好的有机溶媒，易于进入药材内部，可把中药里大部分水溶性成分，以及水不能溶解的需非极性溶媒溶解的有机物质溶解出来，最大限度地保留药物中的生物活性物质。药物中的有效成分溶解在酒中的要比溶解在水中的多得多，故而在同样的疗效下，使用药酒对药材的消耗量要少一些，从而有利于节约药材，降低成本。

酒助药力

某些药物经酒制之后，治疗作用显著增强。如王好古所云，药"有宜酒浸以助其乐"，"阻塞之气味，假酒力而行气血也"。像菟丝子、生地黄、淫羊藿、红蓝花、莪术、白头翁等药物，俗称"得酒良"，其含义正在于此。

酒剂起效迅速

中医认为酒是入血分的，酒一旦进入体内，可以直接透过消化道黏膜，进入血液，扩散到全身。而其他口服药如药片、药丸、药汤之类，都要经过消化道的消化吸收方能到达血液。所以酒剂起效较快，尤其适合于急需用药的人，服用后可借酒的宣行走窜之性，促进对药物中有效成分迅速地最大限度地吸收，在较短的时间内发挥治疗作用。

酒剂与其他剂型一样，用于治疗疾病的种类遍及内、外、妇、儿、五官各科，其中，尤以关节疼痛、腰腿疼痛、风湿痹痛、肢体麻木拘挛、中风缓弱不遂等病症用之为多。这与酒行药势，通行血脉，走窜经络的作用密切相关，它与祛风除湿、活血化瘀和蠲痹止痛之药相合有相得益彰之效。

酒有引经作用

酒的引经作用，是指用酒引导诸药，选择性治疗某经病变的功能。如"大黄酒浸入太阳经，酒洗入阳明经"（《汤液本草》）、香附子"酒浸炒则引经络"（《本草纲目》），皆属此类。所以中医中药的引经理论，其实就是引导药物直达病所，使病灶的药力更加集中，也是一种选择性的治疗。

酒剂防治并举

酒剂在中医临床方面的应用广泛。中药保健侧重养生预防之用，此类药酒具有补益气血、补益脾胃、滋补肝肾、温肾壮阳、强筋壮骨、养心安神、补虚扶羸、健脑益智、延年益寿、强身健体、平补阴阳等功能。如八珍酒、人参酒、仙灵固精酒、万寿药酒等。这些保健药酒，无病时服用可以养生，调理脏腑、气血、阴阳之偏，有病用之亦可祛疾，只要有针对性地选用，均可取得良好的养生保健作用。

祖国医学以预防促保健的思想在药酒中也得到了很好的体现。在我国历史上流传最广、使用时间最长的屠苏酒，即用桂心、防风、菝葜、川椒、桔梗、大黄、乌头、赤小豆等酒制而成。大年初一至初三，阖家男女老幼依次饮服，拜贺，旨在辟疫疠（指各种传染病）及一切不正之气，以图全家人年中太平。在宋代，这一习俗曾是春节期间三大民俗活动之一。著名的北宋政治家王安石有诗为证："爆竹声中一岁除，春风送暖入屠苏，千门万户瞳瞳日，早把新桃换旧符。"此外，《本草纲目》中的椒柏酒（由川椒和侧柏叶以酒制成）亦属辟疫防病之剂。

酒可矫味杀毒

一些动物药，如白花蛇、乌梢蛇等，经酒制后可消除或掩盖其不良气味，并减缓其毒性。另如，常山"若酒浸炒过，则气稍缓"（《本经逢源》）：大黄酒制，则峻下之势锐减。因此，可根据酒的这些作用调剂药物，祛除药物的异味与毒性，缓和其峻烈之性，更好地发挥养生祛病的功能。

酒可防腐，便于贮存

药酒中含有乙醇，可延缓许多药物的水解，增强药剂的稳定性，并有不同程度的抑菌作用，故而酒剂可长期存放，不易腐败变质。这样，可以随时饮用，十分方便。对于花、叶和质地松软的中药材来说，尤为适用。此外，酒里的微生物会抑制腐败微生物的生长，这样就延长了药物的保存期。旅游、出差、出国时带上药酒，就不会中断治疗了。

药酒不用每天煎药

有了药酒就不用天天煎药，方便了工作或学习紧张的人，使之仍然能每天服药。慢性病、体质差需要长期服药的人，也适合服用药酒。

药酒的渊源

本书所讲的药酒在中药方剂学上又称之为酒剂。所谓药酒一般是把植物的根、茎、叶、花、果和动物的全体或内脏以及某些矿物质成分按一定比例浸泡在低浓度食用酒精、白酒、黄酒或葡萄酒中，使药物的有效成分溶解于酒中，经过一定时间后去除渣滓而制成的，也有一些药酒是通过发酵等方法制得的。因为酒有通血脉、行药势、温肠胃、御风寒等作用，所以酒和药配伍可以增强药力，既能防治疾病，又可用于病后的辅助治疗。

古时医字从酉（酒），可见酒与药的关系密切，而药酒的产生更是我国医药发展史上的重要创举。药酒的起源与酒的产生是分不开的，我国现存的最早的药酒方见于 1973 年马王堆出土的帛书《养生方》和《杂疗方》中，虽多已不完整，但仍可辨认出药酒配方、酿制工艺等记述，由此可见，我国的药酒在先秦时期就已有了一定的发展。先秦时期的医学代表作《黄帝内经》也对酒在医学上的贡献作了专门论述，其中，《素问·汤液醪醴篇》论述了醪醴与防病治病的关系，在其他篇中还提及了治膨胀的"鸡矢醴"，治经络不通、病生不仁的"醪药"等，这些均是较早的药酒记载。

至汉代，随着中药方剂的发展，药酒逐渐成为中药方剂的一个组成部分，而且针对性和疗效也有了很大提高。在《史记·扁鹊仓公列传》中有"其在肠胃，酒醪之所及也"的记载，表明了扁鹊认为可用酒醪治疗肠胃疾病的看法。这篇著作中还收载了西汉名医淳于意的 25 个医案。东汉张仲景的《伤寒病杂论》中记载："妇人六十二种风，腹中血气刺痛，红蓝花酒主之"，该书还收载了许多以酒煎药或服药的方例。

北魏贾思勰的《齐民要术》对药酒的酿造方法，特别是对浸药专用酒的制作做了较为详细的说明。晋代葛洪的《肘后备急方》中记载了海藻酒、桃仁酒、金牙酒、猪胰酒等药酒的治病方法。梁代陶弘景在《本草经集注》提出"酒可行药势"，尤其是对药酒的浸制方法论述较详，并指出有 71 种药物不宜浸酒。

唐代孙思邈的《千金方》中共有药酒方 80 余首，涉及补益强身、内科、外科、妇科等方面，并对酒与药酒的毒副作用已有一定认识，针对当时一些人因嗜酒纵欲所引起的种种病症，研制了一些相应的解酒方剂。《千金翼方》还对药酒的服法提出了要求："凡服药酒，饮得使酒气相接，无得断绝，绝则不达药力，多少皆以知为度，不可全醉及吐，则大损人也。"唐代王焘《外台秘要》卷三十一"古今诸家酒方"一节中共收载了药酒 11 方。

宋元时期的药酒有了很大发展，药酒的种类和应用范围均有明显的扩展。仅《太平圣惠方》中就设有药酒专节达 6 篇之多，加上《圣济总录》《太平惠民和剂局方》《三因方》《本事方》《济生方》等书中的药酒方，计有药酒数百种。运用药酒治病的范围也已涉及内、外、妇、五官等多科疾病，对于药酒的主要功效也有了进一步的认识。在药酒的制法上已开始采取隔水加热的方法，这样可以提高药物有效成分的浸出率，增强药酒的功效。这一时期药酒发展的一个重要特点就是用于养生的药酒渐多，有些药酒不但具有治病养生的特点，而且口味纯正，成了宫廷御酒。除了上述大型方书所记载的药酒外，宋相陈直《养老奉亲书》和元相忽思慧《饮膳正要》《御药院方》等书中也收载了许多适合老年人服用的养生保健药酒。

明代的医药学家在整理继承前人经验的同时，又创制出许许多多新的药酒方。在明代医书中，如《普济方》、方贤的《奇效良方》、陈梦雷的《医学全录》、王肯堂的《证治准绳》、李时珍的《本草纲目》等，收载了大量的药酒配方，既有前人的传世经典之作，又有当代人的创新之举。仅《本草纲目》就辑录了各类药酒配方 200 余种，《普济方》通卷收载的药酒达 300 余方。明代的民间作坊已有药酒出售，如薏仁酒、羊羔酒等，而老百姓自酿自饮的酒中也有不少药酒，如端午的菖蒲酒、中秋的桂花酒、重阳的菊花酒等。

清代的医药学家同样也创制出许多新的药酒方。这一时期的医药学著作中，如汪昂的《医方集解》、王士雄的《随息居饮食谱》、吴谦的《医宗金鉴》、孙伟的《良朋汇集经验神方》、项友清的《同寿录》等，均收载了明清时期新创制的药酒配方。清代的药酒除了用于治病外，最大的特点就是养生保健药酒较为盛行，尤其是宫廷补益药酒空前兴旺发达。例如，乾隆皇帝经常饮用的益寿药酒"松龄太平春酒"对老年人诸虚百损、关节酸软、纳食少味、夜寐不实诸症均有治疗作用。"夜合枝酒"也是清宫御制的一大药酒，组方中除了夜合枝外，还有柏枝、槐枝、桑枝、石榴枝、糯米、黑豆和细曲等，可治中风挛缩之症。

民国时期，战乱不断，百业不兴，药酒也难逃厄运，没有多少进展。

新中国成立后，中医中药事业得到了空前的大发展，作为中药方剂之一的药酒不仅继承了传统的制作经验，而且采取了现代科学技术的方法，严格卫生与质量标准，使药酒的生产逐步走向标准化和工业化，药酒质量也大大提高。医药学家还对许多传统药酒方的功效、配方进行了实验研究和临床验证，为药酒的应用和提高疗效提供了宝贵依据。此外，药酒规范已被收进我国的药典，由此可见国家对药酒的重视。

药酒的选用

选用药酒很重要，一要熟悉药酒的种类和性质；二要针对病情，适合治疗疾病的需要；三要考虑自己的身体状况；四要了解药酒的使用方法。

具体如何选用药酒呢？一般可以请教中医师，也可以参考本书对症选用。现举例如下：

（1）气血双亏者可选用龙凤酒、山鸡大补酒、益寿补酒、八珍酒、十全大补酒等。

（2）脾气虚弱者可选用人参酒、当归北芪酒、长寿补酒、参桂营养酒等。

（3）肝肾阴虚者可选用当归酒、枸杞子酒、蛤蚧酒、枸圆酒等。

（4）肾阳亏损者可选用羊羔补酒、龟龄集酒、参茸酒、三鞭酒等。

（5）风寒湿痹、中风后遗症等病症可选用驰名中外的史国公酒、冯了性药酒和其他药酒。

（6）风湿性类风湿性关节炎或风湿所致的肌肉酸痛者可选用风湿药酒、追风药酒、风湿性骨痛酒、五加皮酒等。如果风湿症状较轻者可选用药性温和的木瓜酒、养血愈风酒等；如风湿多年，肢体麻木，半身不遂者则可选用药性较猛的蟒蛇药酒、三蛇酒、五蛇酒等。

（7）骨骼损伤者可选用跌打损伤酒、跌打药酒等。

（8）阳痿者可选用多鞭壮阳酒、助阳酒、淫羊藿酒、青松龄药酒、海狗肾酒等。

（9）神经衰弱者可选用五味子酒、宁心酒、合欢皮酒等。

（10）月经病者可选用妇女调经酒、当归酒等。

凡此种种，这里不一一列举。药酒所治疾病甚多，一般可参考本书所列病症之药酒方，随证选用。

在预防疾病上，古人和民间也早有实践，如重阳节饮用菊花酒，可抗老防衰；夏季饮用杨梅酒，可预防中暑；常饮山楂酒，可防止高脂血的形成，减少动脉硬化的产生；长期服用五加皮酒、人参酒则可健骨强筋、补益气血、扶正防病等等。

总之，选用药酒要因人因病而异。如选用滋补药酒时要考虑到人的体质，如形体消瘦的人，多偏于阴虚血亏，容易生火，伤津，宜选用滋阴补血的药酒；形体肥胖的人，多偏于阳衰气虚，容易生痰、怕冷，宜选用补心安神的药酒。选用以治病为主的药酒，更要随证选用，最好在中医师的指导下选用为宜。要选用有针对性、适宜的药酒。药酒既可治病，又可强身，这并不是说每一种药酒都能包治百病，患者随意拿一种药酒饮用，就可见效。饮用者必须仔细挑选，认清自己的病症和身体状况，选用要有明确的目的，切不可人用亦用，见药酒就饮。

滋补药酒的选用

冬令进补，老年人往往喜欢喝少量补酒来补益身体。根据中医理论，各种补酒有寒、热、温、凉等不同药性，人体也有虚、实、寒、热等不同体质。所以进补之道，也得遵循"虚则补之，实则泻之，寒则热之，热则寒之"的用药原则。因补酒种类繁多，各具特色，所以，冬令饮补益酒时，要根据各人体质、虚实情况区别对待，做到科学的选择和应用，才能发挥药酒的功效，达到补益的目的。

一般来说，平素阳虚，每到冬天，就格外怕冷，小便多者，应该选择有温肾助阳的药酒。补阳功效最好的要属鹿茸类药酒，它有温补肾阳、益精血的作用，而且温而不燥，如参茸酒、周公百岁酒、龟龄酒等。此外，以鹿角胶为主配制的如虫草补酒、福禄补酒、人参鹿茸酒等也可选用。

平素气短懒言、面色无华、疲倦乏力、易出虚汗的气虚者，应该选择有补气作用的药酒。人参是补气药中的佼佼者，故应选择一些含有人参为主的药酒，如人参补酒、参桂酒、人参百岁酒、人参鹿茸酒、十全大补酒等。

有血虚者，症见头昏眼花、面色苍白，以及妇女月经延后、量少色淡，应该选择有补益气血功效的药酒，如十全大补酒、补益杞圆酒、桑葚酒、味美思等。若是妇女产后血虚、面色萎黄或苍白者，还可以选用一些适应妇女特点的补酒，如乌鸡补酒、八珍酒、毛鸡酒，这类酒能促进产妇健康，祛瘀生新，润和气血，振奋精神。

有脾胃虚弱、消化不良、不思饮食者，可选择有健补脾胃作用的药酒，如十二红药酒、竹叶青、松龄太子春酒、中国养命酒等。

平素易腰酸背痛、筋骨不健、易劳累者，可选择有舒筋活血、强壮筋骨作用的药酒，如虎骨酒、史国公酒、状元红、杜仲糯米酒、养血愈风酒等。但这类药酒性较猛烈，身体虚弱者及老年人应慎用。

药酒的种类

药酒的品种繁多，功效各异，常用的有以下几种：

（1）补益类：如人参酒、十全大补酒。

（2）壮筋骨、治不遂类：如鹿茸酒、五加皮酒。

（3）治风湿痹病类：如虎骨酒、风湿药酒。

（4）治肺结核久咳类：如蛤蚧酒、天门冬酒。

（5）治恶疮类：如蝮蛇酒等。

（6）外用类：如跌打损伤药酒、十一方药酒等。

药酒由于所含有药物成分不同，功用和适应证也不同，因此必须合理选用，才能产生较好的疗效。服用药酒时应注意以下几个方面：

（1）药酒是用酒浸泡中药材，它除具有滋补性质外，还有规定的剂量和疗程，在病愈后应即刻停服。

（2）药酒一般应在饭前服用，以使药物能迅速为人体吸收，较快地发挥药效。佐膳服用时，药物的有效成分会因一部分被食物吸收而影响药效。

（3）药酒以温饮为佳，因温饮能更好地发挥药酒温通、补益的作用。

（4）药酒要针对病情选用，不同治疗作用的药酒不可交叉服用，以免影响疗效。有些药酒有少量沉积于瓶底的沉淀物为无效成分，不宜饮用。

（5）补益类药酒忌与萝卜、葱、蒜等同服。

药酒的制作方法

药酒服用简便，疗效显著，家庭中亦可自制，但要掌握正确的方法。

选好配方

自制药酒应当选用适合家庭自制的安全可靠的药酒配方。有些配方并不适宜自制，如某些有毒性的中药，是必须炮制后才能用的，一般家庭无此条件。民间流传的一些单方、验方，如要配制药酒，应当先去请教医生，弄清楚药物性质和适用范围，以免不对症甚至引起中毒。

配料

按处方配料。处方的选择可根据医生的处方或参考有关书籍。将原料配齐后，去除杂质，有些药物还需先行炮制。具体方法均按当地炮制经验进行操作。

药材处理

一般制备酒剂的药材都切成薄片或捣碎成粗颗粒。要按医生处方配齐所用药物的种类、剂量，将其洗净晒干。凡坚硬的皮、根、茎等药物，切成 3 毫米厚的药片子；草质茎根，切成 3 厘米长的段；种子类用棒捣碎。有些药物，还需经过一定的加工炮制处理。民间验方的中药，首先要弄清其品名、规格，要防因同名异物或异名同物而搞错药材。

酒的选择

以酒精度不低于 60° 的白酒较适合。若用 70% 的药用酒精来代替，则更有利于药材成分释出。对于不善饮酒者，亦可用低度白酒或黄酒，但浸出时间及次数宜适当增加。

生产酒剂用的白酒，应符合卫生部关于白酒卫生质量标准的规定。烊糖烊胶，可取适量白酒以热溶法或冷溶法充分溶解，加入浸出液或渗漉液中。如有胶料者，应用 4 倍量的水加热溶化，先加入糖酒，搅匀，然后加入浸出液或渗漉液中。浸出液或渗漉液加入糖酒（或糖胶酒）后，应密闭静置，充分澄清，方可滤过，分装。

具体制作方法

（1）浸制法：

①冷浸法。系将药材碎成片或粗粉，置于带盖的陶、瓷罐或带塞玻璃瓶等容器中，加处方量白酒（如未规定酒的用量，则一般酒量为药材量的 8~12 倍，可根据药材性质，适当增减）密闭放置。每天振荡或搅拌 1~2 次，浸渍 7 天后，改为每周 1 次振荡搅拌，搅拌次数多一些，浸出效果更好。避光在常温下静置 20 天左右（冬季则放置时间更长一些）。然后倾出上清液，并压榨残渣。榨出液与上清液合并，静置澄清，纱布过滤即得。如连续浸制，残渣则不必压榨，可再添加新酒浸渍。调补之品如人参、黄芪、当归及陈皮等多系如此。若所制药酒需加糖、蜜矫味着色，可将糖用等量白酒温热溶解，过滤，将药液与糖液混合，搅匀，再过滤即成药酒。如自制五味子酒：取五味子 500 克，冲洗干净，装入细口瓶中，加入 60° 白酒 500 毫升，再封严瓶口，然后每日振摇 1 次，15 天后可开始饮用。其饮用数量为每日 3 次，每次 3 毫升。此药酒主治神经官能症，以及失眠、心悸、健忘、乏力、烦躁等。

②热浸法。药料和酒同煎一定时间，然后再放冷，贮存。这种方法的优点是既能加速浸取速度，又能使药的成分容易浸出。制作方法基本上与冷浸法相同。先将原料粗粉置坛中，加一定量的酒，可采用隔水炖煮的间接加热方法，即把药材加酒先放在小铝锅、搪瓷罐等容器中，然后再放在

另一盛水的大锅里炖煮，以有利药材成分的浸出，隔日1次。热浸时间不宜过长，否则酒易挥发散发。见到药酒表面出现泡沫时，立即端起离火，并马上趁热密封。静置15天左右，吸取上清液，压出残渣中的余酒，和上清液合并，静置澄清，滤过即得。如自制青梅煮酒：青梅30克，黄酒100毫升，按热浸法隔水蒸炖20分钟。饮用剂量为每次温饮10~30毫升。此药酒主治食欲不振、蛔虫引起的腹痛，以及慢性消化不良引起的泄泻等病症。

（2）酿制法：先将原料加水煎煮，过滤去渣，浓缩成药汁（有些原料如桑葚、梨、杨梅等，可以直接压榨，取得药汁）。再将糯米蒸煮成饭，然后把糯米饭、药汁和酒曲拌匀，置于干净的容器内，加盖密封。尽量减少与空气的接触，保持一定的温度，放置4~6天即成。

（3）煎煮法：将原料碾成粗末后，全部放入砂锅中。加水量高出药面10厘米，浸泡6小时，加热煮沸1~2小时，过滤取汁。加水再煎煮1遍。2遍煎出液合并后过滤，静置8小时，取上清液，加热浓缩成稠状清膏（比例为生药5000克煎成清膏2000克）。待冷却后，加入与清膏等量的酒，和匀，放入坛内，密封7天，取上清液过滤即得。本法用酒量少，服用时酒味不重。古代医家认为，酒能使药力尽快抵达病所，迅速发挥治疗作用，因而对一些急性病变，多半采用此法。煎煮法可视为酒剂的一种速成法。易挥发的芳香物质受热后会加速挥发，因此芳香类药物不宜采用煎煮法。

（4）渗漉法：将切制后的中药材用白酒等润湿膨胀后，装入渗漉柱中，然后不断添加白酒，酒自上口流入，缓缓渗过药材，从下口渗流而出。集渗出液，并榨取药渣中汁液，与渗漉液合并静置沉淀，过滤即得。此法操作相应比较复杂，从自制药酒角度，不如浸渍法简便易行。

（5）加药酿制法：这是古时常用的方法，近代应用不多。这种方法是以米、曲加药直接发酵成酒。依据处方备好适量的糯米或黄黏米、曲和药物，将药材、曲粉碎。米以水浸泡，令吸水膨胀，然后进行蒸煮，使米粒内无白心或成粥状，使其糊化。将蒸煮好的米冷却至30℃或略高的温度，然后再加入事先已经加工好的药材、曲末，拌匀，置于缸内糖化发酵。已糊化的米，在酒曲中真菌分泌的淀粉酶作用下，转化成可发酵糖类，又在曲中酵母的作用下，进行酒精发酵，产生酒精和二氧化碳。发酵过程中，必须维持适当温度。如温度升高，应开耙搅拌，使温度降下来，并可排出二氧化碳，供给酵母氧气，促进繁殖。7~14天发酵即可完成，然后经压榨，过滤，取澄清酒液。酒液盛入存贮容器后，应隔水加热至75℃~80℃，以杀灭酵母菌及杂菌，保证质量和适于贮存。古人采用该法时，有的先以水煎药取液，后冷渍曲，待发后再加入蒸好的饭发酵成酒。加药酿制法可制备低度药酒，在其制法、使用效果等方面有研究的价值。除了上述几种方法外，近年还有回流加热法等。

药酒的适用范围与禁忌

药酒的适用范围

因为药酒具有"药食同用"的特点，因此药酒的适用范围日益广泛。概而言之，主要适用于：

（1）能治疗疾病。药酒能治疗之疾病甚多，凡内科、妇科、儿科、骨伤科、外科、皮肤科、眼科和耳鼻喉科为各科190多种常见多发病和部分疑难病症均可疗之，无论急性疾病还是慢性疾病均适用，而且疗效显著。

（2）能预防疾病。由于药酒有补益健身之功，能增强人体的免疫功能和抗病能力，防止病邪对人体的侵害，故能预防疾病而免于发病。

（3）能美容润肤，保护人体的外在美观。

（4）能养生保健，益寿延年。坚持服用保健药酒，能保持人的旺盛精力，延长人的寿命，使之达到最高极限。对年老体弱者尤为适用。

（5）能做病后调养和辅助治疗，促进病体早日康复。

药酒的饮用禁忌

药酒不是万能疗法，既有它的适用范围，也有它的禁忌一面。古谓："水能载舟，亦能覆舟。"酒和药酒与健康的关系，正如古训这一哲理。适用的饮之则受益，反之则受害；适量饮用者受益，过量饮用者则受害。对此应当切记。

酒本身就是药，也可以治病，与药同用，药借酒势，酒助药力，其效尤著，而且使适用范围不断扩大。因为药酒既有防病治病之效，又有养生保健、延年益寿之功，因而深受民众欢迎。我国目前饮酒者约1亿人，每年酿酒用粮食约125亿千克，可谓饮酒大国。但如果不宜饮用或饮用不当，也会适得其反。因此，有节制地饮酒和注意饮用酒和药酒的各种禁忌则尤为重要。

（1）饮用不宜过多，要少饮。凡服用药酒或饮用酒，要根据人的耐受力，要合理、适宜，不可多饮滥服，以免引起头晕、呕吐、心悸等不良反应。即使是补性药酒也不宜多服，如多服了含人参的补酒，可造成胸腹胀痛、不思饮食；多服了含鹿茸的补酒则可引起发热、烦躁甚至鼻衄（即鼻出血）等症状。

（2）不宜饮酒的人，不能饮。凡是药酒和饮用酒，不是任何人都适用的，不适用的，就要禁饮。如孕妇、乳母和儿童等人就不宜饮用药酒，也不宜饮用酒。年老体弱者，因新陈代谢功能相对缓慢，饮用药酒也应当减量，不宜多饮。

（3）要根据病情选用药酒，不能乱饮。每一种药酒，都有适应范围，不能见药酒就饮。如遇有感冒、发热、呕吐、腹泻等病症的人，要选用适应药酒，不宜饮用滋补类药酒。

（4）不宜饮酒的病症，不能饮酒。对于慢性肾炎、慢性肾功能不全、慢性结肠炎和肝炎、肝硬化、消化系统溃疡、浸润性或空洞型肺结核、癫痫、心脏功能不全、高血压等患者来说，禁饮酒，即使药酒也是不适宜的，以免加重病情。不过，也不是绝对的，有的病症服用有针对性的低度药酒，不仅无碍，反而有益。但也应当慎用。此外，对酒过敏的人或某些皮肤病患者也要禁用或慎用药酒。

（5）外用药酒，不能内服。凡规定外用的药酒，则禁内服。如我国民间有端午节饮雄黄酒灭五毒和饮黄酒的习俗。其实，雄黄酒只宜外用杀虫，不宜内服。因为雄黄是一种有毒的结晶矿物质，主要成分为二硫化砷，遇热可分解成三氧化二砷，毒性更大。如果雄黄中混有朱砂（硫化汞的矿物）情况更糟。因为砷和汞都是致癌物质，并易为消化道吸收而引起肝脏损伤。饮用雄黄酒，轻则出现头昏、头痛、呕吐、腹泻等症状；重则引起中毒死亡。因此，端午节时饮雄黄酒的习俗是有害人体健康的，不宜再沿袭这一旧习俗了。

药酒的饮用和贮存方法

药酒的饮用方法

药酒的用法，一般可分为内服和外用两种。药酒中，多数是内服或外用，但有的药酒，既可内服，也可外用。外用法，一般按要求使用即可，但内服法，尤宜注意。

（1）服用量要适度。服用药酒，要根据人的耐受力，一般每次可饮用10~30毫升。每日早晚各饮1次。或根据病情及所用药物的性质和浓度而调整。总之饮用不宜过多，要按要求而定。平时习惯饮酒的人服用药酒的量可稍高于一般人，但也要掌握分寸，不能过度。不习惯饮酒的人服用药酒时则应从小剂量开始，逐步过渡到需要服用的量，也可以用冷开水稀释后服用。

（2）服用药酒要注意年龄和生理特点。对于女性来说，在妊娠期和哺乳期一般不宜饮用药酒；在行经期，如果月经正常也不宜服用活血功能较强的药酒。就年龄而言，年老体弱者因新陈代谢较为缓慢，服用药酒的量宜适当减少；而青壮年的新陈代谢相对旺盛，服用药酒的量可相对多一些；对于儿童来说，其大脑皮质生理功能尚不完善，身体各器官均处于生长发育过程中，容易受到酒精的伤害，且年龄越小的幼儿，酒精中毒的机会越多。酒精可对儿童组织器官产生损害，导致急性胃炎或溃疡病，还能引起肝损伤，导致肝硬化。酒精对脑组织的损害更为明显，使儿童记忆力减退，智力发育迟缓。因此，儿童一般不宜服用药酒，如病情需要，也应注意适量，或尽量采用外用法。

（3）药酒服用时间。通常应在饭前或睡前服用，一般佐膳饮用，以使药性迅速吸收，较快地发挥治疗作用。同时药酒以温饮为佳，以便更好地发挥药性的温通补益作用，迅速发挥药效。

（4）要病愈即止。用于治疗的药酒，在饮用过程中，应病愈即止，不宜长久服用；补性药酒，也要根据自己的身体状况，适宜少饮，不可过量。

（5）饮用药酒时，应避免不同治疗作用的药酒交叉使用，以免影响治疗效果。

药酒的贮存方法

凡从药房购进或自己配制的药酒，如果贮存与保管不善，不但影响药酒的治疗效果，而且会造成药酒的变质或污染，因而不能再饮用。因此，对于服用药酒的人来说，掌握一定的贮存和保管药酒的基本知识是十分必要的。一般来说，贮存药酒的要求是：

（1）用来配制或分装药酒的容器均应清洗干净，然后再用开水煮烫消毒，方可盛酒贮存。

（2）家庭配制的药酒，应及时装进细口长颈大肚子的玻璃瓶中，或者其他有盖的容器中，并将容器口密封好。

（3）药酒贮存宜选择在温度变化不大的阴凉处，室温以 10℃～15℃ 为好。不能与汽油、煤油以及有刺激性气味的物品混放，以免药酒变质、变味。

（4）夏季存放药酒时要避免阳光的直接照射，以免药酒中的有效成分被破坏，使药酒的功效减低。

（5）家庭自制的药酒，要贴上标签，并写明药酒的名称、作用和配制时间、用量等内容，以免时间久了发生混乱，造成不必要的麻烦，或导致误用错饮而引起不良反应。

饮服药酒的注意事项

酒本身就是药，与药酒一样，在饮用时，除注意药酒禁忌外，还必须注意以下各点：

（1）服用某些西药时不宜饮用酒和药酒，饮了酒和药酒后就不要连着服用下列药物：

①大量饮酒并服用巴比妥类中枢神经抑制药物会引起严重的中枢抑制。当饮用了中等量的酒并同时服用镇静剂量的巴比妥类药物时就引起明显的中枢抑制，使病人的反应能力低下，判断及分析能力下降，出现明显的镇静和催眠效果。如果加大用量可导致昏迷，出现意外。

②精神安定剂氯丙嗪、异丙嗪、奋乃静、安定、利眠宁和抗过敏药物扑尔敏、赛庚啶、苯海拉明等如与酒同用，对中枢神经亦有协同抑制作用。轻则使人昏昏欲睡，重则使人血压降低，产生昏迷，甚至出现呼吸抑制而死亡。

③在服用单胺氧化酶抑制剂时，人体内多种酶的活性会因此而受到抑制。此时饮酒会因其分解酒精的酶系受抑制而使血液中的乙醛浓度增加，导致乙醛中毒，出现恶心、呕吐、头痛、血压下降等反应。酒精还有诱导增加药物分解酶的作用，可使抗凝血药的作用时间缩短。

④酒精对凝血因子有抑制作用，会使末梢血管扩张，所以，酒与抗凝血药不宜同时服用。

⑤酒精的药酶诱导作用可使利福平分解加快，对肝脏的毒性增强；还可使苯妥英钠、氨基比林等药物的分解加快，从而降低药物的作用。

⑥糖尿病病人服药期间宜戒酒，因为少量的酒即可使药酶分泌增多，

使降血糖药物胰岛素、优降糖等药物的疗效降低，以致达不到治疗效果。如果大量饮用酒会抑制肝脏中药酶的分泌，使降糖药的作用增强，导致严重的低血糖反应，甚至昏迷、死亡。

⑦心血管疾病患者服药时宜戒酒，以免出现严重的不良反应；服用硝酸甘油的患者，如果大量饮酒会引起肠胃不适，血压下降，甚至会发生昏厥。

⑧高血压患者如果既饮酒又服用肼苯达嗪等降压药或速尿、利尿酸、氯噻酮等利尿药，均会引起体位性低血压。服用优降宁时则反应更为严重，会出现恶心、呕吐、胸闷、呼吸困难等，甚至会出现高血压危象。

⑨酗酒会增加和诱发多种药物的毒副作用，酗酒者会发生酒精性肝炎，如服用甲氨蝶呤会干扰胆碱合成，加重肝损伤，使谷丙转氨酶升高，引起肝性脑病和呼吸抑制。

⑩酒精和阿司匹林都能抑制胃黏膜分泌，增加上皮细胞脱落，并破坏胃黏膜对酸的屏障作用，阻断维生素K在肝脏的作用，阻止凝血酶原在肝脏中的形成，引起出血性胃炎，促使胃出血加剧或导致胃穿孔等严重后果。

⑪酒与磺胺类药物同用会增强酒精的精神毒性。而灰黄霉素与酒同用则易出现情绪异常及神经症状。酒与地高辛等洋地黄制剂同用，可因酒精降低血钾浓度的作用，使机体对洋地黄药物的敏感性增强而导致中毒。

（2）要防止"闭门留寇"，在外邪未尽时，不要过早使用补酒，以免留邪为患。防止"虚不受补"，对于一般慢性虚证患者，只能缓缓调养，不宜骤补。或于补益药酒原料中，酌加助运之品，以免滋腻呆胃之弊。此外，还要防止"损阳耗津"，阳虚内寒者不宜清补，以免助阴损阳；阴津亏损者也不宜温补，以免助火伤阴。

（3）妊娠期间，应注意避免服用药酒，尤其是某些具有滑胎、堕胎性质之药酒，防止造成流产的后果，孕妇饮酒还会对胎儿造成损害。女性在哺乳期亦不宜饮用药酒，以防对婴儿带来不良影响。儿童一般不宜口服酒剂，但可用于外治。

（4）酒的服用应考虑患者的酒量，切勿过多，以免引起头晕、呕吐、心悸等不良反应。对有低热盗汗、消瘦无力、颧红、手足心热的阴虚火旺患者，药酒也宜慎用，因为药酒大多辛温性燥，容易化火伤津。有些疾病，如肝炎、肝硬化、消化性溃疡、浸润型或空洞型肺结核、癫痫、心功能不全、慢性肾炎、慢性结肠炎等，均不适宜服用药酒，以免加重病情。

（5）保健药酒应以冬季饮用为宜，夏季炎热则以少用为佳。因为，有些药酒是由补气或补阳药组成，其药性温热，易助炎伤阴，引发阴虚阳亢之证，如五心烦热、口苦咽干、失眠多梦等。

（6）在使用药酒过程中，如遇感冒发热或罹患其他病时，应斟酌其宜，再决定是否继续使用药酒。若需停用治疗新病，可在治愈新病后再恢复饮用药酒。

（7）对酒精过敏者，不要使用中药药酒。对某些药酒的特殊注意事项（如禁房事等）亦应严加遵守，以确保药酒发挥养生祛病的医疗保健效果。

（8）饮用中药药酒时，通常应忌食生冷、油腻、腥臭等不易消化和有特殊刺激性的食物，还应注意忌口。在服药后因误食所忌饮食，常能使药物的疗效降低或引起不良的反应，因此服药酒时也应注意饮食禁忌。如服人参制作的药酒后忌食茶叶，因为茶叶能解药性，会影响疗效。

选用药酒来防治疾病时，必须以中医学辨证施治的原则为指导，因时、因地、因人制宜，根据患者身体素质、年龄、性别、患病程度选用不同类型的药酒。

药酒常用的药品

【西洋参】

西洋参为五加科草本植物西洋参的根。性味甘、苦，凉。含有人参甙、树脂、挥发油等成分，有强壮和镇静作用。具有益气生津、润肺清热的功效。适用于气虚所致少气、口干口渴、乏力等症。

【太子参】

太子参为石竹科植物异叶假繁缕的块根。性味甘、苦，微温。含有果糖、淀粉、皂甙等成分。具有补肺、健脾、补气、生津的功效。

【五味子】

五味子为木兰科木质藤本植物北五味子和南五味子的成熟果实。性味酸、甘，温。含有五味子素、苹果酸、柠檬酸、酒石酸、维生素 C、挥发油、脂肪油、糖类、树脂、鞣质等成分。具有益气生津、补肾养心、收敛固涩的功效。适用于肺虚喘嗽、津亏口渴、自汗盗汗、腹泻、神经衰弱等症。

【白术】

白术为菊科植物白术的根茎。性味甘、苦，温。含有挥发油、维生素 A 等成分。具有健脾益气、燥温利水、益气止汗的功效。适用于脾胃虚弱、不思饮食、倦怠、少气、水肿、泄泻、自汗、胎气不安、小便不利等症。

【白扁豆】

白扁豆为豆科植物扁豆的种子。性味苦，平。含有蛋白质（22.7%）、脂肪、糖类、钙、磷、铁、锌、氰甙、酪氨酸酶等成分。具有健脾和中、消暑化湿的功效。适用于脾胃虚弱、暑湿泄泻、白带等症。

【川贝母】

川贝母为百合科贝母属多种草本植物的鳞茎。性味苦、甘，微寒。含有川贝母碱等多种生物碱。具有化痰止咳、清热散结的功效。适用于阴虚燥咳、咯痰带血等症。

【半夏】

半夏为天南星科植物半夏的块茎。性味辛、温，有小毒。含有挥发油、氨基酸、胆碱、生物碱、葡萄糖苷和醛类等成分。具有燥湿化痰、降逆止呕、消痞散结的功效。适用于湿痰咳嗽、呕吐、反胃、咳喘痰多、胸膈胀满、痰厥头痛、头昏眼花等症。

【干姜】

干姜为姜科草本植物姜的根茎。性味辛，热。含有挥发油（如姜醇、姜烯、姜辣素、龙脑）、树脂、淀粉等成分。具有回阳温中、温肺化痰的功效。适用于肢冷脉微、脘腹胀满冷痛、恶心呕吐、痰饮喘咳等症。

【附子】

附子为毛茛科草本植物乌头块根上所附生的块状子根。性味辛、甘，大热，有毒。含有乌头碱、次乌头碱等多种生物碱。具有回阳救厥、温肾助阳、祛寒止痛的功效。适用于亡阳虚脱、四肢厥冷、风寒湿痹、汗出脉微、虚寒泄泻、脘腹冷痛、阳虚水肿等症。

【丁香】

丁香为桃金娘科乔木植物丁香的花蕾。性味辛，温。含有挥发油（丁香油）、丁香素、鞣质等成分。具有温中止呕、暖肾助阳的功效。适用于脾胃虚寒、呕吐、腹泻、冷痛、肾虚阳痿、遗精等症。

【柏子仁】

柏子仁为柏科乔木植物侧柏的种仁。性味甘，平。含有大量脂肪油、少量挥发油、皂甙等成分。具有养心安神、润肠通便的功效。适用于心悸、心烦、失眠、肠燥便秘等症。

【熟地黄】

熟地黄为玄参科植物地黄或怀庆地黄的根茎。性味甘，微温。含有樟醇地黄素、糖类、维生素 A、甘露醇、氨基酸等成分。具有滋阴补血的功效。适用于血虚及肺肾阴虚、腰膝痿弱、劳嗽骨蒸等症。

【阿胶】

阿胶为马科动物驴的皮，经漂去毛后，熬制而成的胶块。性味甘，平。含胶原、钙、硫等成分。具有补血止血、滋阴润肺的功效。适用于贫血、心悸、燥咳、咯血、崩漏、先兆流产、产后血虚、腰酸乏力等症。

【龙眼肉】

龙眼肉为无患子科植物龙眼的假种皮。性味甘，温。含有葡萄糖、蔗糖、蛋白质、脂肪酸类、腺嘌呤和胆碱等成分。具有益心脾、补气血、养血安神的功效。

【北沙参】

北沙参为伞形科植物珊瑚菜的根。性味甘、微苦，微寒。含有淀粉、生物碱，果实含珊瑚菜素。具有润肺止咳、益胃生津的功效。适用于肺热燥咳、虚劳久咳、阴伤咽干、喉痛等症。

【麦门冬】

麦门冬为百合科植物沿街草或麦门冬的须根上的小块棍。性味甘、微苦，微寒。含有各种甾体皂甙、黏液质、葡萄糖苷、β-谷甾醇、维生素 A 样物质等成分。具有养阴润肺、清心除烦、益胃生津的功效。适用于肺燥干咳、吐血、咯血、肺痿、肺痈；虚劳烦热、热病伤津、便秘等症。

【天门冬】

天门冬为百合科植物天门冬的块根。性味甘、苦，寒。含有天门冬素、黏液质卜谷甾醇、甾体皂甙、糖醛衍生物等成分。具有滋阴清热、润肺生津的功效。适用于阴虚发热、咳嗽吐血、肺痿、肺痈、消渴、便秘、咽喉肿痛等症。

【百合】

百合为百合科植物百合、细叶百合和麝香百合及其同属多种植物鳞茎的茎叶。性味甘、微苦，微寒。含有多种生物碱、淀粉、蛋白质、脂肪等成分。具有润肺止咳、清心安神的功效。适用于阴虚久咳、痰中带血、虚烦惊悸等症。

【玉竹】

玉竹为百合科植物玉竹的根茎。性味甘，平。含有铃兰甙、铃兰苦甙、山奈、酚甙、桷皮醇甙、维生素 A、淀粉、黏液质等成分。具有养阴润燥、生津止渴的功效。适用于热病阴伤、咳嗽、烦渴、虚劳发热、小便频数等症。

【石斛】

石斛为兰科植物石斛属多种草本植物的茎。性味甘，淡。含有黏液质、石斛碱、石斛次碱、石斛胺等成分。具有益胃生津、养阴清热、益精明目的功效。适用于热病伤津、口干烦渴、病后虚热等症。

【黄精】

黄精为百合科植物黄精、多花黄精或滇黄精，以及同属若干种植的干燥根茎。性味甘，平。含有淀粉、黏液质、醌类等成分。具有补中益气、滋阴润肺、强壮筋骨的功效。适用于体虚乏力、心悸气短、肺燥干咳、糖尿病等症。

【女贞子】

女贞子为木樨科植物女贞的果实。性味甘、苦，平。含有齐墩果酸、甘露醇、葡萄糖、脂肪酸等成分。具有补肝肾、明目的功效。适用于阴虚内热、头晕、目花、耳鸣、腰膝酸软、须发早白等症。

【旱莲草】

旱莲草为菊科植物鳢场的干燥全草。性味甘、酸，凉。含有皂甙、挥发油、鞣质、维生素 A、旱莲草素等成分。具有滋补肝肾、凉血止血的功效。适用于肝肾阴虚、须发早白、吐血、尿血、便血、血痢、带下、淋浊等症。

【龟板】

龟板为脊椎动物龟科乌龟的腹甲。性味咸、甘，平。含有脂肪、胶质、钙、磷等成分。具有滋阴潜阳、补肾健骨的功效。适用于阴虚潮热、盗汗、结核病、热病后期伤阴抽搐、腰膝酸软、崩漏带下等症。

【鳖甲】

鳖甲为鳖科动物中华鳖鱼的背甲。性味咸，微寒。含有角蛋白、动物胶、碘质、维生素 D 及钙盐等。具有滋阴潜阳、软坚散结的功效。适用于阴虚潮热、盗汗、热病后期伤阴抽搐、腹部肿块、肝脾肿大、经闭等症。

【蛤蟆油】

蛤蟆油为蛙科动物中国林蛙或黑龙江林蛙雌性的干燥输卵管。性味辛，寒。含有蛋白质、脂肪等成分。具有补肾益精、润肺养阴的功效。适用于产后虚弱、肺痨咳嗽、盗汗等症。

【燕窝】

燕窝为雨燕科动物金丝燕及多种同属燕类用唾液与羽绒等混合凝结成的巢窝。性味甘，平。含有多种蛋白质、糖类、脂肪微量、纤维素、钙、磷、钾、硫等成分。具有滋阴润燥、补益脾胃的功效。适用于虚损、痨瘵、咳嗽、痰喘、咯血、吐血、久痢、久疟、噎膈反胃等症。

【鹿角胶】

鹿角胶为鹿科动物梅花鹿或马鹿的角煎熬制而成的胶块。性味甘、咸，温。含有胶质（25%）、磷酸钙（50%~60%）、碳酸钙和氮化物等成分。具有补血、益精的功效。适用于腰膝无力、阳痿、滑精、虚寒崩漏等症。

【鹿鞭】

鹿鞭为梅花鹿的雄性外生殖器。性味甘、咸，温。具有补肾壮阳、益精的功效。适用于肾阳虚所致的阳痿、腰膝酸痛、耳鸣、妇女子宫寒冷不孕等症。

【海狗鞭】

海狗鞭为海狗科动物海狗或海豹科动物海豹的雄性外生殖器。性味咸，热。具有补肾壮阳、益精补髓的功效。适用于虚损劳伤、肾精衰损所致的阳痿、滑精、精冷、腰膝冷痛、酸软等症。

【黄狗鞭】

黄狗鞭为犬科动物狗主要为黄狗的阴茎和睾丸。性味甘、咸，温。含有雄性激素、蛋白质、脂肪。具有补肾壮阳的功效。适用于肾阳虚、阳痿、腰酸、尿频等症。

【蛤蚧】

蛤蚧为守宫科动物蛤蚧除去内脏的干燥体。性味减，平。含有蛋白质、脂肪等成分。具有补肺益肾、益精助阳、止咳的功效。适用于喘促气短、咯血、阳痿等症。

【九香虫】

九香虫为蝽科昆虫九香虫的干燥全虫。性味咸，温。含有脂肪、蛋白质、甲壳质等成分。具有温中壮阳、理气止痛的功效。适用于胸膈气滞、脘痛痞闷、脾肾亏损、腰膝酸楚、阳痿等症。

【巴戟天】

巴戟天为茜草藤本植物巴戟天的根。性味辛、甘，微温。含有维生素C、糖类、树脂等成分。具有补肾阳、强筋骨的功效。适用于腰膝无力、关节酸痛、阳痿、少腹冷痛、遗精等症。

【淫羊藿】

淫羊藿为小檗科草本植物淫羊藿或箭叶淫羊藿、心叶淫羊藿的全草。性味辛，温。含有淫羊藿甙、植物甾醇、挥发油、鞣质、油脂、维生素E

等成分。具有补肾壮阳、强筋健骨、祛风除湿、止咳平喘的功效。适用于阳痿、腰膝酸弱、四肢麻痹、神疲健忘、更年期高血压等症。

【仙茅】

仙茅为石蒜科草本植物仙茅的根茎。性味辛，热。含有树脂鞣质、脂肪油、淀粉等成分。具有补肾阳、温脾阳、强筋骨、祛寒湿的功效。适用于阳痿、四肢麻痹、腰膝冷痛等症。

【沙苑子】

沙苑子为豆科草本植物扁茎黄芪的成熟种子。性味甘，温。含有脂肪油、鞣质、维生素 A 类物质等成分。具有补肾固精、养肝明目的功效。适用于遗精、早泄、白带、目昏、头晕、腰膝酸软、尿频余沥等症。

【补骨脂】

补骨脂为豆科草本植物补骨脂的种子。性味甘、苦，大温。含有挥发油、树脂、香豆精衍生物、黄酮类化合物等成分。具有补肾助阳、温脾止泻的功效。适用于腰膝冷痛、尿频、遗尿、泄泻，外治白癜风、鸡眼等症。

【锁阳】

锁阳为锁阳科肉质寄生植物锁阳的肉质茎。性味甘，温。含有花鱼甙、三萜皂甙、鞣质等成分。具有补肾壮阳、润肠通便的功效，适用于腰膝酸软、阳痿、滑精、肠燥便秘等症。

【杜仲】

杜仲为杜仲乔木植物杜仲的树皮。性味甘，温。含糖苷、有机酸等成分。具有补肝肾、强筋骨、安胎的功效。适用于肾虚腰痛、腰膝无力、先兆流产、胎动不安、高血压等症。

【续断】

续断为续断科草本植物续断或川续断的根。性味苦，微温。含有续断碱、挥发油、维生素 E、有色物质等成分。具有补肝肾、强筋骨、通血脉、止血、安胎的功效。适用于腰膝酸软、关节酸痛、崩漏、先兆流产、跌打损伤等症。

【骨碎补】

骨碎补为水龙骨科草本植物斛蕨的根状茎。性味苦，温。含有葡萄糖、淀粉、柏皮甙等成分。具有补肾、接骨、活血、生发的功效。适用于跌打损伤、牙齿松动、耳鸣、斑秃等症。

【海马】

海马为海龙科动物克氏海马或刺海马、大海马、三班海马、日本海马等除去内脏的干燥体。性味甘，温。含有雄性激素。具有温肾壮阳、调气活血的功效。适用于阳痿、腹部肿块、淋巴结核、跌打损伤、痈肿疔疮等症。

【紫河车】

紫河车来源于健康产妇的干燥胎盘。性味甘、咸，微温，含有蛋白质、糖、钙、维生素等成分。具有补气、养血、益精的功效。适用于体质虚弱、久病体虚、虚喘、盗汗、遗精等症。

【山茱萸】

山茱萸为山茱萸科小乔木植物山茱萸去果核的成熟果肉。性味甘、酸，微温。含有维生素 A、山茱萸甙、皂甙、鞣质、熊果酸、没食子酸、苹果酸、酒石酸等成分。具有补益肝肾、收敛固涩的功效。适用于耳鸣眩晕、自汗盗汗、小便频数、遗精、月经过多、腰膝酸软等症。

【藿香】

藿香为唇形科草本植物广藿香和藿香的茎叶。性味辛，微温。含有挥发油等成分。具有化湿和中、解表祛暑的功效。适用于暑热感冒、胸闷食少、恶心呕吐、腹胀腹泻等症。

【佩兰】

佩兰为菊科草本植物兰草的茎味。性味甘、辛。含有挥发油等。具有化湿和中、解表祛暑的功效。适用于伤暑头重、胸脘胀闷、食欲不振、口中甜腻、口臭等症。

【砂仁】

砂仁为姜科草本植物阳春砂和缩砂的成熟种仁。性味辛，温。含有挥发油，油中主要为龙脑、乙酸、龙脑酯、右旋樟脑、芳樟醇、橙花三烯等成分。具有消食开胃、行气化湿、温脾止泻、温胃止呕、安胎的功效。适用于脘腹胀痛、食欲不振、恶心呕吐、胎动不安等症。

【白豆蔻】

白豆蔻为草本植物白豆蔻的成熟果实。性味辛，温。含有挥发油等成分。具有化湿行气、温中止呕的功效。适用于脘腹胀痛、恶心呕吐、食欲不振等症。

【草豆蔻】

草豆蔻为姜科草本植物草豆蔻的成熟种子。性味辛，温。含有挥发油等成分。具有燥湿健脾、温胃止呕的功效。适用于脘腹胀满、冷痛、嗳气、呃逆、寒温吐泻等症。

【草果】

草果为姜科草本植物草果的成熟种子。性味辛、温。含有挥发油等成分。具有温中燥湿、除痰截疟、开郁消食的功效。适用于脘腹胀满、冷痛、反胃、呕吐、食积、痰饮、疟疾等症，还可增香调味。

【建曲】

建曲为多种药物与麦麸、面粉的发酵制品。性味辛、甘，温。含有维生素 B、酶类、麦角、醇、蛋白质、脂肪等成分。具有消食健胃的功效。适用于饮食积滞、消化不良等症。

【山楂】

山楂为蔷薇科小乔木或灌木植物山楂或野山楂的成熟果实。性味酸、甘，微温。含有黄酮类、甙类、有机酸、内酯、糖类、蛋白质、维生素 C、脂肪等成分。具有消食化积、散瘀、化痰行气的功效。适用于食积不化、瘀阻症瘕、胸胁疼痛、痰饮、痢疾等症。

【木香】

木香为菊科草本植物云木香和川木香的根。性味辛、苦，温。含有挥发油、生物碱、菊糖等成分。具有行气止痛的功效。适用于胸胁胀痛、呕吐、腹泻、痢疾、里急后重等症。

【陈皮】

陈皮为芸香科亚乔木植物橘柑的成熟果皮。性味苦、辛，温。含有挥发油、橙皮甙、维生素 B 族、维生素 C 等成分。具有行气健脾、燥湿化痰、降逆止呕的功效。适用于脘腹胀满、嗳气、呕吐、咳嗽、多痰等症。

【丹参】

丹参为唇形科草本植物丹参的根。性味苦，微寒。含有丹参酮、丹参醇、维生素 E 等成分。具有活血祛瘀、凉血消痛、养血安神的功效。适用于月经不调、经闭、宫外孕、肝脾肿大、心绞痛、心烦不眠、疮疡肿毒等症。

【川芎】

川芎为伞形科草本植物川芎的根茎。性味辛，温。含有挥发油、生物碱、阿魏酸、酚性物质等成分。具有活血行气、祛风止痛的功效。适用于头痛、胸胁痛、经闭、腹痛、风湿痛、跌打损伤等症。

【黄连】

黄连为毛茛科草本植物黄连和三角叶连的根茎。性味苦，寒。含有小檗碱、黄连碱、甲基黄连碱、棕榈碱等多种生物碱，具有清热燥湿、泻火解毒的功效。适用于热盛心烦、痞满呕逆、肺结核、吐血、衄血、呕恶、痢疾、肠炎、目赤肿痛、口舌生疮、中耳炎、痈疖疮疡、黄水疮等症。

【金银花】

金银花为忍冬科缠绕藤本植物金银花的花蕾。性味甘，寒。含有绿原酸、黄酮类（本犀草素等）、肌醇、皂甙、鞣质、挥发，油等成分。具有清热解毒的功效。适用于温病发热、风热感冒、咽喉肿痛、肺炎、痢疾、痈肿、疮疡、丹毒等症。

【银柴胡】

银柴胡为石竹科草本植物银柴胡的根。性味甘，微寒。含有皂草甙类物质等成分。具有退虚热、清疳热的功效。适用于阴虚发热、疳积发热等症。

【侧柏叶】

侧柏叶为柏科乔木植物侧柏的嫩枝和叶。性味苦、涩，微寒。含有挥发油（内含侧柏酮、侧柏烯等）、黄酮类、鞣质、维生素 C 等成分。具有清热凉血、止咳、生发的功效。适用于咳嗽痰中带血、支气管炎、衄血、吐血、便血、崩漏、关节炎等症。

【艾叶】

艾叶为菊科草本植物艾的叶。性味苦、辛，温。含有挥发油、鞣质、氯化钾、微量维生素 B 族、维生素 C 等成分。具有温经止血、散寒止痛的功效。适用于痛经、崩漏、胎动不安、关节酸痛、腹中冷痛、皮肤瘙痒等症。

【紫苏】

紫苏为唇形科植物皱紫苏、尖紫苏等的叶。性味辛，温。含有挥发油、精氨酸、葡萄糖苷、紫苏醛、丁香油酚等成分。具有发表、散寒、理气、和营的功效。适用于风寒感冒、恶寒发热、咳嗽、气喘、胸腹胀满、胎动不安等症，并能解鱼、蟹毒。

【菊花】

菊花为菊科植物菊的头状花序。性味甘、苦，凉。含有挥发油、胆碱、腺嘌呤、菊甙、氨基酸、黄酮类、微量维生素 B_1 等成分。具有疏风、清热、明目、解毒的功效。适用于头痛、眩晕、目赤、心胸烦热、疔疮肿毒等症。

【白矾】

白矾为明矾矿石经加工提炼而成的块状结晶体。性味酸、涩。含有硫酸铝钾等成分。具有祛痰、燥湿、止泻、止血、解毒、杀虫的功效。适用于癫痫、喉痛、痰壅、肝炎、黄疸、胃及十二指肠溃疡、子宫下垂、白带、下痢、痔疮、衄血、疥癣等症。

【人参】

人参为五加科植物人参的干燥根。性味甘、微苦，平。含有人参皂甙、葡萄糖、鼠李糖、阿拉伯糖、挥发油、人参醇、人参酸、植物甾醇、胆碱、氨基酸、肽类、果糖、麦芽糖、蔗糖、人参三糖、果胶、维生素 B_1、维生素 B_2、烟酸、泛酸等成分。白参类具有大补元气、固脱生津、安神之功效。适用于治劳伤虚损、食少、倦怠、反胃吐食、虚咳喘促、阴虚盗汗、惊悸健忘、眩晕头痛、妇女崩漏、产后暴脱、久虚不复等症。红参类具有大补元气、补阳固脱、安神之功效。适用于脾肾虚寒、真阳衰弱、中气不足、四肢欠温、自汗暴脱、脾虚泄泻、阳痿遗精、尿频遗尿、消渴等症。

【山药】

山药为薯蓣科植物薯蓣的干根茎。性味甘，平。含有皂甙、黏液质、胆碱、淀粉、糖蛋白和氨基酸、多酚氧化酶、维生素 C、植物酸等成分。具有健脾、补肺、固肾、益精之功效。适用于脾虚泄泻、久痢、虚劳咳嗽、消渴、遗精、带下、小便频数等症。

【三七】

三七为五加科植物三七的根。性味甘、微苦，温。含有皂甙、五加皂甙等成分。具有止血、散瘀、消肿、定痛的功效。适用于吐血、咳血、衄血、便血、血痢、崩漏、产后血晕、恶露不下、跌扑瘀血、外伤出血、痈肿疼痛等症。

【甘草】

甘草为豆科植物甘草的根和根茎。性味甘，平。含有三萜皂甙、甘草酸、还原糖、淀粉、胶质等成分。具有和中缓急、润肺、解毒、调和诸药的功效。炙用，适用于脾胃虚弱、食少、腹痛便溏、劳倦发热、肺痿咳嗽、心悸、惊痫等症。生用，治咽喉肿痛、消化性溃疡、痈疽疮疡、解药毒及食物中毒等症。

【乌梅】

乌梅为蔷薇科植物梅的未成熟的果实。性味酸，温。含有柠檬酸、苹果酸、琥珀酸、糖类、谷甾醇、蜡样物质、齐墩果酸样物质等成分。具有收敛生津、安蛔驱虫的功效。适用于久咳、虚热烦渴、久疟、久泻、痢疾、便血、尿血、血崩、蛔厥腹痛、呕吐、钩虫病、牛皮癣等症。

【何首乌】

何首乌为蓼科植物何首乌的块根。性味苦、甘、涩，微温。含有蒽醌类、大黄素甲醚、大黄酚蒽酮、淀粉、脂肪、卵磷脂等成分，具有补肝、益肾、益血、祛风的功效，适用于肝肾阴亏、须发早白、血虚头晕、腰膝软弱、筋骨酸痛、遗精、崩漏、久疟、久痢、慢性肝炎、痈肿、瘰疬、痔疾等症。

【黄芪】

黄芪为豆科植物黄芪和内蒙古黄芪的根。性味苦，微温。含有多种氨基酸、苦味素、胆碱、甜菜碱、叶酸、蔗糖、葡萄糖醛酸、黏液质等成分。生用，具有益卫固表、利水消肿、托毒、生肌的功效，适用于自汗、盗汗、血痹、浮肿、痈疽溃或溃久不敛等症。炙用，具有补中益气的功效，适用于内伤劳倦、脾虚泄泻、脱肛、气虚、血脱、崩漏、气衰血虚等症。

【当归】

当归为伞形科植物当归的根。性味甘、辛，温。皂化部分中含棕榈酸、硬脂酸、肉豆蔻酸、不饱和油酸、亚油酸，不皂化部分中含 β-谷甾醇等成分。具有补血和血、调经止痛、润燥滑肠的功效。适用于月经不调、经闭腹痛、症瘕结聚、崩漏、血虚头痛、眩晕、痿痹、肠燥便秘、赤痢后重、痈疽疮疡、跌打损伤等症。

【肉苁蓉】

肉苁蓉为列当科植物肉苁蓉、迷肉苁蓉等带鳞叶的肉质茎。性味甘、酸、咸，温。含有微量生物碱等成分。具有补肾、润燥、滑肠的功效。适应于男子阳痿、女子不孕、带下、血崩、腰膝冷痛、血枯便秘等症。

【白果】

白果为银杏科植物银杏的成熟种子。性味甘、苦、涩，平。含有少量氰苷、赤霉素，内胚乳中还分离出两种核糖核酸酶，种皮含有毒成分如白果酸、氢化白果酸、氢化白果亚酸等。具有敛肺气、定喘嗽、止带浊、缩小便的功效。适用于哮喘、痰嗽、白带、白浊、遗精、淋病、小便频数等症。

【赤小豆】

赤小豆为豆科植物赤小豆或赤豆的种子。性味甘、酸，平。含有蛋白质、脂肪、糖类、粗纤维、钙、磷、铁、硫胺素、核黄素、烟酸等成分。具有利水、除湿、和血排脓、消肿解毒的功效。适用于水肿、脚气、黄疸、泻痢、便血、痈肿等症。

【枸杞子】

枸杞子为茄科植物枸杞和宁夏枸杞的成熟果实。性味甘，平。含有胡萝卜素、硫胺素、核黄素、烟酸、抗坏血酸、β-谷甾醇、亚油酸等成分。具有滋肾、润肺、补肝、明目的功效。适用于肝肾阴亏、腰膝酸软、头晕、目眩、目昏多泪、虚劳咳痰、消渴、遗精等症。

【荜茇】

荜茇为胡椒科植物荜茇的未成熟果穗。性味辛，热。含有胡椒碱、棕榈酸、四氢胡椒酸、芝麻素等成分。具有温中、散寒、下气、止痛的功效。适用于脘腹冷痛、呕吐吞酸、肠鸣泄泻、冷痢、阴疝、头痛、鼻渊、牙痛等症。

【菟丝子】

菟丝子为旋花科植物菟丝子和大菟丝子的种子。性味辛、甘，平。含有树脂、甙、糖类等成分。具有补肝肾、益精髓、明目的功效。适用于腰膝酸痛、遗精、消渴、尿有余沥、目暗等症。

【槟榔】

槟榔为棕榈科植物槟榔的种子。性味苦、辛，温。含有生物碱、缩合鞣质、脂肪、槟榔红色素等成分。具有杀虫、破积、下气、行水的功效。适用于虫积、食滞、脘腹胀痛、泻痢后重、疟疾、水肿、脚气、痰癖等症。

【薏苡仁】

薏苡仁为禾本科植物薏苡的种仁。性味甘、淡，凉。含有蛋白质、脂肪、糖类、少量维生素 B 族、氨基酸、薏苡素、三萜化合物等成分。具有健脾补肺、清热、利湿的功效。适用于泄泻、湿痹、筋脉拘挛、屈伸不利、水肿、脚气、肺痿、肺痈、肠痈、淋浊、白带等症。

【天麻】

天麻为兰科多年寄生草本植物天麻的块茎。性味甘，平。含有香英兰醇、香英兰醛、维生素 A 类物质、结晶性中性物质及微量生物碱、黏液质等成分。具有熄风、定惊的功效。适用于头风头痛、肢体麻木、半身不遂、小儿惊痫动风等症。

【白芍】

白芍为毛茛科多年生草本植物芍药的根。性味苦，平、微寒。含有芍药甙、苯甲酸、挥发油、脂肪油、树脂、鞣质、糖、淀粉黏液质、蛋白质、卜谷甾醇和三萜类等成分。四川产者含酸性物质，对金黄色葡萄球菌有抑制作用。具有养血柔肝、缓中止痛、敛阴收汗的功效。适用于胸胁疼痛、泻痢腹痛、自汗盗汗、阴虚发热、月经不调、崩漏带下等症。

【牡丹皮】

牡丹皮为毛茛科草本植物牡丹的根皮。性叶苦、辛，微温。含有牡丹酚原甙（易被酶解为牡丹酚和牡丹酚甙）、挥发油（芍药油），植物甾醇、苯甲酸、生物碱等成分。适用于热入血分发斑、惊痫、呕吐、便血、骨蒸劳热、经闭、痈疡等症。

【胖大海】

胖大海为梧桐科植物胖大海的种子。性味甘、淡，凉。种子的外层含西黄芪胶黏素，果皮含半乳糖等成分。具有清热、润肺、利咽、解毒的功效。

适用于干咳无痰、喉痛音哑、骨蒸内热、吐衄下血、目炎、痔疮瘘管等症。

【郁金】

郁金为姜科植物姜黄、莪术的块根。性味辛、苦，平。含有挥发油、姜黄素、脱甲氧基姜黄素、双脱甲氧基姜黄素、姜黄酮、芳基姜黄酮等成分。具有行气解郁、凉血破瘀的功效。适用于胸腹胁诸痛、癫狂、热病神昏、吐血、衄血、尿血、血淋、妇女倒经等症。

【党参】

党参为桔梗科植物党参的根。性味甘，平。含有皂甙、微量生物碱、蔗糖、葡萄糖、菊糖、淀粉、黏液质、树脂等成分。具有补中、益气、生津的功效。适用于脾胃虚弱、气血两亏、体倦无力、食少、口渴、久泻、脱肛等症。

【明党参】

明党参为伞形科植物明党参的根。性味甘、微苦，凉。含有少量挥发油、多量淀粉等成分。具有清肺、化痰、平肝、和胃、解毒的功效。适用于痰火咳嗽、喘逆、头晕、呕吐、目赤、白带、疗毒疮疡等症。

【银耳】

银耳为银耳科植物银耳的子实体。性味，甘、淡，平。含有蛋白质、糖类、无机盐、维生素 B 族、脂肪、粗纤维等成分。具有清肺热、益脾胃、滋阴、生津、益气活血、润肠的功效。适用于肺热咳嗽、肺燥干咳、胃肠燥热、血管硬化、高血压等症。

【冬虫夏草】

冬虫夏草为麦角菌科植物冬虫夏草菌的子座，是其寄生主蝙蝠蛾科昆虫蝙蝠蛾等的幼虫尸体的复合体。性味甘，温。含有脂肪、粗蛋白、粗纤维、糖类、虫草酸、冬虫夏草素、维生素 B_{12} 等成分。具有补虚损、益精气、止咳化痰的功效。适用于痰饮咳嗽、虚喘痨嗽、咯血、自汗、阳痿、遗精、腰膝酸痛、病后久虚不复等症。

【茯苓】

茯苓为多孔菌科植物茯苓的菌核。性味甘、淡，平。含有 β-茯苓酸、β-羟基羊毛甾三烯酸、树脂、甲壳质、蛋白质、脂肪、甾醇、卵磷旨、葡萄糖、胆碱、β-茯苓聚糖分解酶、脂肪酶、蛋白酶等成分。具有渗湿利水、益脾和胃、宁心安神的功效。适用于小便不利、水肿胀满、痰饮咳逆、呕吐、泄泻、遗精、淋浊、惊悸、健忘等症。

【香附子】

香附子为莎草科草本植物莎草的根茎。性味辛、微苦，平。含有挥发油、脂肪酸、酚性物质等成分。具有疏肝理气、调经止痛、健脾消食的功效。适用于胸胁脘腹疼痛、痛经、月经不调、肝郁积食等症。

【酸枣仁】

酸枣仁为鼠李科植物酸枣的种子。性味甘，平。含有多量脂肪油、蛋白质、甾醇、三萜化合物、酸枣皂甙、维生素 C 等成分。具有养肝、宁心、安神、敛汗的功效。适用于虚烦不眠、惊悸怔忡、烦渴虚汗等症。

【白花蛇】

白花蛇为蝮蛇科动物五步蛇除去内脏的干燥全体。性味甘、咸，有毒。含有蛋白质、脂肪、皂甙、蛇毒等成分。具有祛风、通络定惊的功效。适用于风湿痹痛、中风半身不遂、破伤风、痉挛抽搐、惊厥、皮肤顽癣、瘰疬痈疽、恶疮等症。

【脆蛇】

脆蛇为蛇蜥科动物脆蛇晰的全体。性味甘，平。具有散瘀、祛风、消肿、解毒的功效。适用于跌打损伤、骨折、风湿痹痛、麻风等症。

【泽泻】

泽泻为泽泻科草本植物泽泻的根。性味甘、淡，寒。含有挥发油（内含糖醛）、生物碱、泽泻醇、植物甾醇、天门冬素、树脂、蛋白质、有机酸淀粉等成分。具有利水渗湿泻热的功效。适用于小便不利、尿路感染、水肿痰饮、眩晕等症。

【芡实】

芡实为睡莲科水生草本植物芡实的成熟种仁。性味甘、涩，平。含有蛋白质、脂肪、糖类、钙、磷、铁、核、黄素、维生素 C 等成分。具有补肾固精、健脾止泻、祛湿止带的功效。适用于遗精、白带、遗尿、尿频、泄泻等症。

第四章　治病养生药酒选编

感　冒

　　感冒是因风邪侵袭人体，以头痛、鼻塞、流涕、发热、恶寒、脉浮等为主要临床表现的疾病。根据其表现特点的不同，临床又分风寒、风热、夹暑、夹湿、夹燥、夹食等证。

　　本病所用药酒，以治风寒为主，常用豆豉、葱、姜等配制而成，如荆芥豉酒、葱豉黄酒汤；或用附子、肉桂等配制而成，治疗阳虚外感或受寒为主者，如肉桂酒。

　　风热外感者，亦可用药酒治疗，意在用酒以行药势。

姜蒜柠檬酒

【配方】生姜100克，大蒜400克，柠檬3~4个，蜂蜜70毫升，酒800毫升。

【制法与服法】先将大蒜蒸5分钟后切片，柠檬去皮后切片，生姜切片，与蜂蜜共浸泡至酒中3个月，过滤后即可饮用。每日30毫升，不可过量饮用。

【功效】祛风散寒解表。适用于风寒感冒。

葱姜盐酒

【配方】葱白30克，生姜30克，食盐6克，白酒1盅。

【制法与服法】以上前3味共捣成糊状，再加入白酒调匀，然后用纱布包之。外用，涂擦前胸、后背、手心、脚心、腋窝及肘窝等处，涂擦一遍后让患者安卧。

【功效】发散风寒。适用于感冒。

荆芥豉酒

【配方】豆豉 250 克，荆芥 10 克，黄酒 750 毫升。

【制法与服法】以上 3 味同煎 5~7 成沸，去渣，收贮备用。随量温饮。

【功效】疏风消肿。适用于外感风寒、发热无汗。

葱须豆豉酒

【配方】豆豉 15 克，葱须 30 克，黄酒 50 毫升。

【制法与服法】先将豆豉加水 1 小碗，煎煮 10 分钟，再加洗净的葱须，继续煎煮 5 分钟，最后加入黄酒，出锅。每日 2 次，趁热顿服。

【功效】解表和中。适用于风寒感冒。

蔓荆子酒

【配方】蔓荆子 200 克，白酒 500 毫升。

【制法与服法】先将蔓荆子捣碎，用酒浸于净瓶中，7 日后去渣备用。每次徐饮 10~15 毫升，日服 3 次。

【功效】疏散风热，清利头目，止痛。适用于外感风热所致头昏头痛及偏头痛。

附子杜仲酒

【配方】炙杜仲 50 克，仙灵脾 15 克，独活 25 克，牛膝 25 克，炮附子 30 克，白酒 1000 毫升。

【制法与服法】以上前 5 味碎细，用酒浸之，1 周后即可开取饮用。每次服 10~20 毫升，日服 3 次。

【功效】补肝。肾，强筋骨。适用于感冒后身体虚弱、腰膝疼痛、行步困难。

嗜鼻药酒

【配方】川芎 10 克，白芷 12 克，防风 10 克，羌活 12 克，荆芥 12 克，北细辛 6 克，蔓荆子 6 克，藿香叶 10 克，玄胡索 10 克，牡丹皮 10 克，白僵蚕 10 克，风化硝 15 克，二郎见 15 克，白烧酒 1000 毫升。

【制法与服法】先将上药加工使碎，盛入容器内，再加入烧酒，密封，浸泡 3 天后启封，过滤去渣，即可使用。外用。用棉签浸药酒，徐擦鼻黏膜、嗜鼻，或用小玻璃瓶装入 30 毫升药酒，对着鼻孔嗜吸。每日 3 次。

【功效】活血祛风，扶正祛邪。预防流行性感冒，兼治风寒感冒。

咳 嗽

咳嗽为临床常见病证。有因外感六淫，肺失宣降引起者；有因脾虚失运，酿湿生痰，上渍于肺，壅塞肺气，影响气机出入引起者；有因肝郁化火，木火刑金引起者；有因肾虚不能纳气引起者。根据其表现特点，临床又常分为风寒咳嗽、风热咳嗽、火热咳嗽、痰热咳嗽、痰湿咳嗽、阴虚咳嗽、阳虚咳嗽、气虚咳嗽、燥咳、木火刑金等证。

治疗本病的药酒，有以滋阴养血为主者，如阿胶酒、西洋参酒等，常用于阴虚咳嗽；有以润燥为主者，如叶酸桑葚酒、绿豆酒，常用于燥咳；有以散寒为主者，如寒凉咳嗽酒；有以补肾纳气为主者，如红颜酒；有以舒肝化痰为主者，如香橼醴；有以镇咳化痰为主者，如百部酒。临证可根据咳嗽的表现，分别选用各种相应的药酒。

阿胶酒

【配方】阿胶 400 克，黄酒 1.5 升。

【制法与服法】用酒在慢火上煮阿胶，令化尽，再煮至 1 升，取下候温。分做 4 服，空心细细饮之，不拘时候，服尽不愈，再依前法另制。

【功效】适用于阴虚咳嗽、眩晕心悸、虚劳咳血、吐血、崩漏。

橘红酒

【配方】橘红 30 克，白酒 500 毫升。

【制法与服法】先将橘红加工捣碎，与白酒一同置容器中浸泡，加盖密封。7 天后开封，即成。每晚睡前服 10~15 毫升。不宜多饮，以免反助湿邪。

【功效】理气散寒，化痰止嗽。适用于脾肺不和、湿痰久蕴而引起的喘嗽咯痰等症。

寒凉咳嗽酒

【配方】全紫苏 60 克，杏仁 5 克，栝蒌皮 15 克，浙贝母 15 克，半夏 15 克，枳壳 15 克，桔梗 15 克，桑白皮 15 克，枇杷叶 15 克，茯苓 15 克，陈皮 30 克，干姜 30 克，细辛 7.5 克，豆蔻仁 7.5 克，五味子 7.5 克，甘草 1.5 克，白酒 2500 毫升。

【制法与服法】以上前 16 味共捣碎，装入细纱袋中，扎紧口置容器中，倒入白酒浸泡，密封，隔天振摇 1 次，12 天后开封，弃渣过滤即成。每日早晚各服 1 次，每次 30~50 毫升。凡咳嗽属阴虚，久咳痰少，痰中带血丝，口燥咽干者忌服。

【功效】祛风散寒，止嗽平喘。适用于寒凉咳嗽，症见咳嗽气喘、鼻塞流涕、喉痒声重、痰稀色白、头痛发热、恶寒或恶风等。

百部根酒

【配方】百部根 100 克，白酒 1000 毫升。

【制法与服法】先将百部切薄片，略炒后与白酒同置于容器中，密封浸泡 7 天即成。频频饮用，勿醉为度。忌食辛辣食物和鱼虾等刺激性食物。

【功效】润肺下气，止咳杀虫。适用于一切久咳。

蜜膏酒

【配方】蜂蜜 250 毫升，饴糖 250 克，生姜汁 125 毫升，生百部汁 125 毫升，枣肉泥 75 克，杏仁泥 75 克，橘皮末 60 毫升。

【制法与服法】先将杏仁泥和生百部汁加水 1000 毫升，煮成 500 克，去渣，加入蜂蜜、生姜汁、饴糖、枣泥、橘皮末等，文火再熬取 1000 毫升。日服 3 次，每次用温酒调服 1~2 汤匙，细细含咽。

【功效】疏风散寒，止咳平喘。适用于肺气虚寒、风寒所伤、语声嘶塞、咳唾上气、喘嗽及寒邪郁热等症。

鼠李仁酒

【配方】鼠李仁 60 克，白酒 250 毫升。

【制法与服法】将鼠李仁洗净，用白酒浸泡 5 天即成。日服 3 次，每次 10~20 毫升。

【功效】止咳祛痰。适用于慢性支气管炎咳嗽、肺气肿。

芝麻核桃酒

【配方】黑芝麻 25 克，核桃仁 25 克，白酒 500 毫升。

【制法与服法】以上前 2 味洗净，放入酒坛内，再倒入白酒，拌匀，密封，置阴凉处浸泡 15 天即成。日服 2 次，每次服 15 毫升。

【功效】补肾纳气平喘。适用于肾虚喘咳、腰痛脚软、阳痿遗精、大便燥结等。

雪梨酒

【配方】雪梨 500 克，白酒 1000 毫升。

【制法与服法】先将雪梨洗净去皮核，切小块，放入酒坛内，加入白酒，密封，每隔 2 天搅拌一次，浸泡 7 天后即成。不拘时，随量饮用。脾胃虚寒者忌服。

【功效】生津润燥，清热化痰。适用于烦渴、咳嗽、痰热惊狂、噎膈、便秘等症。

龙葵酒

【配方】龙葵果 150 克，白酒 250 毫升。

【制法与服法】将黑熟的龙葵果用白酒浸泡 30 天。日服 3 次，每次 10~20 毫升。

【功效】清热解毒，利尿消肿。适用于慢性支气管炎等。

哮　喘

哮以突然发作，呼吸喘促，喉间哮鸣有声为特征；喘以气息迫促为主要表现。哮必兼喘，故哮病又称为哮喘。喘可见于多种急、慢性病程中，当其成为这些疾病某一阶段的主证时，即称作喘证。哮喘有发作期和缓解期，一般在发作期较少用药酒治疗，以缓解期用之为多。在我国古代，较少用药酒治疗哮喘，在防治慢性气管炎、哮喘、肺心病的过程中，人们发现，药酒亦不失为治疗哮喘的一个有效手段，值得努力发掘。但应注意，对某些酒哮者或对酒过敏者，不宜用药酒治疗。

小叶杜鹃酒

【配方】小叶杜鹃（干品）100 克，白酒 500 毫升。

【制法与服法】浸泡 7 日后，去渣服用。每服 10 毫升，日服 2 次。

【功效】适用于慢性气管炎、哮喘。

龙葵酒

【配方】龙葵果 200 克，白酒 250 毫升。

【制法与服法】浸泡 30 天左右，取酒饮服。每日 1 茶匙，日服 3 次。

【功效】适用于气管炎、哮喘。

猪胰酒

【配方】猪胰（细切）3具，大栗30个，白酒3升。

【制法与服法】上以酒3升浸，秋冬3日，夏季1日，春季2日，密封，用布绞去渣。空腹温服。

【功效】适用于上气喘急、坐卧不安。

蛤蚧定喘酒

【配方】蛤蚧1对，白酒1000毫升。

【制法与服法】先将蛤蚧去头足鳞，切成小块后浸于酒中，密封，置阴凉处30天，经常摇动。日服2次，每次服20毫升。风寒及实热性咳嗽者忌服。

【功效】补肺益肾，纳气定喘。适用于久病体虚的慢性虚劳喘咳、动则气喘、咳嗽少气、阳痿、慢性支气管炎属肾阳虚证者。

栝蒌薤白酒

【配方】鲜薤白200克，栝蒌25克，白酒500毫升。

【制法与服法】以上前2味洗净捣碎，置容器中，加入白酒，密封，浸泡14天后即成。每晚口服1次，每次服20毫升。

【功效】通阳散结，活血祛痰。适用于喘息、咳喘、胸痹刺痛、心痛血滞等。

核桃酒

【配方】核桃50克，白酒500毫升。

【制法与服法】先将核桃仁挑选干净，除去皮及杂质，捣碎，放入酒坛中，再将白酒倒入，拌匀，密封，隔天搅拌1次，浸泡15天后过滤即成。日服3次，每次服15毫升。

【功效】补肾养血，止喘纳气。适用于肾虚喘咳、腰痛脚软、阳痿、遗精、大便燥结。

桑皮生姜吴萸酒

【配方】桑白皮150克，生姜9克，吴萸15克，白酒1000毫升。

【制法与服法】先将桑白皮切碎，与生姜、吴萸一同加水500毫升和白酒，用文火煮成1000毫升，去渣待用。日服2次，每次30毫升。

【功效】泻肺平喘，理气化痰。适用于咳喘胀满、呕吐痰饮等症。

葶苈子酒

【配方】葶苈子 200 克，米酒 5000 毫升。

【制法与服法】先将葶苈子微火炒后研碎，入布袋，扎紧口，放入小坛中，注入米酒封固，7 天后开封，去药袋即成。日服 2 次，每次 20 毫升。肺气不足、体质虚弱者忌服。

【功效】泻肺定喘，行水消肿。适用于肺壅喘息、痰饮咳嗽、水肿胀满，或遍体气肿，或单面肿，或足肿等症。

红葵酒

【配方】千日红花 450 克，龙葵果 450 克，白酒 3000 毫升。

【制法与服法】以上前 2 味分别用一半白酒浸泡 30 天，然后压渣过滤，取上清液合并，加入等量的 10%～15% 的单糖浆即成。日服 3 次，每次 10～20 毫升。

【功效】祛痰止喘。适用于支气管哮喘。

呃　逆

呃逆是一种常见的症状，有轻有重。轻者偶尔发作，常可自行消失。有时通过突然惊吓、快速饮水等方法，也可有效。若呃逆持续不断，则需要用食物和药物治疗。食疗时可将其分为虚、实两大类。实证者呃声响亮，两呃之间的时间较短，病人多体质强壮。虚证者呃声低弱，呃逆断断续续，病人多体质虚弱。呃逆长期不愈，又没有发现明确原因，需注意进行肺、膈及上腹部脏器的系统检查。

状元红酒

【配方】红曲 15 克，砂仁 5 克，陈皮 7.5 克，青皮 7.5 克，当归 7.5 克，丁香 3 克，白豆蔻 3 克，厚朴 3 克，山栀子 3 克，麦芽 3 克，枳壳 3 克，藿香 4.5 克，木香 1.5 克，冰糖 500 克，白酒 4000 毫升。

【制法与服法】以上 13 味盛入纱布袋内，与白酒一起置入容器中，密封，文火隔水蒸 2 小时，去渣后入冰糖溶解即成。每日服 2 次，每次 10～20 毫升。

【功效】理气健脾，化滞除胀。适用于肝郁脾虚，呃逆嗳气、胸腹胀闷不适、食欲不振等。

吴萸香砂酒

【配方】吴萸子 6 克，炒砂仁 6 克，木香 3 克，生姜 2 克，豆豉 30 克，黄酒 120 毫升。

【制法与服法】以上前 5 味置容器中，加入黄酒，煮成 60 毫升，去渣即成。温服，每日 1 剂，分 3 次服完。

【功效】温中散寒，理气止痛。适用于胃脘疼痛、恶心呕吐、恶寒肢冷等。

佛手酒

【配方】佛手 30 克，白酒 1000 毫升。

【制法与服法】先将佛手洗净，用清水泡软后切成小方块，晾干，放入酒坛内，加入白酒，密封浸泡 5 天后搅拌 1 次，10 天后过滤去渣即成。日服 2 次，每次服 15~20 毫升。

【功效】疏肝理气，消食化痰。适用于肝气郁结，脾胃气滞之情志抑郁、食欲不振、胸胁胀痛、恶心呕吐、咳嗽痰多等症。

玫瑰露酒

【配方】鲜玫瑰花 350 克，冰糖 200 克，白酒 1500 毫升。

【制法与服法】先将鲜玫瑰花浸泡在白酒中，同时放入冰糖，浸泡 30 天以上，用瓷坛或玻璃瓶贮存即成。日服 2 次，每次服 15~20 毫升。

【功效】疏肝理气，止痛和胃。适用于肝胃不和所致胃脘胀痛或刺痛、连及两胁、嗳气频繁、食欲不振等。

头　痛

头痛是临床上常见的自觉症状，可见于多种疾病中，如感冒、中风、头颅内的炎症和肿瘤等。这里介绍的疾病以头痛为主要症状，如血管性头痛、紧张性头痛等。食疗时一般将其分为外感和内伤两大类。外感头痛急性起病，常有感受风寒的病史。内伤头痛起病较缓，反复不愈，和情绪、饮食、体质等有关。

黄连酒

【配方】黄连 30 克，白酒 180 毫升。

【制法与服法】将黄连置容器中，加入白酒，煎煮至 60 毫升，去渣，即成。口服，不拘时，随量。

【功效】清热止痛。适用于头痛日久不愈等。

宁心酒

【配方】桂圆 250 克，桂花 60 克，白酒 2500 毫升，白糖 120 克。

【制法与服法】以上前 2 味置容器中，加入白糖和白酒，密封，浸泡 30 天即成。日服 2 次，每次服 20 毫升。糖尿病患者忌服。

【功效】安神定志，宁心悦颜。适用于神经衰弱、心悸头痛等。

白菊花酒

【配方】白菊花 100 克，白酒 1000 毫升。

【制法与服法】将菊花入布袋，置容器中，加入白酒，密封，浸泡 7 天即成。日服 2 次，每次服 15~20 毫升。

【功效】清肝明目，疏风解毒。适用于头痛、视物昏花、头发脱落、心胸烦闷等。

当归酒

【配方】当归 30 克，好酒 1 升。

【制法与服法】将上药同酒煎取 600 毫升即成。适量饮用。

【功效】适用于血虚夹瘀所致的头痛，其痛如细筋牵引或针刺、痛连眼角、午后尤甚、双目发涩、心悸怔忡、面色萎黄、眩晕等症，舌质色淡可有瘀点。

复方蔓荆子酒

【配方】蔓荆子 120 克，菊花 60 克，川芎 40 克，防风、薄荷各 60 克，黄酒 1 升。

【制法与服法】将上药共捣碎，用酒浸于净瓶中，7 日后开封，去渣备用。每次饮 15 毫升，渐加至 20 毫升，每日 3 次。

【功效】适用于风热性头痛、偏头痛。

大豆蚕沙酒

【配方】大豆 250 克，云苓、蚕沙各 126 克，黄酒 1.5 升。

【制法与服法】先将后2味碎细，用酒浸于净器中，别炒大豆，令声断，急投入酒中，封口，7日后开封，去渣备用。每次温饮1~2小杯，每日5~7次，微出汗则佳。

【功效】适用于头痛烦热、肌酸体重、身痒、背强口噤及女子产后中风。

便　秘

便秘即指排便不畅，分虚、实两大类。实证者一般由于肠道干燥所致，常见大便次数减少、粪质干燥坚硬、排出困难。虚证者多因肠道推动乏力所致，故大便并不干燥，且有便意，但排便困难。食疗对于便秘有着较好的效果。食物以选用滋润疏利通导者为主。油腻肥厚之品助热，实热便秘应慎用，但油脂有润肠的作用，可适量服用。大麦、荞麦、黄豆、番薯、菠菜、蕹菜、苋菜、芋艿、韭菜、萝卜、槟榔等都有宽中下气、利大便的作用，可常食用。香蕉、蜂蜜、芝麻等润燥通便，经常食用效果好。同时，养成每日排便的习惯对于治愈便秘也是非常必要的。

温脾酒

【配方】干姜30克，甘草30克，大黄30克，人参10克，制附子20克，黄酒1000毫升。

【制法与服法】以上5味共捣碎，置于净瓶中，倒入黄酒浸泡5天后开启，去渣备用。温饮，日服2次，每次服10~20毫升

【功效】温中通便。适用于脘腹冷痛、大便秘结或久痢等症。

松子酒

【配方】松子仁70克，黄酒500毫升。

【制法与服法】先将松子仁炒香，捣烂成泥，备用；再将黄酒倒入小坛内，放入松子仁泥，然后置文火上煮鱼眼沸，取下待冷，加盖密封，置阴凉处。经三昼夜后开封，用细纱布滤去渣，贮入净瓶中备用日服3次，每次服20~30毫升。凡大便溏泻、滑精及有湿痰者忌服。

【功效】补气血，润五脏，止渴，滑肠。适用于病后体虚、口渴便秘、羸瘦少气、头晕目眩、咳嗽痰少、皮肤干燥、心悸、盗汗等症。

麻子酒

【配方】火麻仁 500 克，米酒 1000 毫升。

【制法与服法】先将火麻仁研末，用米酒浸泡 7 天即成。日服 2 次，每次服 30 毫升。

【功效】润肠通便。适用于老年或产后津伤血虚、大便干结。

芝麻枸杞酒

【配方】芝麻 300 克，枸杞子 500 克，生地黄 300 克，火麻仁 150 克，糯米 1500 克，酒曲 120 克。

【制法与服法】先将酒曲研末，以上前 5 味加工使碎，置砂锅中，加水 3000 毫升，煮至 2000 毫升，取下候冷，糯米蒸熟，等冷后置容器中，加入上述药物和酒曲，拌匀，密封，置保温处酿酒 14 天，启封压去糟渣，即成。温饮，日服 3 次，适量勿醉为度。

【功效】滋肝肾，补精髓，养血益气，调五脏。适用于大便秘结、虚羸黄瘦、食欲不振、腰膝酸软、遗精、视物模糊、须发早白等。

高血压、高脂血

平静状态下多次测量血压，发现舒张压超过 12 千帕（90 毫米汞柱），收缩压超过 18.7 千帕（140 毫米汞柱）即可认为是高血压。高血压病人应将每日摄入的食盐量控制在 6 克左右，适当进行体育锻炼，减轻体重并禁酒，同时经常食用一些有利于血压下降的食物。水果、蔬菜中多有清热化痰生津之品。如芹菜、芥菜、菠菜、黄花菜、枇杷等能平肝潜阳，桑葚则有益阴的作用，可常食用。一般多用糖醋调味。不可饮酒、浓茶、咖啡等饮料，以饮清茶、菊花茶为好。

竹酒

【配方】嫩竹 120 克，白酒 1000 毫升。

【制法与服法】将嫩竹粗碎，与白酒一同放容器中，密封 12 日即成，其间搅拌 2 次。日服 2 次，每次服 20 毫升。

【功效】清热利窍。适用于原发性高血压、便秘、痔疮等。

杜仲酒

【配方】杜仲30克，白酒500毫升。

【制法与服法】以上1味切碎，放入白酒中浸泡7天即成。日服2～3次，每次服10～20毫升。

【功效】补肝肾，强腰膝，降血压。适用于高血压症、肾虚腰痛等。

灵芝丹参酒

【配方】灵芝30克，丹参5克，三七5克，白酒500毫升。

【制法与服法】以上前3味洗净切片，置容器中，加入白酒，密封，每日振摇数下，浸泡15天，滤过，即成。日服2次，每次服20～30毫升。

【功效】益精神，治虚弱。适用于冠心病、神经衰弱等。

中 暑

盛夏季节，天气炎热，体质虚弱或过度劳累者容易发生中暑。轻症见汗出不畅、头晕头痛、恶心呕吐；重症者可见神昏抽搐。食疗对轻症病人有较好的疗效。对重症病人，应先用按人中等急救方法促醒后再用饮食疗法。

杨梅酒

【配方】鲜杨梅500克，白糖80克。

【制法与服法】将杨梅洗净，加白糖共装入瓷罐中捣烂，加盖（不密封，稍留空隙），放7～10天，自然发酵成酒。再用纱布绞汁，即成约12度的杨梅露酒，然后倒入锅内煮沸，待冷装瓶，密封保存，时间越久越佳。夏季饮用最宜。

【功效】适用于预防中暑。

杨梅烧酒

【配方】杨梅300克，白酒500毫升。

【制法与服法】将杨梅洗净，同白酒共入密封的容器中，浸泡1个月后取出即可。吃杨梅，每次2～3颗。

【功效】经常食用有效。

杨梅醴

【配方】鲜杨梅 500 克，白糖 50 克。

【制法与服法】鲜杨梅洗净，加白糖，置瓷罐中捣烂，加盖（但需留空隙），1 周后自然发酵成酒，用洁净的纱布绞汁，即为约 12 度的杨梅醴，如甜度不够还可酌加白糖，再置锅中煮沸，停火，待冷，装瓶，密闭保存，陈久为良。夏季作饮料饮之。

【功效】夏季常饮可预防中暑，并有止泻之功。

苹果酒

【配方】苹果 250 克，白酒 500 毫升。

【制法与服法】将苹果去皮核，切碎，置容器中，加入白酒，密封，每日振摇 1 次，浸泡 7 天即成。口服，不拘时，随量。

【功效】生津润肺，除烦解暑。适用于脾虚火盛、中焦诸气不足、烦热中暑、醉酒等症。

疝　气

疝气是因肠管不收，坠入阴囊所致。以阴囊偏坠有大小，时上时下为主要表现。立则疼痛肿胀，卧则消肿如常。多因劳累、号哭、愤怒、咳嗽加剧。中医学认为疝的发病多与肝经有关。大凡肝郁气滞，或寒滞肝脉，皆可致疝。亦有先天脏气薄弱，不能收摄而致疝者。治疗当分辨不同原因，辨证施治。

茴香酒

【配方】茴香（舶茴尤妙）、酒各适量。

【制法与服法】茴香浸酒。煮热饮之。

【功效】治突然肾气痛、偏坠牵引及心腹痛。

海藻酒

【配方】海藻 500 克，黄酒 1500 毫升。

【制法与服法】海藻洗净，置容器中，加入白酒，密封，浸泡 1 天后去渣即成。日服 3 次，每次服 30 毫升。酒尽后海藻晒干，捣为末，酒调 3 毫升服之，每日 3 次。

【功效】消痰结，散瘿瘤。适用于瘿瘤、瘰疬、疝气等。

吴萸子酒

【配方】吴萸子 9 克，小茴香（炒）15 克，广木香 3 克，生姜 5 克，豆豉 30 克，黄酒 200 毫升。

【制法与服法】以上前 5 味加黄酒煮至 100 毫升，去渣待温即成。温服，1 剂分 2 次服完。

【功效】温经通脉。适用于寒疝频发、绞痛难忍。

金橘根酒

【配方】金橘根 60 克，枳壳 15 克，小茴根 30 克，白酒 500 毫升。

【制法与服法】以上前 3 味研碎，入布袋，置砂锅中，加入白酒，先用大火煮沸，再用文火炖之，待酒煎至减半时去渣即成。每日 1 剂，分 2 次温服。

【功效】行气散结，健脾养胃，舒筋活络。适用于阴囊疝气等。

冻　疮

冻疮多因寒盛阳虚，气血冰凝所致。治冻疮药酒有温、补、通的作用。温可散寒，补可助阳，通可活脉。倘全身冻伤者，应令其血温气通，荣卫周流，刻不容缓，首先保温，以助阳气渐复生机。切忌直接火烘，或取暴热解冻之法，否则危险。

防治冻伤酒

【配方】红花、干姜各 15 克，附子 10 克，徐长卿 12.5 克，肉桂 7.5 克，白酒 1000 毫升。

【制法与服法】上述 5 味浸酒中，浸泡 6 日后服用。每次服 8 毫升，日服 2~4 次。

【功效】预防冻伤。

大蒜酒

【配方】大蒜头 250 克，白酒 500 毫升。

【制法与服法】将大蒜头去皮，洗净后用刀剁碎，和白酒共入瓶中，密闭瓶口，放置 1 个月即成。冬季易生冻疮的病人，夏季三伏天可常用大蒜酒搓洗手脚等易生冻疮的地方。

【功效】适用于冻疮。

烧烫伤

通常所指的烧烫伤是由高温造成的热烧伤，不包括电、化学物质引起的皮肤损伤。按其深度分为：一度烧伤，仅伤及表皮，有局部红肿和疼痛感；二度烧伤，深达真皮，局部出现水泡；三度烧伤，伤及皮肤全层，甚至可深达皮下、肌肉、骨骼等，皮肤坏死、脱水后可形成焦痂。

鸡蛋清外涂酒

【配方】鸡蛋清 3 个，白酒 10 毫升。

【制法与服法】鸡蛋清置容器中，加入白酒，搅匀入温水内炖至半熟，搅如糊状，候冷即成。外用，涂患处。

【功效】消肿止痛。适用于烧伤、烫伤等。

痔 疮

凡肛门内外有小肉突出的都叫痔，如生于肛门内的为内痔，生于肛门外的为外痔，内外兼有的为混合痔。一般以内痔为多见。因痔核可出现肿痛、瘙痒、流水、出血等症，所以通称痔疮。食疗一般将其分为两型。因痔核增大，引起大便困难、小便不利，并出现口渴等症状属于湿热瘀滞型。因出血过多，引起气血亏损、面色萎黄、痔核脱垂于肛门之外而不能回纳、肛门坠胀、少言、少食、乏力、脉弱等症状属于气虚下陷型。平时应少食辛辣刺激性食物，多进清淡而偏于寒凉之品。食物制作时宜多用煮、蒸法，少用煎、烤、炸、烙等法。保持大便通畅，也可减少痔疮的发生。

猕猴桃酒

【配方】猕猴桃 250 克，白酒 1000 毫升。

【制法与服法】以上前 1 味去皮，置容器中，加入白酒，密封，每日振摇 1 次，浸泡 30 天即成。日服 2 次，每次服 20 毫升。

【功效】清热养阴，利尿通淋。适用于热病烦渴、热壅反胃、尿涩、尿道结石、黄疸、痔疮等。

竹酒

【配方】嫩竹 120 克，白酒 1000 毫升。

【制法与服法】将嫩竹粗碎，与白酒一同放容器中，密封 12 日即成，其间搅拌 2 次。日服 2 次，每次服 20 毫升。

【功效】清热利窍。适用于原发性高血压、便秘、痔疮等。

苋根酒

【配方】苋根 30~90 克，白酒 500 毫升。

【制法与服法】苋根洗净切碎，置容器中，加入白酒，密封，浸泡 10 天后去渣即成。日服 2 次，每次服 10 克。

【功效】舒筋活络，活血止血。适用于跌打损伤、阴囊肿痛、痔疮、牙痛等。

跌打损伤

跌打损伤指跌伤、打伤、摔伤、金刀伤、竹木伤等外伤病和烧伤、冻伤、毒虫蛟（螫）伤、毒蛇咬伤、狂犬病等损伤性疾病的范畴。选择药酒，应注重辨证论治。

风伤擦剂

【配方】生川乌、生草乌、生南星、生半夏、川红花、川芎、当归尾各 15 克，桃仁、白芷、木瓜、乳香、没药、威灵仙各 20 克，川椒 12 克，肉桂 10 克，泽兰 15 克，樟脑粉 20 克，冬青油适量，75%酒精 1500 毫升。

【制法与服法】将前 16 味共研为粗末，置容器中，加入 75%酒精，密封，浸泡 1 个月后开封，再加入樟脑粉，冬青油搅拌溶化，贮瓶备用。外用。每取此药酒适量涂擦患处，日涂擦 3~4 次

【功效】活血散瘀，消肿止痛。适用于跌打损伤、筋肉肿痛。

活血酒

【配方】当归、川芎各 15 克，白芷、桃仁、红花、丹皮、乳香、没药

各 9 克，泽泻 12 克，苏木 12 克，白酒 1500~2000 毫升。

【制法与服法】将前 10 味捣为粗末，置容器中，加入白酒，密封，浸泡 7 天后，过滤去渣，即成。口服。每次服 10~15 毫升，日服 3 次。

【功效】活血止痛，逐瘀消肿。适用于跌打损伤。

追风活络酒

【配方】红曲、紫草、独活、红花、天麻、补骨脂（盐制）、血竭、川芎、乳香、没药、秦艽各 20 克，当归、防风各 30 克，木瓜、杜仲（盐制）、牛膝、北刘寄奴、制草乌、土鳖虫、白芷各 10 克，麻黄 30 克，白糖 800 克，白酒 1500 毫升。

【制法与服法】将前 21 味，除红曲、紫草外，血竭、乳香、没药共研成细末，过筛混匀，余 16 味酌予碎断。上药各药与白酒、白糖同置罐内，于水浴中加热煮沸后，再入缸中，密封，浸泡 30 天后，滤取酒液，残渣压榨后回收残液中的酒液，合并滤过，贮瓶备用。

【功效】追风散寒，舒筋活络。适用于受风受寒、四肢麻木、关节疼痛、风湿麻痹、伤筋动骨等症。

跌打风湿药酒

【配方】五加皮 50 克，红花、生地黄、当归、怀牛膝、栀子、泽兰各 40 克，骨碎补、宽筋藤、千斤拔、枫荷桂、羊耳菊、海风藤各 80 克，细辛、桂枝、陈皮、苍术、木香各 30 克，莪术、甘草各 50 克，九里香、过江龙各 160 克，麻黄 20 克，白酒 16000 毫升。

【制法与服法】将前 23 味捣为粗末，置容器中，加入白酒，密封，浸泡 30 天后，过滤去渣，即得。口服。每次服 15 毫升，日服 2 次。亦可外用，涂擦患处。

【功效】祛风除湿，活血散瘀。适用于跌打损伤、风湿骨痛、风寒湿痹、积瘀肿痛等。

复方红花酊

【配方】乳香、没药各 27 克，五加皮、川乌、草乌、川红花、木通、伸筋草、桃仁、威灵仙、当归、川续断各 63 克，40% 乙醇 4000 毫升。

【制法与服法】将前 12 味捣碎，置容器中，分 2 次加入 40% 乙醇，密封，浸泡，第 1 次用乙醇 2000 毫升浸泡 4 天，过滤；第 2 次药渣用乙醇 2000 毫升浸泡 3 天，过滤。合并两次滤液，静置即得。浓度为 20%。外用。

取此药酒揉擦患处，日擦 1~2 次。

【功效】散瘀消肿。适用于跌打损伤。

续筋接骨酒

【配方】透骨草，大黄、当归、赤芍、红花各 10 克，丹皮 6 克，生地 15 克，土狗（槌碎）10 个，土虱 30 个，自然铜末 3 克，白酒 350 毫升。

【制法与服法】将前 10 味除自然铜末外全部粗碎，用白酒煎至减半，去渣，分做 3 份，备用。口服。每日服用 1 份，并送服自然铜末 1 克。

【功效】接骨续筋，止痛。适用于跌打损伤及骨折。

闪挫止痛酒

【配方】当归 6 克，川芎 3 克，红花 1.8 克，茜草、威灵仙各 1.5 克，白酒适量。

【制法与服法】将上药加适量白酒煎服。以不醉为度，其渣外用敷伤处。

【功效】适用于闪挫伤，包括皮下组织、肌肉、肌腱、筋膜、关节囊、韧带（腱鞘、滑液囊、椎间盘纤维环、关节软骨盘）、血管、周围神经等组织，受伤后发生肿胀、疼痛、功能活动障碍等现象。

生地酒

【配方】生地黄汁 500 毫升，酒 500 毫升，桃仁（去皮尖，另研膏）30 克。

【制法与服法】先将地黄汁并酒煎，令沸，下桃仁膏再煎数沸，去渣，收贮备用。每温服 1 杯，不拘时候。孕妇忌服。

【功效】适用于倒仆跌损筋脉。

苏木行瘀酒

【配方】苏木 70 克。

【制法与服法】将上药捣碎致细，用水、酒各 500 克，煎取 500 克，分 3 份。每日早、午、晚，临睡空腹各 1 服。孕妇忌服。

【功效】适用于跌打损伤、肿痛。

跌打损伤药酒

【配方】当归、生地、五加皮各 30 克，补骨脂、紫荆皮、十大功劳、猴姜、薏苡仁、广木香、羌活、莪术、桃仁、川芎、杜仲各 24 克，虎骨

（酥炙）36 克，好酒 10 升。

【制法与服法】将上药浸于酒中，容器封固，隔水加热约 1.5 小时，取出后静置数日，压榨过滤后即可饮用。每次服 0.5~1 两。

【功效】适用于跌打损伤，包括打扑、殴打、闪压、运动损伤等。

痛　经

痛经又称"经行腹痛"，是月经前后或行经时，以下腹及腰部疼痛为主的一种病症。导致本病的原因可有气滞、血瘀、寒凝、气虚等不同。经前下腹痛，痛连胁肋，或兼见乳胀者，多因气滞所致。经前或月经刚来时，少腹刺痛拒按，经色紫暗，或有瘀块者，多因血瘀所致。下腹冷痛或绞痛，热熨则痛减。经行不畅，色暗滞者，多因寒凝所致。行经过后腹部及腰部绵痛，喜按，月经量少，色淡而稀等，多因气虚所致。治疗原则以行气、活血、温经、益气为主。

当归元胡酒

【配方】当归、元胡、制没药、红花各 15 克，白酒 1 毫升。

【制法与服法】将上药共捣碎，白夏布包，用酒浸泡于净器中，1 周后即可取用。每日早、晚各空腹温饮 1 杯。

【功效】适用于月经欲来、腹中胀痛。

山楂酒

【配方】干山楂片 500 克，60 度白酒 300 毫升。

【制法与服法】把干山楂片洗净、去核，放入 500 克装的细口瓶内约半再添加白酒至瓶满，密封瓶口，每日振摇 1 次，1 周后可饮用。每次 10~20 毫升，边用边添加白酒（约 200 毫升）。

【功效】活血，舒筋。可治劳动过力身痛疲倦和妇女痛经等症。

调经酒

【配方】当归、川芎、吴茱萸各 120 克，炒白芍、白茯苓、陈皮、元胡、丹皮各 90 克，熟地、醋香附各 180 克，小茴香、砂仁各 60 克，烧酒 15 升，黄酒 10 升。

【制法与服法】将上药用绢袋盛之，浸入酒中，容器封固，隔水加热

1.5 小时后，放凉，再浸数日即可饮用。适量饮用，每天 2 次。

【功效】适用于气滞血瘀、夹有寒邪所致的经行腹胀疼痛、经血量少、色暗有块以及月经不调等症。

牛膝参归酒

【配方】牛膝 30 克，党参、当归、香附各 15 克，红花、肉桂各 9 克，白酒 500 毫升。

【制法与服法】将上药切碎，浸入酒中，容器密封 7 天即成。早、晚各服 1 次，早 5~10 毫升，晚 10~20 毫升，服至月经来潮为止。如果身体强壮，能够耐受，也可适度增饮 20~30 毫升，有利于缩短疗程。

【功效】适用于妇女闭经。

红花酒

【配方】红花 60 克，白酒 1000 毫升，红糖适量。

【制法与服法】将红花洗净，晾干表面水分，与红糖一同装入洁净的纱布袋内，封好袋口，放入酒坛中，加入白酒，密封，浸泡 7 天即成。日服 1~2 次，每次服 20~30 毫升。

【功效】养血活血，散瘀止痛，通经。适用于妇女血瘀性痛经等。

毛鸡药酒

【配方】干毛鸡 160 克（或鲜毛鸡 320 克，均除去毛和内脏），当归 160 克，川芎 160 克，白芷 160 克，红花 160 克，赤芍 15 克，桃仁 15 克，千年健 160 克，茯苓 20 克，白酒 17 升。

【制法与服法】以上前 9 味，干毛鸡用蒸汽蒸 15 分钟，放冷，用白酒适量浸泡 25 天后与当归等 8 味同置容器中，加白酒密封浸泡 45~55 天，滤过即成，日服 3 次，每次服 15~30 毫升。

【功效】温经祛风，活血化瘀。适用于产后眩晕、痛经、四肢酸痛无力等。

地血香酒

【配方】地血香根 100 克，歪叶子兰 50 克，胡椒 3 克，白酒 500 毫升。

【制法与服法】以上前 3 味洗净切碎，入布袋，置容器中，加入白酒，密封，浸泡 7 天后去药袋即成。日服 3 次，每次服 10 毫升。

【功效】行气活血，散瘀止痛。适用于痛经。

香附子酒

【配方】香附子 30 克，白酒 500 毫升。

【制法与服法】香附子置容器中，加入白酒，密封，隔日摇动 1 次，浸泡 10 天即成。日服 3 次，每次服 20 毫升。

【功效】疏肝理气，调经止痛，宽中和胃。适用于肝郁胁痛、经期腹痛、脘腹胀痛等。

凤仙酒

【配方】白凤仙花 120 克，黑豆 60 克，白酒 500 毫升。

【制法与服法】以上前 2 味置容器中，加入白酒，密封，浸泡 7 天后即成。月经来潮前 7 天，每日早、晚口服 20 毫升。

【功效】和血调经。适用于痛经、月经不调等。

调经酒

【配方】当归、吴茱萸、川芎各 24 克，炒白芍、白茯苓、陈皮、延胡索、丹皮各 18 克，香附（醋炒）、熟地各 36 克，小茴香（盐炒）、砂仁各 12 克，白酒 2500 毫升。

【制法与服法】将上药捣碎，装入绢布袋里，与白酒同置入容器中，密封后放进锅内隔水煮 2 小时，静置 24 小时便可服用。早、晚各 1 次，每次饮服 20 毫升。

【功效】活血调经，开郁行气。适用于月经不调、腹内疼痛或小腹内有结块，伴有胀、满、痛等症。

玫瑰山楂酒

【配方】玫瑰花 15 克，山楂 60 克，黄酒 500 毫升，红糖 20 克，冰糖 10 克。

【制法与服法】山楂切片，同玫瑰花、红糖、冰糖共入黄酒瓶中，加盖密封，浸泡 7 日后即成。行经前 3 日起，每晚临睡前服 15 毫升。

【功效】适用于肝郁气滞型痛经。

产后体虚

孕妇产后体力消耗过多，则表现为气血亏虚的症状，如神疲乏力、少气懒言、语声低微、面色淡白等，即为产后体虚。故食疗应多用一些补益气血的食物。值得注意的是，产后进补时宜少量多餐，否则反而容易损伤脾胃，出现"虚不受补"的现象。

灵芝桂圆酒

【配方】灵芝 100 克，桂圆肉 50 克，黄精（制）100 克，党参 50 克，枸杞子 50 克，黄芪（蜜炙）50 克，制何首乌 100 克，山药 25 克，当归 50 克，熟地黄 50 克，茯苓 25 克，陈皮 25 克，红枣 25 克，白酒 7000 毫升，冰糖 70 克。

【制法与服法】以上前 13 味粉碎成细粉，用白酒作溶剂，进行渗滤，收集滤液，加入冰糖 70 克使溶解，再加白酒调整总量至 7000 毫升，静置，滤过即成。日服 2 次，每次服 15~25 毫升。凡感冒发热、喉痛、眼赤、阴虚火旺者忌服。邪实体壮者慎用。此药酒有成品出售。

【功效】滋补强壮，温补气血，健脾益肺，保肝保肾。适用于身体虚弱、产后虚弱、贫血、须发早白等。

糯米甜酒

【配方】糯米 4000 克，冰糖 500 克，米酒 2000 毫升，甜酒粉适量。

【制法与服法】先将糯米淘后，置盆中加水适量，在锅中蒸饭，刚熟时取出摊开降温。当降至手触糯米饭感到温手时即可均匀地撒上甜酒粉，然后装入容器中，密封，保温 24~48 小时，加入米酒和冰糖，再次密封，次日便成。日服 1 次，每次服 50~100 毫升。

【功效】温中益气，补气养颜。用于产后虚弱不华、自汗，或平素体质虚弱、头晕目眩、面色萎黄、少气乏力、中虚胃痛、便溏等症。

五加皮酒方

【配方】五加皮、枸杞子各 200 克，干地黄、丹参各 60 克，杜仲 500 克，干姜 90 克，天门冬 120 克，蛇床子 100 克，白酒 4500 毫升。

【制法与服法】将前 8 味捣碎，入布袋，置容器中，加入白酒，密封，浸泡 5~7 天后，过滤去渣即成。口服，每次服 50 毫升，渐加至 100 毫升，日服 2 次。不善饮酒者可对冷开水冲服。

【功效】益肾壮腰，祛风除湿，舒筋活络，温经散寒。适用于产后癖瘦、玉门冷。

山莲藕酒

【配方】山莲藕 60~100 克，白酒 500~1000 毫升。

【制法与服法】将上药切碎，入布袋，置容器中，加入白酒，密封，浸泡 10 天后，过滤去渣即成。口服，每次服 10 毫升，日服 2 次。

【功效】润肺滋肾，舒筋活络。适用于妇女产后血虚及跌打损伤、腰腿痛。

杜仲酒

【配方】杜仲（炙微黄）60 克，桂心、丹参、当归、川芎、牛膝、桑寄生、制附子、熟地黄各 30 克，川椒 15 克，白酒 1500 毫升。

【制法与服法】将前 10 味捣碎，入布袋，置容器中，加入白酒，密封，浸泡 7 天后，过滤去渣即成。口服，每次空腹温服 10 毫升，日服 2~3 次。

【功效】益肾壮腰，活血通络。适用于产后体虚、腰部疼痛、肢节不利。

闭 经

妇女年满 18 岁或第二性征发育成熟两年以上仍无月经来潮者，称为原发性闭经；在月经初潮之后至正常绝经之前的任何时间内（除外妊娠及哺乳期），出现月经闭止，并超过 3 个月者，称为继发性闭经。中医将以上情况也称为"不月"。对妇女身无它病而月经又不按月来潮者，如 2 个月来 1 次月经，称"并月"；3 个月来 1 次者，称"居经"或"季经"；1 年才来 1 次者，称"避年"；甚者有终身不行经，或每月届期仅有腰酸感觉而能受孕者，称为"暗经"。以上均不能与经闭同样对待。闭经的主要原因为血虚和血滞 2 大类。以下介绍治疗经闭的 5 种药酒，临证宜分清虚实而用之。

蚕沙酒

【配方】蚕沙 120 克，黄酒 600 毫升。

【制法与服法】将蚕沙炒至半黄，与黄酒共入坛中，密封，隔水煮 1 小时即成。日服 1 次，每次服 30~60 毫升。

【功效】活血通经，祛风除湿。适用于妇女月经久闭，或风湿性关节痛及肢体麻木等。

牛膝参归酒

【配方】牛膝 60 克，党参 60 克，当归 30 克，香附 30 克，红花 18 克，肉桂 18 克，白酒 1000 毫升。

【制法与服法】以上前 6 味切碎，置容器中，加入白酒，密封，浸泡 7 天即成。日服 2 次，每次服 10 毫升。凡心脏病患者及白带过多者慎用。

【功效】疏肝理气，温经活血。适用于妇女闭经，出现小腹胀痛或冷痛、面色黯、腰酸痛等症。

女贞根酒

【配方】女贞根 250 克，女儿茶根 120 克，红藤 120 克，白酒 500 毫升。

【制法与服法】以上前 3 味置容器中，加入白酒，密封，浸泡 20 天即成。日服 2 次，每次服 10 毫升。

【功效】理气止痛。适用于妇女闭经、咳嗽等。

五龙根酒

【配方】五龙根 250 克，白酒 500 毫升。

【制法与服法】将五龙根置容器中，加入白酒，密封，浸泡 20 天后去渣即成。日服 1 次，每次服 10 毫升。

【功效】祛风湿，壮筋骨，祛瘀消肿。适用于风湿痹痛、跌打损伤、妇人经闭、带下、乳少等。

当归桃仁酒

【配方】当归 100 克，桃仁 100 克，黄酒 1000 毫升。

【制法与服法】先将当归切碎，桃仁去皮捣烂，置容器中，密封，蒸 15 分钟，倒出晒干。以上 2 味入布袋，置黄酒中浸泡 7 天即成。日服 2 次，每次服 30 毫升。

【功效】适用于经闭症瘕、瘀血肿痛、血燥便秘、跌打损伤等。

月经过多

经量超过正常，或经来日子延长，超过 7 天以上而经血过多，但仍不失 1 月 1 次的周期性，概称"月经过多"。本症主要是因血热、冲任受损或气虚不摄血等因素所致。经血深红，质稠浓或有秽臭者，多因血热；月经绵延不断，经色暗红而质稀薄者，为冲任受损所致；经色淡，量多而伴有气弱懒言、面色淡白者，为气虚所致。以下介绍几种治疗本症的药酒。芍药黄芪酒可用于气虚、冲任受损引起的月经过多；地榆酒可用于血热所致的月经过多。

地榆酒

【配方】地榆 62 克，甜酒适量。

【制法与服法】将地榆研成细末，用甜酒煎服。日服 2 次，每次服 10~30 毫升。

【功效】清热凉血。适用于月经过多，或过期不止、经色深红、质稠有块、腰腹胀痛、心烦口渴等。

十全大补酒

【配方】党参 80 克，白术（炒）80 克，茯苓 80 克，甘草（蜜炙）40 克，当归 120 克，川芎 40 克，白芍（炒）80 克，熟地黄 120 克，黄芪（蜜炙）80 克，肉桂 20 克，白酒 1720 毫升，蔗糖 172 克。

【制法与服法】以上前 10 味粉碎成粗粉，用白酒浸渍 48 小时后，以每分钟 1~3 毫升的速度缓缓渗漉，加入蔗糖，搅匀，静置，滤过即成。日服 2 次，每次服 15~30 毫升。凡外感风寒、风热，阴虚阳亢者不宜服用。此药酒有成品出售。

【功效】温补气血。适用于气血两虚，面色苍白、气短心悸、头晕自汗、体倦乏力、四肢不温、月经量多等。

赤白带

赤白带下是指从妇女阴道流出赤白夹杂的黏液，连绵不断的病证。多因肝郁犯脾，湿热下注冲任、带脉所致。以下收载治疗本病的药酒配方，主要是治妇人血伤兼赤白带下，故入酒药物以益气养血为主。

鳖甲酒

【配方】鳖甲 9 克，酒适量。

【制法与服法】将鳖甲焙黄后研末。备用。日服 1 次，每次服 9 克药末，用酒送服。

【功效】补肾滋阴。适用于肾虚带下，多因分娩次数过多或早婚而损伤肾气，带下量多、淋漓不断、腰胀。

龟胶酒

【配方】龟板胶 10 克，黄酒 50 毫升。

【制法与服法】将龟板胶用黄酒煮化，即成。每日早晨空腹服 1 剂，连服 5~17 天为 1 个疗程。凡脾胃虚寒、腹胀便溏者忌服。

【功效】滋阴补血，止血止带。适用于妇女赤白带下、淋漓不止等。

芍药黄芪酒

【配方】白芍 100 克，黄芪 100 克，生地黄 100 克，艾叶 30 克，白酒 1000 毫升。

【制法与服法】以上前 4 味共捣粗碎，入布袋，置容器中，加入白酒 1000 毫升。每日饭前随意饮服。

【功效】调经止带。适用于赤白带下、月经过多等。

龟胶酒

【配方】龟板胶 10 克，黄酒 50 毫升。

【制法与服法】用酒将龟板煮化即成。每日 1 次，每日清晨空腹服 1 剂，连服 5~7 天为 1 个疗程。

【功效】滋阴补血，止血止带。适用于妇女赤白带下，淋漓不止。

地骨皮杜仲酒

【配方】地骨皮 90 克，草（炙）50 克，杜仲（炙）50 克，白酒 1000 毫升。

【制法与服法】以上前 3 味捣细，置容器中，加入白酒，密封，隔水煮 1 小时，取出候冷即成。不拘时饮用，常令微醉。

【功效】利湿祛风，补肝益肾。适用于妇女带下、风湿腰痛、小便频数混浊等。

翻白草根酒

【配方】翻白草根 15~30 克，白酒 500 毫升。

【制法与服法】翻白草根洗净切碎，置容器中，加入白酒，密封，浸泡 10 天即成。日服 2 次，每次服 10 毫升。

【功效】清热解毒，止血消肿。适用于流产、下血、崩漏、赤白带下等。

冬瓜子酒

【配方】冬瓜子 200 克，黄酒 500 毫升。

【制法与服法】冬瓜子炒黄压碎，浸于酒中，泡 10 天。每日 2 次，每次饮服 15~20 毫升。

【功效】祛湿利尿，解毒消炎，滋阴补肾。适用于妇女白带、肾虚尿浊。

遗　精

不因性生活而精液遗泄的病症称为遗精。成年未婚男子或婚后分居者，夜间 1 个月遗精 1 两次，属正常生理现象。只有次数过多，或遗精后精神萎靡、腰腿酸软，或清醒时流精，才是需要治疗的。食疗以补肾为主，忌食辛辣刺激的食物。还应注意培养健康的兴趣和多参加体育锻炼。

六神酒

【配方】人参 60 克，白茯苓 60 克，麦冬 60 克，杏仁 80 克，生地黄 150 克，枸杞子 150 克，白酒 1500 毫升。

【制法与服法】先将麦冬、生地黄、枸杞子加工使碎，加水 2600 毫升煎成 1000 毫升，取药汁与白酒混匀，置瓷锅中煮至 1000 毫升，待冷后置容器中，加入人参末和杏仁末、茯苓末，密封，浸泡 7 天，每日振摇 1 次，即成。日服 2 次，每次服 20 毫升。

【功效】补精髓，益气血，健脾胃，悦颜色。适用于遗精、腰膝软弱、头昏神倦、便秘、面色不华等。

巴戟二子酒

【配方】巴戟天 15 克，菟丝子 15 克，覆盆子 15 克，米酒 500 毫升。

【制法与服法】以上前 3 味捣碎，置容器中，加入米酒，密封，浸泡 7 天后滤过即成。日服 2 次，每次服 10 毫升。

【功效】补肾涩精。适用于精液异常、滑精、小便频数、腰膝冷痛等。

白石英酒

【配方】白石英 30 克，磁石 30 克，白酒 500 毫升。

【制法与服法】先将白石英碎为粗末；磁石火煅令赤，醋淬，反复 5 次后碎为粗末；以上 2 味入布袋，置容器中，加入白酒，密封，浸 1 周左右。日服 2 次，每次服 20 毫升。

【功效】温肾纳气，镇静安神。适用于肾虚耳聋、畏寒肢冷、腰膝酸软、阳痿遗精、倦怠乏力等。

壮元补身酒

【配方】地黄80克，山茱萸40克，山药40克，枸杞子80克，菟丝子40克，女贞子40克，肉苁蓉80克，续断（盐炒）40克，狗肾10克，白芍20克，30度白酒10.5升，蔗糖700克。

【制法与服法】以上前10味粉碎成粗粉，再将蔗糖加入白酒中，用糖酒浸渍7天后滤过，即成。日服1~2次，每次服30~50毫升。此药酒有成品出售。

【功效】养阴助阳，益肾填精。适用于肾精不足、遗精、阳痿、早泄、妇女白带、月经量少等。

百补酒

【配方】鹿角（镑）120克，知母40克，党参30克，山药（炒）24克，茯苓24克，黄芪（炙）24克，芡实24克，枸杞子24克，菟丝子24克，金樱子肉24克，熟地黄24克，牛膝18克，天冬24克，麦冬12克，楮实子24克，黄柏12克，山茱萸（去核）6克，五味子6克，桂圆肉6克，白酒6升，蔗糖630克。

【制法与服法】以上前19味置容器中，用白酒分2次浸泡，第1次30天，第2次15天，倾取上清液，滤过；另将蔗糖制成单糖浆，待温，缓缓加入上述滤液中，搅匀，静置，滤过即成。日服2次，每次服10毫升。

【功效】养血补血，固精。适用于血虚、血崩、遗精等。

阳　痿

阳痿系指男子阴茎不举，或举而不坚、不久，不能完成房事。病名见于《景岳全书·杂证谟》，在《内经》邪气藏府病形等篇中名曰阴痿。阳痿可由肝气郁结、肝胆湿热、大卒惊恐和命门火衰等所致，适合于药酒疗法的，主要是命门火衰、下元虚疲的患者。对于遗精、早泄及女子宫冷不孕、性欲冷淡的患者，只要是属于肾阳虚引起的，亦可饮用本药酒。本类药酒常用的药物有：仙茅、淫羊藿、熟地黄、钟乳、薯蓣、附子、菟丝子、人参、肉苁蓉、天门冬、牛膝、巴戟天、枸杞子、山萸肉、覆盆子、石菖蒲、远志肉、龙眼肉、大虾、白术、补骨脂、小茴香、母丁香、海狗肾、海马、茯苓、蛤蚧、鹿茸、蜈蚣等。

治疗阳痿的药酒

巴戟牛膝酒

【配方】巴戟天 300 克，生牛膝 300 克，白酒 1000 毫升。

【制法与服法】以上前 2 味洗净切碎，置容器中，加入白酒，密封，浸泡 20~30 天后去渣，即成。日服 2 次，每次服 20 毫升。

【功效】补肾壮阳，强筋骨，祛风湿。适用于虚羸阳道不举、五劳七伤百病等。

戊戌酒

【配方】小黄狗 1 只，酒曲 30 克，糯米 7500 克。

【制法与服法】先将小黄狗宰杀，去皮，除肠杂，洗净煮烂，连汁和酒曲、糯米一起如常法酿酒。日服 3 次，每次服 20 毫升。阴虚内热者忌服。

【功效】补肾阳，温脾胃。适用于肾阳虚损，小腹冷痛、不孕、阳痿、腰膝冷痛等。

仙茅加皮酒

【配方】仙茅（用米泔水浸，去赤水尽，晒干）90 克，淫羊藿（洗净）120 克，五加皮（酒洗净）90 克，醇酒 1 小坛。

【制法与服法】将上药碎细，包贮，悬于酒坛中，封口，浸 7 日即可饮用。每日早、晚各饮 1~2 杯，甚效。

【功效】适用于腰膝筋脉拘急、肌肤麻木、关节不利、阳痿、子宫寒冷不孕。

灵脾地黄酒

【配方】仙灵脾 250 克，熟地 150 克，醇酒 1.25 升。

【制法与服法】将上药共碎细，纱布包贮，用酒浸于净器中，密封，勿通气，春夏 3 日，秋冬 5 日后方可开取饮用。每日随量温饮之，常令有酒力相续，但不得大醉。

【功效】适用于肾虚阳痿、宫冷不孕、腰膝无力、筋骨酸痛。

对虾酒

【配方】新鲜大虾1对，白酒（60度）250毫升。

【制法与服法】将虾洗净，置于瓷罐中，加酒浸泡并密封，约10天后即成。每日随量饮酒或佐餐，待酒尽后，将虾烹炒食用。

【功效】适用于性功能减退、阳痿、遗精等。

板栗猪肾酒

【配方】板栗90克，猪肾1个，白酒1000毫升。

【制法与服法】先将猪肾洗净，用花椒盐水腌去腥味，切成小碎块；板栗洗净拍碎，与猪肾同置容器中，加入白酒，密封，浸泡7天后去渣，即成。日服2次，每次服10~20毫升。

【功效】补肾助阳，益脾胃。适用于阳痿、滑精、精神不振、不思饮食、体倦等。

冬虫夏草酒

【配方】冬虫夏草40克，白酒500毫升。

【制法与服法】以上前1味捣碎，置容器中，加入白酒，密封，浸泡7天后去渣即成。日服3次，每次服10~20毫升。

【功效】补肺益肾，增强气力，止咳化痰，平喘。适用于病后体弱、神疲乏力、自汗盗汗、饮食减少、阳痿遗精、腰酸、失眠、痰饮喘嗽等症。

仙灵脾金樱子酒

【配方】仙灵脾120克，金樱子500克，当归60克，巴戟天30克，菟丝子60克，补骨脂60克，小茴香30克，川芎30克，牛膝30克，肉桂30克，沉香15克，杜仲30克，白酒10升。

【制法与服法】以上前12味加工使碎，入布袋，置容器中，加入白酒，加盖后隔水加热约1小时，取下密封，浸泡7天后去渣即成。日服2次，每次服15~30毫各项。

【功效】补肾壮阳，固精，养血，强筋骨。适用于腰膝无力、下元虚冷、行走无力、阳痿、遗泄等。

明虾酒

【配方】明虾6只，白酒500毫升。

【制法与服法】将明虾洗净拍烂，入布袋，置容器中，加入白酒，置文火上煮鱼眼沸，取下待冷，密封，浸泡10天后去渣即成。日服3次，每次服15~20毫升。

【功效】补肾兴阳，益气开胃，散寒止痛。适用于久病体虚、阳痿不举、气短乏力、面黄羸瘦、饮食不思等。

三石酒

【配方】白石英150克，阳起石90克，磁石120克，白酒1500毫升。

【制法与服法】以上前3味捣成碎粒，用水淘洗干净，入布袋，置容器中，加入白酒，每日摇动数下，密封，浸泡7天后去渣，即成。日服3次，每次随量温服。

【功效】补肾气，疗虚损。适用于精神萎靡、少气无力、动则气喘、阳痿早泄及心神不安的心悸失眠等。

鹿药酒

【配方】鹿药60克，白酒500毫升。

【制法与服法】以上前1味洗净切碎，置容器中，加入白酒，密封，浸泡7天后去渣，即成。日服2次，每次服10~20毫升。

【功效】壮阳补肾，活血，祛风湿。适用于腰膝酸痛、阳痿、头痛、风湿痛、跌打损伤、月经不调等。

参杞酒

【配方】枸杞子汁100毫升，地黄汁100毫升，麦门冬汁60毫升，杏仁30克，白茯苓30克，人参20克，白酒1500毫升。

【制法与服法】以上前3味捣碎，置容器中，加入药汁和白酒，密封，浸泡7天后滤过即成。温服，每日2次，每次服10毫升。

【功效】滋养肝肾，补血益精。适用于肝肾精亏、阳痿、耳聋目昏、面色无华等。

仙茅酒

【配方】仙茅60克，白酒500毫升。

【制法与服法】以上前1味加工使碎，置容器中，加入白酒，密封，浸泡7天，每日振摇1次，即成。日服2次，每次服10~15毫升。

【功效】补肾阳，壮筋骨，除寒湿。适用于阳痿精冷、小便失禁、心腹冷痛、腰脚冷痹等。

五子酒

【配方】覆盆子 12 克，菟丝子 12 克，金樱子 12 克，楮实子 12 克，枸杞子 12 克，桑螵蛸 12 克，白酒 500 毫升。

【制法与服法】以上前 6 味加工使碎，入布袋，置容器中，加入白酒，密封，浸泡 14 天，每日振摇 1 次，开封后去药袋，即成。日服 2 次，每次服 15 毫升。

【功效】补肝肾，益精髓，固精，缩尿，明目。适用于腰膝冷痛、阳痿、滑精、小便频数、视物模糊、白带过多等。

仙茅桂圆酒

【配方】仙茅 12 克，淫羊藿 30 克，五加皮 12 克，桂圆肉 12 克，白酒 900 毫升。

【制法与服法】以上前 4 味捣碎，置容器中，加入白酒，密封，浸泡 21 天后过滤，即成。日服 2 次，每次服 30 毫升。

【功效】补肾壮阳。适用于肾阳虚损、阳痿等。

对虾滔

【配方】对虾 1 对，白酒 250 毫升。

【制法与服法】以上前 1 味洗净，置容器中，加入白酒，密封，浸泡 7 天即成。日服 2 次，每次服 15 毫升。

【功效】补肾壮阳。适用于性功能减退、阳痿等。

巴戟淫羊藿酒

【配方】巴戟天 100 克，淫羊藿 100 克，白酒 600 毫升。

【制法与服法】以上前 2 味切碎，置容器中，加入白酒，密封，浸泡 7 天即成。日服 2 次，每次服 20 毫升。

【功效】壮阳祛风。适于神经衰弱、性功能减退、风湿疼痛、肢体瘫痪、梢神经炎等。

木天蓼酒

【配方】木天蓼 50 克，黑豆 100 克，30 度米酒 750 毫升。

【制法与服法】以上前 2 味置容器中，加入米酒，密封，浸泡 15 天后即成。日服 2 次，每次服 20 毫升。

【功效】补虚益气。适用于疲乏无力、身体虚弱、性功能减退等。

楮实子酒

【配方】楮实子（微炒）50克，制附子30克，川牛膝30克，巴戟天30克，石斛30克，红枣30克，炮姜15克，肉桂15克，鹿茸5克，白酒1000毫升。

【制法与服法】以上前9味共捣细碎，入布袋，置容器中，加入白酒，密封，浸泡10天后去药袋即成。空腹温服，日服2次，每次服10毫升。

【功效】温肾助阳。适用于肾阳虚损、阳痿滑泄、脾胃虚寒、面色无华等。

白人参酒

【配方】白人参30克，白酒500毫升。

【制法与服法】以上前1味切片，置容器中，加入白酒浸泡7天，每日振摇1次，即成。日服2次，每次服10毫升。

【功效】大补元气，补脾益肺，生津固脱，安神益智。适用于久病气虚、食欲不振、自汗乏力、津伤口渴、神经衰弱、疲倦心悸、阳痿等症。

补精益老酒

【配方】熟地黄48克，全当归60克，川芎18克，甘草12克，淫羊藿12克，金樱子12克，金石斛36克，杜仲18克，白茯苓18克，白酒600毫升。

【制法与服法】以上前9味研碎，入布袋，置容器中，加入白酒，密封，浸泡14天后去渣，即成。空腹口服，日服2次，每次服10毫升。

【功效】补虚损，益精血。适用于虚劳损伤、精血不足、形体消瘦、面色苍老、食欲不振、肾虚阳痿、腰膝酸痛等。

芝麻核桃酒

【配方】黑芝麻25克，核桃仁25克，黄酒500毫升。

【制法与服法】以上前2味洗净，置容器中，加入白酒，密封，浸泡15天后即成。日服2次，每次服20毫升。

【功效】补肾纳气平喘。适用于肾虚咳喘、腰痛脚弱、阳痿、遗精、大便干燥等。

海马酒

【配方】海马2只，白酒500毫升。

【制法与服法】以上前 1 味置容器中，加入白酒，密封，浸泡 14 天即成。日服 2 次，每次服 20 毫升。凡阴虚火旺者忌服。

【功效】补肾壮阳。适用于阳痿、腰膝酸痛等症。

万灵至宝仙酒

【配方】淫羊藿 300 克，仙茅 120 克，雄黄 60 克，当归 240 克，黄柏（去粗皮）60 克，列当 120 克，知母（去尾）120 克，白酒 7500 毫升。

【制法与服法】以上前 7 味切碎，置容器中，加入白酒，密封，桑柴文武火悬瓶煮 6 小时，再埋地内 3 天去火毒，取出，浸泡 7 天后捞出药渣，晒干为细末，稻米面打为糊丸，如桐子大，备用。日服 2 次，每次服药酒 30 毫升，药丸 30 粒。

【功效】生精血，益肾水，助阳补阴，健身强体。适用于男子阳痿、遗精、滑精、白浊、小便淋漓不尽；诸虚百损、五劳、七伤；妇女赤白带下、月经不调、肚冷脐痛、不孕症等。

红参海马酒

【配方】红参 30 克，海马 15 克，鹿茸 9 克，海狗肾（炙）1 对，淫羊藿 30 克，菟丝子 30 克，肉苁蓉 30 克，韭子 60 克，白酒 1000 毫升。

【制法与服法】以上前 8 味置容器中，加入白酒，密封，浸泡 14 天即成。每晚睡前服 1 次，每次服 30 毫升。

【功效】补肾壮阳。适用于阳痿不举、腰膝酸软、精神倦怠等。

枸杞菊花酒

【配方】枸杞子 500 克，甘菊花 20 克，麦冬 100 克，曲 250 克，糯米 7.5 千克。

【制法与服法】将上药煮烂，连汁和曲、米如常法酿酒。酒熟压去糟，收贮备用。每次饭前饮 1~2 小杯，每日早、晚各 1 次。

【功效】适用于虚劳精损、阳痿遗精、肾虚消渴、腰背疼痛、足膝酸软、头晕目暗、视物模糊、迎风流泪、肺燥咳嗽。

黄芪杜仲酒

【配方】黄芪 30 克，萆解、防风各 45 克，牛膝 50 克，桂心 30 克，石斛 60 克，杜仲 45 克，肉苁蓉（去皮炙干）60 克，制附子、山萸肉、石楠、白茯苓各 30 克，酒 1.75 升。

【制法与服法】将上药共为粗末，白布袋盛，用酒浸于瓷瓶中，密封瓶口，3 日后开封去渣。每天临睡前饮 1 小杯。

【功效】适用于肾阳虚损、气怯神疲、腰膝冷痛、阳痿滑精。

蛤蚧酒

【配方】蛤蚧 1 对，白酒 100 毫升。

【制法与服法】将蛤蚧去头、足、鳞，切成小块，浸于酒中，封固两个月。每次饮 30 毫升，每日 1 次。

【功效】适用于肾虚腰痛、阳痿等症。

楮实助阳酒

【配方】楮实子（微炒）50 克，制附子、川牛膝、巴戟天、石斛、大枣各 30 克，炮姜、肉桂（去粗皮）各 15 克，鹿茸（涂酥炙去毛）5 克，醇酒 1000 毫升。

【制法与服法】将上药共捣细碎，用夏布包贮，置于净器中，注酒浸之，封口，置阴凉处，每日摇动数下，8 天后取出药袋即成。每日早、晚各 1 次，每次空腹温饮 10 毫升。

【功效】温肾助阳。适用于肾阳虚损、阳痿滑泄、脾胃虚寒、面色无华等症。

虫草酒

【配方】冬虫夏草 20 克，白酒 1000 毫升。

【制法与服法】取冬虫夏草数枚（约 20 克），研碎，浸入白酒中，封盖瓶口，每日摇晃 1~2 次，15 天后取服。每日 1 次，每次 10~15 毫升。

【功效】滋肺益肾，止咳化痰。适用于阳痿、遗精、劳嗽痰血、盗汗，肺结核、年老衰弱之慢性咳喘、病后久虚不复等，久服效佳。

芝麻核桃酒

【配方】黑芝麻 25 克，核桃仁 25 克，白酒 500 毫升。

【制法与服法】将黑芝麻、核桃仁洗净，放入酒坛内，再倒入白酒拌匀，加盖密封，置阴凉处，浸泡 15 天即成。每日 2 次，每次 15~20 毫升。

【功效】补肾，纳气，平喘。适用于肾虚咳嗽、腰痛脚弱、阳痿、遗精、大便干燥等症。

前列腺炎

前列腺炎分急性、慢性两种，急性前列腺炎起病突然，有高热寒战、排尿痛、会阴部疼痛、尿道有炎性分泌物排出等症状。慢性前列腺炎表现为会阴部不适或疼痛、尿道口滴白、性功能障碍、尿痛、尿急、尿频、排尿困难、发病时间较长。饮食治疗前列腺炎，一般同时使用补肾和清热的食物，才能有较好的疗效。

多子酒

【配方】枸杞子250克，桂圆肉250克，核桃肉250克，白米糖250克，烧酒7000毫升，糯米酒500毫升。

【制法与服法】以上前4味入布袋，置容器中，加入烧酒和糯米酒，密封，浸泡21天后去渣即成。日服2次，每次服30毫升。

【功效】补肺肾，祛风湿，活血通络。适用于肾虚遗精、前列腺炎等。

山枝根酒

【配方】山枝根皮250克，白酒2500毫升。

【制法与服法】将上药洗净、切碎，置容器中，加入白酒，密封，浸泡10天，过滤去渣即成。口服。每次服30毫升，日服2次。

【功效】补肺肾、祛风湿、活血通络。适用于前列腺炎、肾虚遗精。

小茴香酒

【配方】小茴香（炒黄）30克，黄酒250毫升。

【制法与服法】将上药研粗末，用黄酒煎沸冲泡，停一刻，去渣，即可服用。口服。每次服30~50毫升，日服2~3次。

【功效】温中、理气、逐寒。适用于白浊、精道受风寒、汤药全不效者。

萆薢酒

【配方】川萆薢100克，龙胆草、车前子各50克，芡实30克，黄酒500毫升。

【制法与服法】将前4味捣碎，置容器中，加入黄酒，隔水煮沸，离火，密封，浸泡一宿，过滤去渣，即成。口服。每次服 40~50 毫升，日服 2~3 次。

【功效】适用于急性前列腺炎。

补 气

补气药酒、药膳是为肺、脾气虚病证而设。人体五脏六腑之气，为肺所主，来自中焦脾胃水谷的精气，由上焦宣发，输布全身，所以气虚多责之于肺、脾二脏。气虚主要表现为倦怠乏力，声低懒言，呼吸少气，面色淡白，自汗怕风，脉虚或虚大无力。

人参酒

【配方】①人参 30 克，白酒 500 毫升；②人参 500 克，糯米 500 克，酒曲适量。

【制法与服法】①冷浸法：即将人参入白酒内，加盖密封，置阴凉处，浸泡 7 日后即可服用。酒尽添酒，味薄即止。②酿酒法：即将人参压末，米煮半熟，沥干，曲压细末，合一处拌匀，入坛内密封，周围用棉花或稻草保温，令其发酵，10 日后启封，即可启用。口服，每次服 20 毫升，每日早、晚各服 1 次。

【功效】补中益气。适用于面色萎黄、神疲乏力、气短懒言、声低、心慌、自汗、食欲不振、易感冒等症。

双参酒

【配方】党参 40 克，人参 10 克，白酒 500 毫升。

【制法与服法】将前 2 味切成小段（或不切），置容器中，加入白酒，密封，浸泡 7 天后，即可服用。口服，每次空腹服 10~15 毫升，每日早、晚各服 1 次。须坚持常服。

【功效】健脾益气。适用于脾胃虚弱、食欲不振、体倦乏力、肺虚气喘、血虚萎黄、津液不足等症，可用于治疗慢性贫血、白血病、佝偻病等症，年老体虚者可经常服用。

百益长春酒

【配方】党参、生地黄、茯苓各 90 克，白术、白芍、当归、红曲各 60 克，川芎 30 克，木樨花 500 克，桂圆肉 240 克，高粱酒 1500 毫升，冰糖 1500 克。

【制法与服法】将前 10 味共研为粗末，入布袋，置容器中，加入高粱酒，密封，浸泡 5~7 天后，滤取澄清酒液，加入冰糖，溶化即成。口服，每次服 25~50 毫升，日服 2~3 次，或视个人酒量大小适量饮用。

【功效】健脾益气，益精血，通经络。适用于气血不足、心脾两虚之气少乏力、食少脘满、睡眠欠安、面色无华等症，气虚血弱、筋脉失于濡养、肢体运动不遂者亦可服用。

参桂酒

【配方】人参 15 克，肉桂 3 克，低度白酒 1000 毫升。

【制法与服法】将前 2 味置容器中，加入白酒，密封，浸泡 7 天后即可取用。酒尽添酒，味薄即止。口服，每次服 30~50 毫升，每日早、晚各服 1 次。

【功效】补气益虚，温经通脉。适用于中气不足、手足麻木、面黄肌瘦、精神萎靡等症。

人参百岁酒

【配方】红参 1 克，熟地黄 9 克，玉竹、何首乌各 15 克，红花、炙甘草各 3 克，麦冬 6 克，上好白酒及蔗糖适量。

【制法与服法】上药用上好白酒 1000 毫升作为溶剂，置坛内密封，浸渍 2 天以上，再以每 10 升，按每分钟 1~3 毫升的速度渗漉。然后渗漉液与压榨液得到的药液合并，加入蔗糖 100 克，搅拌溶解后，静置滤过，贮瓶备用。口服，每次服 15~30 毫升，日服 2 次。

【功效】补养气血，乌须黑发，宁神生津。适用于头晕目眩、耳鸣健忘、心悸不宁、失眠梦多、气短汗出、面色苍白、舌淡脉细弱者。

竹根七酒

【配方】竹根七、长春七、牛砂莲各 15 克，牛膝、木瓜各 9 克，芋儿七、伸筋骨各 6 克，夏枯草 30 克，白酒 500 毫升。

【制法与服法】将前 8 味切碎，置容器中，加入白酒，密封，浸泡 10 天后，过滤去渣即成。口服。每次服 10~15 毫升，日服 1 次。

【功效】补中益气，清利虚热。适用于骨蒸痨热。

长生固本酒

【配方】人参、枸杞子、怀山药、五味子、天门冬、麦门冬、怀生地、怀熟地各 60 克，白酒 1500 毫升。

【制法与服法】将前 8 味切碎，入布袋，置容器中，加入白酒，密封，置入锅中，隔水加热约半小时，取出，埋入土中数日以出火毒，取出，静置后即可取用。口服。每次服 10 毫升，每日早、晚各服 1 次。

【功效】益气滋阴。适用于气阴两虚所致的四肢无力、易于疲劳、腰酸筋软、心烦口干、心悸多梦、头晕目眩、须发早白等症。

乌鸡参归酒

【配方】嫩乌鸡 1 只，党参、当归各 60 克，白酒 1000 毫升。

【制法与服法】将乌鸡煺毛，去肠杂等；再将参、归洗净，切碎，纳入鸡腔内，用白酒和水 1000 毫升，煎煮鸡和参、归，约煮至半，取出鸡，贮药酒备用。口服。每次服 50~100 毫升，兼食鸡肉，每日早、晚各服 1 次。

【功效】补虚养身。适用于虚劳体弱羸瘦、气短乏力、脾肺俱虚、精神倦怠等症。

扶衰仙凤酒

【配方】肥母鸡 1 只，大枣 200 克，生姜 20 克，白酒 2500 毫升。

【制法与服法】将鸡煺毛，开肚去肠，清洗干净，切成数小块；将生姜切薄片；大枣裂缝去核。然后将鸡、姜、枣置于瓦坛内，将白酒全部倒入，用泥封固坛口。另用一大铁锅，倒入水，以能浸瓦坛一半为度。将药坛放入锅中，盖上锅盖。置火上，先用武火煮沸，后用文火煮约 2 小时，即取出药液，放凉水中拔出火毒，药酒即成，备用。口服。每次用时，将鸡、姜、枣和酒，随意食之，每日早、晚各服 1 次。

【功效】补虚，健身，益寿。适用于劳伤虚损、瘦弱无力、女子赤白带下等症。

人参茯苓酒

【配方】人参、生地、茯苓、白术、白芍、当归、红曲面各 30 克，川芎 15 克，桂圆肉 120 克，高粱酒 2 升，冰糖 250 克。

【制法与服法】上药共碎为粗末，白布袋盛，置于净器中，注酒浸 4~5 日，去渣加冰糖。每日任量，徐徐饮之。

【功效】适用于气血亏损，脾虚胃弱、形体消瘦、面色萎黄。

补血顾气药酒

【配方】天门冬、麦门冬各 120 克，生地黄、熟地黄各 250 克，人参、白茯苓、枸杞子各 60 克，砂仁 21 克，木香 15 克，沉香 9 克，白酒 15 升。

【制法与服法】将上药制为粗末，用绢袋盛，入瓷坛内，加酒浸泡 3 天后，用文火再隔水煮半小时，以酒色转黑色为宜，继续浸 1~2 天即可饮用。适量饮用。

【功效】适用于气血不足、乏力短气、面色无华、须发早白、精神不振、脾胃不和、脘满食少等症。

万金药酒

【配方】当归、白术、云苓各 90 克，白芍 60 克，生黄芪 120 克，川芎、甘草各 45 克，生地、胡桃仁、小红枣各 150 克，黄精、五加皮各 240 克，龙眼肉、枸杞子、潞党参各 150 克，远志 90 克，补骨脂 30 克，紫草 60 克，白酒 10 升，白糖 1.5 千克，蜂蜜 1.5 升。

【制法与服法】先以少量水煎药取浓汁，加入酒、糖，蜂蜜即成。适量饮用。

【功效】适用于气血虚弱、肾阳不足所致的虚弱病症，如气短乏力、面色无华、食欲不振、头晕心悸、腰膝酸软无力等症。平素气血不足，偏于虚寒者，虽无明显症状，也可饮用。

川椒酒

【配方】川椒 90 克，无灰酒 5 升。

【制法与服法】将川椒以生绢袋盛，浸酒内 3 日即可。随意饮之，不拘量。

【功效】适用于虚冷短气。

八珍酒

【配方】全当归 90 克，川芎 30 克，白芍 60 克，生地黄 120 克，人参 30 克，炒白术 90 克，白茯苓 60 克，炙甘草 45 克，五加皮 240 克，小肥红枣、核桃肉各 120 克，糯米酒 20 升。

【制法与服法】将上药切薄片，用绢袋盛好，浸于酒中，容器密封，隔水加热约 1 小时后，取出埋土中 5 天，然后取出静置 21 天，过滤后使用。每次温饮 1~2 小盅，每日 3 次。

【功效】适用于食少乏力、易于疲倦、面色少华、头眩气短、月经量少色淡、腰膝酸软等症。

术苓忍冬酒

【配方】白术、白茯苓、甘菊花各 60 克，忍冬叶 40 克，醇酒 1.5 升。

【制法与服法】将白术、白茯苓捣碎，忍冬叶切细，4味用白布包，以酒浸于净器中，封口，7日后开封，再添入冷开水1升，备用。每次空心温饮1~2盅，每日1~2次。

【功效】适用于脾虚湿盛、脘腹痞满、心悸、目昏、腰脚沉重。

补　血

补血药酒、药膳适用于血虚证。

凡营血亏虚的病证，症见面色苍白或萎黄、头晕目眩、心悸气短、唇舌紫淡、脉细、妇女月经不调等。

造酒乌须方

【配方】生地120克，大当归60克，小红枣肉90克，赤白何首乌各500克，生姜汁120毫升，麦门冬30克，胡桃肉90克，甘枸杞60克，莲子90毫升，蜂蜜90毫升，糯米1千克。

【制法与服法】将赤白何首乌先用水煮过，生地以酒洗净，再用煮过何首乌的水，煮地黄至水渐干，加入生姜汁，再以文火煨至水尽，遂将地黄捣烂备用；以糯米，加水6升再加适量酒曲酿酒，至有酒浆时，将捣烂的地黄均匀调入酒糟中，3日后去糟取酒液，再将赤白何首乌等所有的药物装入绢袋，悬于酒中浸泡，容器密封，隔水加热约1.5小时，取出埋土中3日，去火毒后，便可饮用。每次饮1盅，日3次。

【功效】适用于肝肾精血不足导致的腰酸无力、须发早白、面色萎黄、大便偏干等症。

徐国公仙酒

【配方】龙眼肉1千克，醇酒2升。

【制法与服法】将龙眼肉置于坛内，用酒浸之，封口，半月后取用。早、晚各随意饮用。

【功效】适用于心血不足，惊悸不寐，怔忡健忘，老弱体虚。

周公百岁酒

【配方】黄芪、茯神各60克，肉桂18克，当归、生地、熟地各36克，党参、白术、麦冬、茯苓各30克，五味子24克，陈皮、山萸肉、枸杞子、川芎、防风、龟板胶各 30 克，羌活 24 克，白酒 10 升。

【制法与服法】将上药装入布袋（亦可加入冰糖 1 升、大枣适量），浸于酒中，装坛封好，再用热水隔坛加热，煮沸 2 小时，然后将坛取出，静置 7 天后即可开启饮用。每次服 15~30 克，孕妇忌服。

【功效】适用于气血衰减，亡血失精的四肢无力、面色无华、食少消瘦、须发早白、头眩等症。对气血虚弱，又感受风湿的肢体麻木、活动受限的病症也有治疗作用。

延寿酒（一）

【配方】黄精 2000 克，天冬 1500 克，松叶 3000 克，枸杞子 5 升，苍术 2000 克。

【制法与服法】采用常酿酒法，将药加入即可。每次 10 毫升，每日 2~3 次。

【功效】适用于脾弱，精血不足，兼感受风湿而出现的食少体倦、头晕目暗、筋骨不利等症。体质偏于气阴不足者，饮之有保健养生作用。

延寿酒（二）

【配方】桂圆肉 500 克，桂花 120 克，白糖 240 克，好烧酒约 2.5 升。

【制法与服法】将药及白糖同浸入酒内，酒坛封严，经年为佳。适量饮用。

【功效】益血气，祛痰化瘀，除口臭，一般人亦可饮用，有营养保健作用。

杞圆药酒

【配方】牛膝、杜仲、五加皮各 90 克，枸杞子、桂圆肉各 120 克，大枣 500 克，大生地、归身各 120 克，红花 30 克，白糖 1000 克，蜂蜜 1000 毫升，甘草 30 克，酒 7.5 升。

【制法与服法】将药盛入绢袋浸酒中，封固，隔水加热后取出晾凉，数日后即可饮用。每日饮 1 盅，不可过量。

【功效】适用于肝肾精血不足，腰膝少力、筋骨不利、头晕、目暗、心悸、失眠等症。体质偏于肝肾虚弱者，无明显症状也可饮用。

桑龙药酒

【配方】桑葚子、龙眼肉各 120 克，烧酒 5 升。

【制法与服法】将上药入酒中，坛口封固，10 天后即可饮用。视习惯为度。

【功效】心脾不足、阴虚血少所致的心悸失眠、体弱少力、耳聋目暗等症。

圆肉补血酒

【配方】桂圆肉、制首乌、鸡血藤各 250 克，米酒 1500 毫升。

【制法与服法】将上药切片，加入米酒封好，浸 10 天。在浸泡过程中，每天振摇 1~2 次，以促进有效成分的浸出。每次饮 10~20 毫升，每日 1~2 次。

【功效】适用于血虚气弱所致面色无华、头晕心悸、失眠、四肢乏力、须发早白等症。

鹿血酒

【配方】鹿茸内骨髓；鹿颈静脉内鲜血：宰鹿时取血可风干成紫棕色片状的固体均可。

【制法与服法】将鹿茸内骨髓，浸入白酒中，制成 20% 的药酒，将鹿颈静脉血，合入白酒中，制成 30% 的药酒；固体血片研细，对酒即成。每次10 毫升，日 3 次。

【功效】适用于多种血液病，对慢性苯中毒造成的血液病也有较好疗效，以及老年人精亏血虚、心悸不安等症。

补　阳

肾为阳气之本，故补阳多指温补肾阳，症见面色淡白，四肢不温，神疲乏力，腰膝酸软，下肢痿弱，少腹拘急，阳痿滑精，小便清长，舌苔淡白，脉沉弱。

参茸药酒

【配方】生黄芪 620 克，熟地 300 克，木通 60 克，广木香 90 克，菟丝子、淫羊藿各 120 克，紫梢花 60 克，灯心 12 克，巴戟肉、蛇床子各 120克，煅龙骨、车前子各 60 克，肉苁蓉 120 克，马蔺子、荜澄茄各 30 克，韭菜子 60 克，煅干漆、补骨脂各 90 克，桑螵蛸、沙参各 60 克，枸杞子 60

克，小茴香 120 克，煅牡蛎、全蝎各 60 克，山萸肉（酒制）120 克，海马 15 克，当归 240 克，萆薢 90 克，梅龙 30 克，茯苓 120 克，核桃仁 150 克，青风藤、海风藤、川芎、木瓜、灵仙各 120 克，白术、白芷各 180 克，怀牛膝、红花、菊花各 240 克，五加皮、广皮各 500 克，姜黄 740 克，人参 1500 克，独活、制川乌、制草乌各 60 克，肉豆蔻 90 克，马蔺花 30 克，远志肉 80 克，玉竹 2000 克，党参 2240 克，白酒 200 升，栀子 1.5 千克，白蜜 10 升，阿胶 6 千克，冰糖 20 千克。二次对入药物如下：鹿茸面 500 克，沉香面 36 克，母丁香面 90 克，檀香面 120 克，蔻仁面 90 克，公丁香面、砂仁面、肉桂面各 60 克。

【制法与服法】将白酒注入缸内，用栀子浸泡，视色适合后去渣，将党参以前诸药用水熬汁，去渣过滤取药液，进一步将液熬成稀膏状，另化白蜜、阿胶，一起对入酒中，再用水将冰糖溶化，对入酒中，最后将"二次对入药物面"浸入酒中，冷浸数日即成。每次温服 15 毫升，日 3 次。

【功效】适用于阳虚寒盛，气血不足，脾胃气滞，风湿痹阻而出现的身体衰弱、筋骨痿软、腰膝疼痛、胸腹胀满、腹泻痞积、男子遗精、阳痿、妇女月经不调等症。

肉桂黄芪酒

【配方】黄芪、肉桂（去粗皮）、巴戟天（去心）、石斛（去根）、泽泻、白茯苓（去黑皮）、柏子仁各 90 克，干姜（炮）80 克，蜀椒（去目并闭口者炒出汗）90 克，防风（去叉）、独活、党参、白芍药、制附子、制川乌、半夏、细辛、白术、炙甘草、栝蒌根、山萸肉各 30 克，清酒 2 升。

【制法与服法】将上药共为粗末，用酒浸干净器中，封口，春夏 3 日，秋冬 7 日后开取去渣备用。初服 30 毫升，渐加之，以微麻木为效。

【功效】适用于脾虚，肢体畏寒、倦怠乏力、四肢不欲举动、关节疼痛、不思饮食。

参椒酒

【配方】丹砂（细研后用水也另包）20 克，白茯苓（去黑皮）、人参各 30 克，蜀椒（去目并闭口者，炒出汗）120 克，醇酒 1 升。

【制法与服法】上药除丹砂外，其余共捣为粗末，同丹砂置于净器中，浸酒，春夏 5 日，秋冬 7 日，去渣备用。每日饭前空心温饮 1 小盅，勿间断。

【功效】适用于脾肾阳虚，下元虚冷、耳目昏花、面容苍白。

葱白酒

【配方】葱白（连须）5~7根。

【制法与服法】上细判，砂盆内细研，用好酒5升，煮至2升。分作3服灌之，阳气即回。另外，以生姜5~20厘米寸切碎研，酒煎服亦有效。

【功效】治脱阳。

牛膝加皮酒

【配方】五加皮、枳壳、独活、制草乌（炮裂去皮脐）各30克，炮姜20克，石楠30克，丹参50克，防风30克，白术、地骨皮各50克，川芎30克，熟地、牛膝各40克，虎胫骨、枸杞子各30克，秦艽40克，醇酒2升。

【制法与服法】将上药共碎细，置于净器中，用酒渍之，密封口，8日后即可开取，去渣备用。每于饭前温饮1~2小杯，每日3次。

【功效】适用于肾阳虚损，风湿腰痛、骨节疼痛。

御龙酒

【配方】人参30克，鹿茸20克，龙滨酒500毫升。

【制法与服法】将人参、鹿茸浸泡于龙滨酒内，10日后饮用。每服20毫升，日服2~3次。亦可佐餐饮用。

【功效】适用于疲乏神倦、气短懒言、食欲不振、畏寒怕冷、腰酸腿软、健忘、失眠等虚损之症。

糖糟茶

【配方】糖糟500克，鲜生姜120克。

【制法与服法】取上好糖糟打烂，和姜再捣，微小饼晒干，放瓷瓶内备用。每日清晨取饼1枚，泡滚水内，15分钟后当茶饮用。

【功效】益气暖胃。适用于气虚阳微，饮食不下、面色苍白、形寒气短、泛吐清涎、面浮足肿、腹胀不适、舌苔淡白、脉象细弱者。

鹿角胶酒

【配方】鹿角胶80克，白酒适量。

【制法与服法】将鹿角胶碎成细粒，放入小坛内，倒入适量白酒，以淹没药物为准，然后文火煮沸，边煮边往坛内续添白酒，直至白酒添尽，鹿角胶溶化完后（药酒约有500毫升），取下待降温后，收入瓶中。每晚临睡前，空腹温饮15~20毫升。

【功效】温补精血。适用于精血不足的腰膝无力、两腿酸软、肾气不足的虚劳遗精滑精、虚寒性咳嗽、崩中带下、子宫虚冷及跌打损伤等症。

肾阳酒

【配方】雄鸡睾丸4对，龙眼肉200克，白酒1000毫升。

【制法与服法】选用刚开始啼鸣的雄鸡的睾丸，放入碗中蒸熟，然后剖开，晾干，与龙眼肉同放入白酒中，密封浸泡3个月即可饮用。每日2次，每次饮服10~15毫升。

【功效】养心安神，温补肾阳。适用于中老年人阳虚畏寒、腰膝酸软及肢体冷痛、失眠、食欲不振等。

补　阴

　　补阴药酒、药膳适用于阴虚病证。如心阴虚表现为心悸，健忘，失眠多梦，舌质嫩红，苔少，脉细弱而数等症；肝阴虚表现为眩晕头痛，耳鸣耳聋，麻木，震颤，夜盲，舌干红少津，苔少，脉弦细数等症；肺阴虚表现为咳呛气逆，痰少质黏，痰中带血，午后低热，颧红，夜间盗汗，虚烦不眠，口中干燥或音哑，舌红少苔，脉细数等症；肾阴虚表现为腰酸腿软，遗精，头昏耳鸣，睡眠不熟，健忘，口干，舌红少苔，脉细等症。

一醉不老丹

【配方】莲蕊、生地黄、熟地黄、槐角子、五加皮各90克，没食子6枚，无灰酒5升。

【制法与服法】将上药同用石臼研末，用绢袋装好，浸入酒中，夏季浸10天，秋季浸20天，春季浸1个月。取出药袋，控干晒为末，忌铁器。用大麦100克，与上药末炒和，炼蜜丸，每丸3克制成饼状，贮存时用瓷器，每放一层药饼，即撒入一层薄荷细末。可视习惯，适量食用，药饼可每于饭后嚼化数个，亦可用药酒送服。

【功效】适用于精血不足、肾精不固、滑泄遗精、须发早白、腰膝无力等症。

女贞子酒

【配方】女贞子250克，醇酒750毫升。

【制法与服法】将上药研碎，用酒浸之，5 日后即可启用。

【功效】适用于阴虚内热、腰膝酸软、头晕目眩、须发早白。

补心酒

【配方】麦冬 60 克，柏子仁、白茯苓、当归身、龙眼肉各 30 克，生地 45 克，无灰酒 5 升。

【制法与服法】将上药切碎，盛于绢袋中，用酒浸泡，容器密封，7 天后即成。适量饮用。

【功效】适用于阴血不足、心神失养所致的心烦、心悸、睡眠不安、精神疲倦、健忘等症。

乌须酒

【配方】生地黄 120 克，熟地黄 60 克，何首乌 120 克，天冬 60 克，麦冬 240 克，枸杞子 60 克，牛膝 30 克，当归 60 克，人参 30 克，黄米 3 千克，淮曲 10 块。

【制法与服法】将上药制为末，加入好曲，拌黄米饭，按常法酿酒即得。每日清晨饮 1~2 盅，忌食萝卜、葱、蒜。

【功效】适用于精血不足，阴亏气弱所致的须发早白、腰酸软、头晕耳鸣、易疲倦、面色少华等症。平素体质偏于气阴不足，而无明显症状者，亦可饮用。

加味养生酒

【配方】牛膝、枸杞子、生地、杜仲各 60 克，五加皮 120 克，菊花、白芍、山萸肉各 60 克，木瓜、归身各 30 克，桑寄生 120 克，桂枝 9 克，龙眼肉 240 克，烧酒 15 升。

【制法与服法】将上药切碎，浸入酒中，7 天后过滤，即可饮用。每次饮 2 小盅，每日 2 次。

【功效】适用于肝肾精血不足兼感风湿，头晕、目暗、腰膝疼痛无力、四肢麻木作痛等症。

地黄首乌酒

【配方】生地 400 克，何首乌 500 克，曲 100 克，黄米 2.5 千克。

【制法与服法】将上药煮取浓汁，同曲、米如常法酿酒，密封，春夏 5 日，秋冬 7 日即成，中有绿汁，此真精英，宜先饮之，再滤汁收贮备用。每次饮10~20毫升，每日3次。

【功效】适用于阴虚骨蒸、烦热口渴、阴津耗伤、须发早白、热性出血症、肝肾精血亏损的遗精、带下、腰膝酸痛、肌肤粗糙、体力虚弱、生殖力低下。

桑龙药酒

【配方】桑葚子、龙眼肉各6克，烧酒1500毫升。

【制法与服法】将上药置于净瓷中，注入烧酒加盖密封，隔日摇晃数下，经7天后开封饮用。每日3次，每次饮服15~20毫升。

【功效】滋阴养血。适用于心脾不足、阴虚血少所致心悸失眠、体弱乏力、耳聋目眩等症。

延年益寿

人体的气、血、阴、阳不足叫做虚，由此而产生的病证，叫做虚证。补益正气的药酒，根据其功效和应用范围，可分为补气药酒、补阳药酒、补血药酒、补阴药酒四类。

引起虚证的原因很多，但总起来可分为两方面：即先天不足和后天失调，总不能离开五脏。而五脏又不外乎气、血、阴、阳。但是，人体气、血、阴、阳有着相互依存、相互转化的关系，阳虚者多兼有气虚，而气虚者多导致阳虚，气虚和阳虚主要表现为机体活动能力的衰减；阴虚者又可兼血虚，而血虚者可导致阴虚，血虚和阴虚主要表现在体内精血津液的耗损。因此，补气药酒和补阳药酒，补血药酒和补阴药酒往往相互为用。更有气血两亏，阴阳俱虚者，则气血兼顾，或阴阳并补。

延年益寿类药酒是为气虚而设，凡身体健康，脏腑功能活动正常，则不宜服用延年益寿类药酒，否则，反而导致阴阳失调，脏腑的正常活动受到扰乱。

神仙延寿酒

【配方】生地黄、熟地黄、天门冬、麦门冬、当归、川牛膝、杜仲、小茴香、巴戟天、枸杞子、肉苁蓉各60克，补骨脂、砂仁、白术、远志各30克，人参、木香、石菖蒲、柏子仁各15克，川芎、白芍、茯苓各60克，黄柏90克，知母60克，白酒30升。

【制法与服法】将前24味捣碎，入布袋，置容器中，加入白酒，密封，隔水加热1.5小时，取出容器，埋入土中3日以去火毒，静置待用。口服。每次服10~15毫升，日服1~2次。

【功效】滋阴助阳，益气活血，清虚热，安神志。适用于气血虚弱，阴阳两亏夹有虚热而出现的腰酸腿软、乏力、气短、头晕目暗、食少消瘦、心悸失眠等症。

延龄酒

【配方】枸杞子240克，龙眼肉120克，当归60克，炒白术30克，大黑豆100克，白酒5000~7000毫升。

【制法与服法】将前4味捣碎，置容器中，加入白酒，另将黑豆炒至香，趁热投入酒中，密封，浸泡10天后，过滤去渣即成。口服。每次服10毫升，日服2次。

【功效】养血健脾，延缓衰老。适用于精血不足，脾虚湿困所致的头晕、心悸、睡眠不安、目视不明、食少困倦、筋骨关节不利等症；或身体虚弱、面色不华。平素偏于精血不足、脾气不健者，虽无明显症状，宜常服，具有保健延年的作用。

黄精酒

【配方】黄精、苍术各2000克，枸杞根2500克，松叶4500克，天门冬1500克，杏仁、怀山药、牛乳各适量。

【制法与服法】将杏仁研烂，入牛乳绞汁，以杏仁尽为度，后取怀山药相合，与诸药（先研细）共入新瓷瓶盛之，密封瓶口，安于釜中，以重汤煮一伏时乃成。口服。每日空腹以温酒调1汤匙服之。

【功效】滋养肺肾，补精填髓，延年益寿。

首乌酒

【配方】制首乌、熟地各30克，当归15克，白酒1000毫升。

【制法与服法】将上药切碎，以纱布袋装好，浸于酒中，容器封固，半月后可开启使用。每日饮10~15毫升。

【功效】适用于肝肾不足，精亏血少引起的头晕耳鸣、腰酸、须发早白等症。

延年百岁酒

【配方】大熟地、紫丹参、北黄芪各50克，当归身、川续断、枸杞子、龟板胶、鹿角胶各 30 克，北丽参（切片）15 克，红花 15 克，黑豆（炒香）100 克，苏木 10 克，米双酒 1500 毫升。

【制法与服法】将前 5 味研成粗粉，与余药（二胶先烊化）同置容器中，加入米双酒，密封，浸泡 1~3 个月后即可取用。口服。每次服 10~15 毫升，每日早、晚各服 1 次。

【功效】补气活血，滋阴壮阳。适用于早衰、体弱或病后所致之气血阴阳不足而证见头晕眼花、心悸气短、四肢乏力及腰膝酸软等。

补肾壮阳酒

【配方】老条党参、熟地黄、枸杞子各 20 克，沙苑子、淫羊藿、公丁香各 15 克，远志肉 10 克，广沉香 6 克，荔枝肉 10 个，白酒 1000 毫升。

【制法与服法】将前 9 味加工使细碎，入布袋，置容器中，加入白酒，密封，置阴凉干燥处。经三昼夜后，打开口，盖一半，再置文火上煮数百沸，取下稍冷后加盖，再放入冷水中拔出火毒，密封后放干燥处，21 日后开封，过滤去渣即成。口服。每次空腹温服 10~20 毫升，每日早、晚各服 1 次，以愈为度。

【功效】补肾壮阳，养肝填精，健脾和胃，延年益寿。适用于肾虚阳痿、腰膝无力、血虚心悸、头晕眼花、遗精早泄、气虚乏力、面容萎黄、食欲不振及中虚呃逆、泄泻等症。

合和酒

【配方】甜杏仁 60 克，花生油 40 毫升，地黄汁 150 毫升，大枣 30 克，生姜汁 40 毫升，蜂蜜 60 毫升，白酒 1500 毫升。

【制法与服法】将生姜汁同白酒、花生油搅匀。倒入瓷坛内；将蜂蜜重炼，将捣烂成泥的杏仁、去核的大枣，同蜂蜜一齐趁热装入瓷坛内，置文火上煮沸；将地黄汁倒入冷却后的药液中，密封，置阴凉干燥处，7 日后开封，过滤，备用。口服。每日早、中、晚饮服，以不醉为度。

【功效】补脾益气，调中和胃，养阴生津，强身益寿。适用于脾胃不和、气机不舒、食欲不振、肺燥干咳、肠燥便秘等。

草还丹酒

【配方】石菖蒲、补骨脂、熟地黄、远志、地骨皮、牛膝各 30 克，白酒 500 毫升。

【制法与服法】将前 6 味共研细末，置容器中，加入白酒，密封，浸泡

5 天后即可饮用。口服。每次空腹服 10 毫升，每日早、午各服 1 次。

【功效】理气活血，聪耳明目，轻身延年，安神益智。适用于老年人五脏不足、精神恍惚、耳聋耳鸣、少寐多梦、食欲不振等症。

菊花酒

【配方】菊花、生地黄、枸杞根各 2500 克，糯米 35 千克，酒曲适量。

【制法与服法】将前 3 味加水 50 千克煮至减半，备用；糯米浸泡，沥干，蒸饭，待温，同酒曲（先压细）、药汁同拌令匀，入瓷瓶密封，候熟澄清备用。口服。每次温服 10 毫升，日服 3 次。

【功效】壮筋骨，补精髓，清虚热。适用于年老体弱者，可延年益寿。

却老酒

【配方】甘菊花、麦门冬、枸杞子、焦白术、石菖蒲、远志各 60 克，白茯苓 70 克，人参 30 克，肉桂 25 克，何首乌 50 克，熟地黄 60 克，白酒 2000 毫升。

【制法与服法】将前 11 味共制为粗末，置容器中，加入白酒，密封，浸泡 7 天后，过滤去渣即成。口服。每次空腹温服 10 毫升，日服 2~3 次。

【功效】益肾健脾，养血驻颜。适用于精血不足、身体衰弱、容颜无华、毛发憔悴。

延寿九仙酒

【配方】人参、炒白术、茯苓、炙甘草、当归、川芎、熟地黄、白芍（酒炒）、生姜各 60 克，枸杞子 250 克，大枣（去核）30 枚，白酒 17500 毫升。

【制法与服法】将前 11 味捣碎，置容器中，加入白酒，密封，隔水加热至沸，置阴凉干燥处，浸泡 5~7 天后，过滤去渣即成。口服。不拘时候，适量饮用，勿醉。

【功效】补气血，益肝肾，疗虚损。适用于诸虚百损。

松龄太平春酒

【配方】熟地黄、当归、枸杞子、红曲、龙眼肉、荔枝蜜、整松仁、茯苓各 100 克，白酒 10 升。

【制法与服法】将前 8 味捣碎，入布袋，置容器中，加入白酒，密封，隔水煮 1 炷香时间，或酒煎 1 炷香亦可。过滤去渣即成。口服。每次服 25

毫升，每日早、晚各服 1 次。

【功效】益寿延年。适用于老年人气血不足、体质虚弱、心悸怔忡、健忘、失眠等症。

鹿骨酒

【配方】鹿骨 100 克，枸杞子 30 克，白酒 1000 毫升。

【制法与服法】将鹿骨捣碎，枸杞子拍破，置净瓶中，加入白酒，密封，浸泡 14 天后，过滤去渣即成。口服。每次服 10~25 毫升，每日早、晚各服 1 次。

【功效】补虚羸，壮阳，强筋骨。适用于行走无力、筋骨冷痹、虚劳羸瘦、四肢疼痛。

山萸苁蓉酒

【配方】山药 25 克，肉苁蓉 60 克，五味子 35 克，杜仲（微妙）40 克，川牛膝、菟丝子、白茯苓、泽泻、熟地黄、山萸肉、巴戟天、远志各 30 克，醇酒 2 升。

【制法与服法】上药共捣碎，置于净器中，酒浸，封口，春夏 5 日，秋冬 7 日，去渣备用。每次空腹温饮 1~2 小盅，每日早、晚各 1 次。

【功效】适用于肝肾亏损、头昏耳鸣、怔忡健忘、腰膝酸软、肢体不温。

枸地红参酒

【配方】枸杞子、熟地黄各 80 克，红参 15 克，茯苓 20 克，何首乌 50 克，白酒 1000 毫升。

【制法与服法】将前 5 味捣碎，置容器中，加入白酒，密封，浸泡 15 天后，过滤去渣即成。口服。每次服 15~20 毫升，每次早、晚各服 1 次。

【功效】补肝肾，益精血，益寿延年。适用于早衰、耳鸣、两目昏花。

复方仙茅酒

【配方】仙茅、淫羊藿、五加皮各 100 克，白酒 2000 毫升。

【制法与服法】将前 3 味切碎，入布袋，置容器中，加入白酒，密封，浸泡 14 天后，即可取用。口服。每次温服 10~20 毫升，每日早、晚各服 1 次。

【功效】温补肝肾，壮阳强身，散寒除痹。适用于年老体弱、健忘、腰膝酸软。

下篇 茶典

第一章　茶与茶道

有人说，茶乃上苍对我中华民族的厚赐。

几千年前，我们的神农氏就已发现茶树，尝过茶叶。连他也未曾想到，在他的身后，茶文化的蔓延已超出了他发现茶时救人治病的基本目的，而成为中华民族文化中不可或缺的一项。

在悠久的历史中，茶的清香和高雅与中华民族的个性相结合，成为刻画"中国"的重要形象。

"茶"的由来

神农氏发现茶树，只是鉴别、断定茶有药效而已；真正使茶成为"国饮"的却是数千年来难以数计的无名氏的不断栽培、更新、繁衍，由嚼青叶，而发明为采叶焙制；由采叶焙制，而改良为煎烹饮啜。如此这般发明再发明，改良再改良，从而使得这一深具民族性的饮料，能流传千古而为世人所饮用。

茶在作物学上是特用作物之嗜好品类，在植物学上是种子植物，为常绿灌木。我国南方是主要的茶叶产区，品种也十分丰富。

茶古作"荼"或"茶"。茶圣陆羽曾说："其字或从草，或从木，或草木并。其名一曰茶，二曰（木贾），三曰蔎，四曰茗，五曰荈。"又据神农本草："苦茶，一名茶，一名选，一名游，冬生益州川谷山陵道旁，凌冬不死，三月三日采干。"可见古时茶字在古书上的称谓及意义不尽相同，为便于考究，列举如下：

茶：《诗经·国风》中《谷风》写道："谁谓荼苦，其甘如荠。"茶就是现在的茶，古人叫做苦菜；康熙字典云："世谓古之荼，即今之茶，不知荼有数种，惟（木贾），苦荼之字的荼，即今之茶。"可知"荼"字为古代"茶"字的借用字。

（木贾）："（木贾）"是茶的另一用字，《尔雅》云："（木贾），苦茶。"晋郭璞注："树小如栀子，叶冬生，可作羹饮，今呼早采为茶，晚条为茗，又曰荈，蜀人称为苦茶。"这种记载，据史学家的意见，认为是最可靠的记录，也是较合理的说法。

荈：汉杨雄方言："蜀西南人谓茶曰歹荈；蜀人饮茶最早，荈字为茶之俗名。"

茗：茗为古代茶的另一名称。《晏子春秋》云："婴相齐景公时，食脱粟之饭，炙三弋、五卵、茗菜而已。"可见在公元前五百年"茗"作为食用的例子。《桐君采药录》："西阳、武昌、卢江、晋陵，好茗，皆东人作清茗。茗有饽，饮之宜人。凡可饮之物，多取其叶。"南宋鲍令晖《香茗赋》颂："茶为芳茗。"所以，至今多沿用"茗"字代"茶"。

荈：荈字代茶，首见于汉司马相如《凡将篇》："荈诧"。吴志韦曜传："吴王孙皓密赐茶荈以代酒。"孙楚歌："姜、桂、茶、（卤监）出巴蜀。"晋郭璞认为"荈"系"茗"的别名。

水厄：唐温庭筠《采延录》："晋时王濛好茶，人过辄饮之，士大夫甚以为苦，每欲候，濛云：今日有水厄。"《洛阳伽蓝记》载："魏彭城王勰见刘镐慕王肃之风，专习茗饮，谓镐曰：卿好苍头水厄，不好王侯八珍，如海上有逐臭之夫，里内有效颦之妇，以卿言之，即是也。"可知在南北朝时，"水厄"二字已成为"茶"的有名代用语。

蔌卢：卢世《南北堂书抄》引裴渊《南诲记》云：西平出臯卢，茗之别名。叶大而味涩，南人以为饮。"《辞源》："鎏卢系本名，叶大，味苦涩，似茗而非，南越茶难致，煎此代饮。"在这里，鎏卢或为茶的别称，或是茶的代用饮料，不一而是。

苦菜：《诗经》："堇茶如饴，皆苦菜也。"许慎《说文》："茶，苦菜也。梁陶弘景以茶作苦茶也。"唐颜师古《匡误正俗·苦茶篇》："《神农本草经》中，苦菜名茶草，治疗疾病：功效极多，陶弘景误当为茗，茗岂有此效乎。"从此以后人们才知道茶与苦菜是两种东西。

由此可知，"茶"不专指茶树上的茶来说。直到陆羽《茶经》问世，人们将数种不同意义的"茶"减去一画，成为含一种意义的"茶"字；所以自中唐以后，一般学者受陆羽的影响，将"茶"改写为"茶"了。

茶史的变迁

从上文可知：是中国人最早发现了茶。

有种种史料显示，在西汉时有一些地方已经开始喝茶了。如汉宣帝时代，王褒写过一篇《僮约》（买卖奴隶的契约文书）的韵文，其中谈到他从寡妇杨惠家中买进一位仆役叫"便了"，规定"便了"应该做到的几件事：除了炒菜、煮饭之外，还须"武阳买茶"。当然，在汉代是没有"茶"字的；但是"武阳买茶"的武阳，今为四川省成都市西南的彭山县，为唐时蜀道，而剑南就是著名的茶叶产地。由此，我们可以推测：王褒派仆役从驻守的益州到老远的武阳去买当地的特产——茶，来待客或自享，是说得通的。

由上我们有充分的理由相信，汉代已经流行喝茶了。

自东汉末年，局势混乱，群雄并起，最后魏（洛阳）、蜀（四川）、吴（南京）三分天下；而吴国在扬子江下游，因接近茶叶的产地，盛行喝茶的习惯。

据《三国·吴志·韦曜传》："孙皓饮群臣酒，率以七升为限。曜饮不过二升，或为裁减，或赐茶茗以当酒。"从这件事看来，孙皓（吴国第四代国王乌程侯）把茶赏赐给韦曜，作为酒的代用品，如此"以茶代酒"则是不争的事实。

到了西晋，张载在《登成都楼》一诗中有一句："芳茶六种清凉冠"；孙楚在所作的歌上也提到"茶舜巴蜀出"。这些可与汉王褒在"僮约"上所说的，印证在四川地方，仅表示扬子江流域是中国茶叶的原产地，而且可推定中国人喝茶是从四川省的下流推广到各地去的。

至司马睿在建邺建立东晋。《晋书》上记载：谢安会利用茶果招待客人；桓温在宴会的时候，经常利用茶果招待宾客。由此可以认定当时用茶果招待普通的客人，已经是一定的规矩了。

南朝因为接近茶叶产地的关系，饮茶更加昔及，几近"日常茶饭事"。《洛阳伽蓝记》上记载："齐王肃初入国，不食羊肉及酪浆等，常饭鲫鱼羹，渴饮茗汁。后与魏高祖殿会，食羊肉酪粥甚多。高祖怪之，谓肃曰：卿中国之味也，羊肉何如鱼羹？茗饮何如酪浆？对曰：羊比齐、鲁大邦，鱼比邾、莒小国，惟茗不中，与酪为奴。彭城王谓肃曰：卿明日顾我，为卿设邾莒之食，亦有酪奴。人因号茗饮为酪奴。"

故事是这样的：至北魏孝文帝，实行汉化政策。从南朝归顺的人增多，其中有一位叫王肃的儒者，不喜欢北方风味的羊肉、酪浆，而喜好鲫鱼羹，口渴的时候就喝一点茗汁（茶）；然而随着时间的推移，王肃渐渐习惯了北方的口味。

有一次，他和孝文帝在宴会时，吃很多的羊肉，也喝了不少的酪浆，于是孝文帝就问王肃说："中国饮食方面，羊肉和鱼羹、茗改和酪浆哪一种较好呢？"王肃就回答孝文帝说："羊为陆产之最，鱼是水族之长，虽然所好有不同，不能不说是珍品啊！但以味道来说，就有优劣的分别。羊可比为春秋时的齐、鲁大国，鱼可比为邾、莒小国，唯茗就不能作为酪的奴隶了。"孝文帝不禁大笑，因此称茶为"酪奴"；而喝茶的风气也渐渐地传播到西北一带了。因此茶也有了酪奴这样一个别名。

到了唐代，茶叶已经十分普及，因其味甘而香，能振奋精神，而大受欢迎。唐玄宗时有一位名叫封演的进士，在《封氏见闻记》上说："玄宗开元中，泰山灵严寺之降魔大师普及禅教，当他坐禅时，只喝点茶。于是一般人争相仿效，都把茶当作饮料用，遂成风俗。"嗣后从山东传到唐代国都长安，而长安城内开设茶馆者，不问道俗，凡是付钱的都可以饮用；至于茶叶的来源，都从江淮一带用车船运过去，种类繁多。

此外，《杜阳杂编》载有唐文宗常请学士们进入内廷，研讨经义典籍，下令宫女准备茶饮赐茶学士。由上二例可知，在唐朝，不管是朝廷文武百官，或是贩夫走卒，茶是普遍的饮料了。正如陆羽《茶经·六之饮》上有一段："茶随时代之不同而使用日广，世俗浸润，国朝盛行，两都、荆州、渝州诸地，已成每家之饮。"

茶税是从唐代开始；至宋代则将茶税改称茶课，宋史《食货志》云："自唐建中时，始有茶禁、上下规利垂二百年。"又宋史记载："程之邵主管茶马，市马至万匹得茶课四百万纸。"

宋朝的茶，朝廷已想国营，并且用茶来控制敌人，不使茶来资敌；同时为了要维持财政，所以实施茶叶专卖。北宋因要防备辽、西夏、金的侵略，在边疆驻扎很多军队，于是就派商人负责运送军粮，作为补偿，并交给他们贩卖茶叶的特权。

在宋、元之后，中国人所饮用的茶，固形茶是最通行的；到了明太祖朱元璋建立明代以后，认为固形茶是奢侈浪费。已经失去茶的真味，同时要人民节省劳力，于是废止末茶（使固形茶成为粉末），而鼓励人民喝一种连茶叶的煎茶。这一种从固形茶到煎茶的大变化，使得中间茶书的根底发生动摇，但随着煎茶的普及，关于茶的知识的需求也显著提高。

从明代开始，设有茶政，正式管理以茶易马的互市，这种机构称为"茶司马"，是政府正式设立的管理茶政的机构，可见茶在当时已占据明朝军事与对外贸易的重要地位。

到了清代，仍继续执管茶政的"茶马司"。因宋以后到清代，中国内地与蒙古、西藏、新疆等地的民族需要茶食，国内军队也需要良马，所以称为"茶马司"。

清代伊始，就废弃一切禁令，允许自由种植茶叶，或设捐统收，或遇卡抽厘，以讫于民国的茶政。从此可看出：当时茶已成为人民不可缺少的主要饮料，所以才视之为开门七件事：柴、米、油、盐、酱、醋、茶。

在浩瀚的历史长河之中，茶经历过几沉几浮，但它在逐渐发展过程中成为中华民族几千年来的主要饮料，并且早已超出止渴的范畴，渗透进中华文化之中，衍尘出门类繁杂的文学与艺术之花。茶对国人的意义，可谓重极一如果被舶来品咖啡和可乐代替，实在是民族文化的损失，所以谈谈品茶的艺术，增进品茶情趣，进而推广茶叶的销路，争取商业利益，确实是除了体会饮茶高雅情致外，最值得提倡的一件事。

茶艺与茶道的传播

茶是中国的特产，从品茗中领略人生真趣，亦源于中国。经过了世世代代的流传，中国人早已将品茶列入生活中的部分。随着改革开放的深入，西方生活方式的入侵，牛奶代替了豆浆，面包取代了烧饼油条，而醇淡的茶香也渐有被浓烈的咖啡取代之势。

其实茶与咖啡各有特色，咖啡固然香醇热烈，然茶秉天地至清之气，却能让人在繁杂的尘世中获得片刻清闲。因此我们先概略地介绍一些有关茶道与茶艺的说法，期望能借此重新燃起你对它的关切与热爱。

所谓"茶道"是指品茗的方法及意境。最早出现关于"茶道"记载者为《封氏闻见记》中的"因鸿渐之论润色之，于是茶道大行。"鸿渐就是有名的茶学专家陆羽。

由于陆羽的大力提倡，喝茶之道在唐宋时已非常盛行。日本在此时派了许多留学生到中国，当时被称为"遣唐使"。他们在留学的过程中，把茶的一切带回了日本。日本天平元年（729 年）武圣天皇召僧侣诵经后，赠予从我国输入的"团茶"。这是日本引进我国"茶道"最早且最可信的记载。

至延历 24 年（805 年）日本僧侣最澄来我国研习佛学，归国之时带回茶籽，种于比歌山之麓，此为现今日本最古老的茶园。

平安朝初期，因为日本贵族、僧侣及文人之间模仿我国文化，所以饮茶之风也开始盛行。建久（1191 年）及建仁二年（1202 年）荣西禅师来华留学两次，带回了茶种及"抹茶"的制法，并且将学习的心得写成《敷茶养生记》一书，又将我国百丈禅师的《百丈清规》传入日本，作为他们行"茶礼"的蓝本；于是日本饮茶之风才算是彻底风行，僧侣们利用"茶会"来修身养性、布道弘法：上流社会成立"茶会"名曰"茶数寄"，民间成立了"茶寄合"以联谊娱乐。

15 世纪时奈良村田的珠光氏综合了"茶数寄"与"茶寄合"，再吸收我国儒家、佛教文化的优点，倡导"奠茶奠汤""一味同心"的精神，并用日本自制的陶瓷为茶具，创立了日本独特的"茶道"。

武野绍鸥再继承珠光的遗志，将"茶道"加以简化改革，茶室也由"书院式"改成了"草庵式"，使茶道能更大众化。后来武到将此学传给千利休。他深深了解中、日禅师创"茶礼"、行"茶道"的精义，并贯通了我国古代的"清静怡情"和"百丈清规"的真谛，树立了日本"茶道"的基本精神："和敬清寂"。

因为日本的沿袭，"茶道"几乎成了日本品茗之道的代称。中国对此则惯称"茶艺"，偏重于生活艺术上的享用。一般而言，将茶当作解渴饮料时，为"喝茶"，如细细品味，将其当作生活的艺术时，称为"品茗"，若再探究茶叶品质、冲泡的技术、茶具的鉴赏、品茶的环境及茶在人际间的关系，那就进入"茶艺"的境界了。

国学大师林荆南先生曾以"美健性伦"四个字表达我国的茶艺精神：

美：为美律。治茶时态度必须从容，并且连贯而下，能显示幽雅的旋律美，造成最好的气氛。

健：健康是治茶之大本。凡是变质的茶叶及不沽的水均不可饮用。

性：茶的妙用之一在于能"养性"。我们在品茗时，能由清趣中培养灵泉，持之以恒还可以了悟禅理，实为修身最佳之法。

伦：茶可作为和睦人际关系的桥梁，古时有臣进贡茶以事君，也有君赐茶以爱臣。就今日观点而言，茶能使朋友之间畅谈更深，也可使亲人在饮茶之间促进彼此更浓的情感交流。

中华民族是自然谦和、不重形式的，人民将饮茶融入生活的一部分，没有什么仪式及宗教色彩；或在茶内加葱、姜、枣，或调以橘皮、茉莉、薄荷，随兴之所至，爱怎么喝就怎么喝，注重情趣的配合，所以在我国茶道中更多的是自然情趣。在奉互尊互敬的原则之外，品茗者均可以自由发挥，而不似日本茶道中的一举一动，均有十分严格的规矩让所有品茗者去遵守。

每种茶有不同的香味

饮茶不但以味觉享受茶味，以视觉享受茶色，而且同时可用嗅觉享受那种难以抗拒的香气。

领略茶香，是茶艺重要的一环古人所谓"闻香"，既是品茶的一种方法，而且也是一种精神的意趣。

身心皆放松，形神俱自在，方能体悟"闻香"的真正境界。

擅于品茶的高手，会把茶先注进一只高杯里，再从高杯转注到矮杯，那时鼻闻高杯口，未消散的茶香便能沁人心脾。

不论是绿茶还是红茶，其香味是茶的精髓。只饮名茶而不闻其香，有如牛饮而已。

每种茶有不同的茶香。比如著名的祈门红茶具有独特而馥郁的玫瑰花香，俗称为"祈门香"，是其他名茶所设有的。

又像乌龙茶中的"铁观音"，具有天然花果香，非寻常凡品可比。

花茶中的茉莉乃由20多种芳香物质所形成，故特别幽香醒神。

极品珍贵稀罕的名茶香气高雅，使人逸兴遄飞，如神游物外。

纵使是常见的普洱，上品者愈陈愈香；只有用青茶"发旧"的下价普洱，才缺香气。

龙井、寿眉与香片的香气应鲜活，透彻心肺，历久不散。

水仙叶溢清香，喝一口已觉香洌甘美。

顾渚紫笋茶更香能醉人。

饮茶注重汤色

饮茶除了味之外，色颇重要。不但茶叶的色泽要好，而且泡出来的汤色亦十分重要。

有些茶叶固存放不善，泡出的茶不但有霉腐的味道，而且茶汤也变色。用硬水泡茶而不够沸，有石灰涩味，茶汤色泽混浊。

若自来水带铁锈，茶汤便带铁腥味，茶汤也可能变黯沉瘀黑。

泡功夫茶，看茶色也可辨"功夫"；应该4至5泡的茶色也差不多，浓而不红，淡而不黄，亦即在橙红与橙黄之间最宜，应有鲜阳的感觉。

绿茶为不发酵茶，制时以高温杀青，保持翠绿色。茶叶中的叶绿素分A和B两种。A为深绿色，B为黄绿色。换而言之，茶叶愈嫩，叶绿素A的含量越少，便呈黄绿色。故龙井的色泽称为"炒米黄"。

不太新嫩的新茶，如一般的炒青茶，颜色都呈深绿色，泡出来的汤色，龙井应为碧绿，云雾茶和毛峰应是清色澈浅绿，高级烘青却为深绿，英文称为"黑色茶"，乃因发酵而破坏了叶绿素。

绿祁门工夫红茶，汤色红亮；云南"滇红"则汤色红浓，分外鲜明可爱。

境能怡情

茶重在"品"，郑玄注："品者，每食皆尝之。""品尝"不仅用于茶叶的品评，鉴别茶叶品质优劣等次，也可以细啜慢饮，达到美的享受，使精神世界升华到高尚的艺术境界。在此还有品味的意思。

明代徐渭在《徐文长秘集》中说："茶宜精舍，云林，竹灶，文人雅士，寒宵兀坐，松月下，花鸟间，清白石，绿鲜苍苔，素手汲泉，红妆扫雪，船头吹火，竹里飘烟。"品茗的环境一向为爱茶人所重视。

家庭饮茶，最好选择向阳靠窗处，配上茶几、沙发或台椅。窗台上摆设盆花，上方置藤蔓植物。若无盆花，在茶几上摆上插花也是很相称的。花能协调环境，由于花卉有着美丽的色彩、奇妙的形状、优美的姿态和可爱的品格，因此能使人赏心悦目，加上花香四溢，更使人心旷神怡，而碧叶绿荫，使人轻松愉快。

　　家庭饮茶，使用茶具因人而异、独自小酌，可用陶瓷茶具。如邀三朋四友，或客人来访，年长者，可用紫砂茶具；年轻人，可用玻璃茶具或白瓷茶具；女士们，则可用青瓷，甚至薄胎瓷茶具。

　　总之，家庭饮茶要求安静、清新、舒适、干净，尽可能利用一切有利条件，如阳台、门庭小花园甚至墙角等等，只要布置得当，窗明几净，同样能创造出一个良好的品茗环境。

　　公共饮茶场所，因其层次、格调不一，要求也不一样。大众饮茶场所，建筑物不必过于讲究，竹楼、瓦房、木屋、草房等入乡随俗。不论建筑如何，要求采光好，使茶客能感到明快爽朗。室内摆设可以简朴，桌椅板凳，整齐清洁即可。大碗茶也好，壶茶也好，均须干净卫生。高档茶馆则讲究一些，如上海城隍庙"湖心事"百年老茶馆，上下两层，楼顶有 28 只角，屋脊牙檐、梁栋门窗雕有栩栩如生的人物、飞禽走兽及花鸟草木，还有砖刻的绘画；馆内大厅香红木八仙桌，茶几方凳，大理石圆台，天花板上挂有古色古香的宫幻灯，墙上嵌有壁灯，四周大窗配以淡黄色帘布，桌上放着占朴雅致的富有民族特色的宜兴茶具；茶楼周围一泓碧水，九曲长桥，旖旎风光尽收眼底。北京新建的"老舍茶馆"更是气派不凡，茶室内没一戏台，名演员弹弹唱唱，别具一格。在一些现代化宾馆内的茶室，则充满了高贵的现代色彩，全人工采光，华灯高挂，猩红地毯，沙发茶几门瓷茶具，空调控温，丝竹声声，五光十色，使人置于现代气息之中。

　　中国园林世界著名，山水风景更是不可胜数。利用园林或自然山水间，搭设茶室，让人们小憩，意趣盎然。"上有天堂，下有苏杭"，杭州的美景处处有，而每一处胜景，总配有茶室，或临湖，或占山，或在幽境之中，淹没在绿海之内。柳浪闻莺茶室，亭廊相接，柳荫夹道，芳草相伴；花港观鱼茶室，一面临湖，湖中游鱼如梭，花繁树茂，胜似仙境。绝妙处是平湖秋月茶室，夜饮于此。举头望明月，月落西子湖，湖面银光闪闪，疑是人间天堂。六和塔茶室则背靠丘云山面对钱塘江，大桥如练，风帆点点，玉带车水马龙，江山尽收眼底；设在山顶的宝石山茶室，倚山而立，翠竹环绕，风动婆婆起舞；处于山洞内的水乐洞茶室妙趣横生，泉从石出，金石咚咚，凉风阵阵，暑意尽散。各类茶室在如此美好的环境中，怎能不叫茶客叫绝？怎能不叫茶客更恋品茗？难怪古人曰："平生于物原无取，消受山中茶一杯。"

　　家庭饮茶处，或公共茶座，挂上名人字画，也能增加古朴典雅现代化相融合的气息，增加品茗的情趣。时下，有些茶艺表演，还时尚点香，阵阵清香，扑鼻而来，渺渺烟雾，隐隐约约，造就了独特的茗环境。

赏 茶

鲁迅先生说过："有好茶喝，会喝好茶，是一种清福……"会喝茶，不等于会欣赏茶，而会欣赏茶才能喝茶，方能探知其佳妙之处，从而在到最高的茶艺境界。

曹雪芹、高鹗在《红楼梦》中多处描绘了当时不同阶层的饮茶及对茶的欣赏。第四十一回"贾宝玉品茶栊翠庵，刘姥姥醉卧怡红院"中说道，贾母要吃好茶，命妙玉去办，宝玉就在栊翠庵中看妙玉怎么行事，"只见妙玉亲自捧了一个海棠花式雕漆填金云龙献寿的小茶盘，里面放一个成窑五彩小盖钟，捧与贾母。贾母道：'我不吃六安茶。'妙玉笑说：'知道，这是老君眉。'贾母接了，又问：'是什么水？'妙玉笑回'是旧年蠲的雨水'。贾母便吃了半盏……，刘姥姥便一口吃尽，笑道：'好是好，就是淡些，再熬浓些更好了。'贾母众人都笑起来。"然后众人都是一色官窑脱胎填白盖碗。近200字将茶的欣赏写得淋漓尽致。说了用茶时的茶具、茶名、用水、礼仪等等。

人类的欣赏能力是天然的，但欣赏能力的强弱则随着科学文化的兴衰而变化。墨子曰："目之于色，有同美焉；口之于味，有同嗜焉。"感觉器官，人皆有之，而思维能力的高低，则决定于人的欣赏力。

欣赏茶时，从现时角度看，应一审议茶名，二看茶形和色泽，三审香气和滋味。

茶名的诞生，或以产地称名，或因其质特异取名，或因历史典故命名，或怀念先人古事题名……中国茶，特别是名茶，其名称是很美的，如能将如诗如词的芳名浏览一遍，细细品味，就会使人陶醉，芳津四溢，妙想联翩。"寿眉绿茶"，会使人联以古代仕女的弯弯蛾眉，正如古诗曰："妆罢低声问夫婿，画眉深浅入时无"的情景。一个好的茶名，甚至会使人想起一幅幅奇峰突起、怪石嶙峋、烟波浩渺、碧水微澜、龙腾风飞、百花吐芳的泼墨丹青，一首首浓墨重彩、字字珠玑、文笔潇洒、落落大方的瑰丽诗章，奇巧而富有魅力的茶名，表现了劳动人民巧夺天工的手艺和茶叶的品质。

茶的形状和色泽的表现，能感染人的视觉细胞，产生丰富的联想。《茶经》曰："饮有粗茶、散茶、末茶、饼茶者。"说明古时茶就有多种形状。现代的茶叶形状更是千姿百态。就散茶言，有扁形的、针形的、卷曲形的、颗粒形的、圆形的、粉状的、花形的，等等；就紧压茶言，则有柱形的、圆形的、碗形的、方形的、长方块形的、竹节形的，等等。

不同形状的茶叶，有相同色泽，也有相异色泽。从茶的外观上看，有黄色、黑色、绿色、红色，等等。因此，有的叫白茶，有的叫青茶，有的叫黑茶，有的叫绿茶，有的叫红茶，等等。

茶叶冲泡后，形状发生了变化，几乎恢复了茶叶原始的自然状态，特别是一些名茶，嫩度高，加工考究，芽叶成朵，在茶汤中亭亭玉立，婀娜多姿；更有甚者，因其芽头肥壮，芽叶的茶水中几沉几浮，犹如刀枪林立。茶汤的色泽就在芽叶运动中徐徐展色，由浅入深，繁多的茶类形成千颜万色：红色、绿色、黄色……同一茶类，因其质地级别不同，产地不同，采茶季节不同，加工上的微小差异，甚至所用茶具、水质相异，都会影响茶汤色泽。

古人在品汤时，还因品茶方法与现代不同。对茶汤纹脉形成物象，进行"分茶"游戏。古时饮茶中的点茶，必然会使茶场纹脉振动，形成似图像，似文字的景象，由此运用丰富的想象力，进行"茶戏"活动。古人有诗曰："二者（指注汤入碗和玉爪在碗中的动作）相遭兔瓯面，怪怪奇奇真善幻。纷如擘絮行太空，影落寒江能万变。"有声有色地描绘了分茶时的趣意。

品汤味和嗅茶香是赏茶的精华。茶汤滋味的好坏，主要取决于茶叶品质的高低，不同品种和品质的茶叶滋味不一样。毛峰、云雾茶，其茶汤滋味鲜醇爽口，浓而不苦，醇而不淡，回味甘甜；碧螺春、毛尖等滋味鲜甜爽口，味清和，回味清爽生津；大叶种所制红茶，滋味浓烈，刺激性强；而粗老茶叶则茶汤滋味平淡，甚至带青涩。欣赏茶汤滋味主要靠舌，所以，要欣赏好茶汤滋味，应充分运用舌感觉器官，尤其是利用舌中最敏感的部位，即舌尖，来享受茶的自然本性。

嗅茶香是欣赏茶的最难一环，没有一点经验和技术是难以得到这种享受的。干嗅，即先嗅干茶。各类茶于香不一有甜香、焦香、清香等等香型。再热嗅，开汤后，栗子香、果味香、清香等扑鼻而来；而冷嗅，又会嗅到被芳香物掩盖着的其他气味。用不同方法可以嗅到不同类的香气。欣赏花茶，则除茶香外，天然花香如茉莉花香、栀子花香、白兰花香、玳玳花香、珠兰花香、桂花香、玫瑰花香，一阵接一阵。好茶其香自然真实、纯真，而低质茶则烟焦味、青草味。充斥茶香之中，有的还夹杂馊臭味，令人作呕。正确应用鼻子和喉部，帮助人们去欣赏、鉴别茶叶的香气。

用 茶

中国人对用茶方法，历来很有讲究。客来时，宾主双方相互寒暄，表示欢迎或打扰之意。客人就座后，主人应根据客人的爱好、年龄、性别，选择茶具和茶类。古人曰："茶色白，宜黑盏"，反之，"茶色黑，宜白盏"。茶具和茶类相互配搭好，可相得益彰。客人如为年长者，可选用陶瓷或青瓷茶具，年轻者可用白瓷或玻璃器皿。茶具使用前，一定要洗净，擦干，特别是白瓷、青瓷或玻璃器皿一定要不留茶渍、无指印。用茶时，启盖应用外层盖启开内层盖，或用茶匙尾部启开。添加茶叶，切勿用手抓，应用茶匙，牛角匙、不锈钢匙等均可，不能用铁匙。撮茶时，逐步添加为宜，不要一次放入太多。如果茶叶过量，取回的茶叶千万不要再倒入茶罐，应将其扔掉。

选用茶类，要根据季节、时间、来客爱好而定。客人自选茶类最好。如没有什么爱好，春季应用新茶，显示高贵雅致；夏季选用绿茶，碧绿清澈，清凉透心；秋季宜用花茶，花香茶色，讨人喜爱；冬季宜用红茶，色调温存、暖意满怀。客人是年老者，宜用条茶，咀嚼英华，细细谈论；如是年轻人，则可用碎茶，出汁快，味浓醇，刺激性强；如果是女士，最宜用花茶或乌龙茶，花香阵阵，茶味醇和。用茶时间电要注意，早晨用清茶，晚上用淡茶，一般时间可用浓茶。在饭前一二小时用茶，最好有些点心，如饼干之类，以避免"茶醉"。

茶叶冲泡时，要轻而快，八分满即可。冲泡后，有礼貌地对客人说："请用茶。"客人也应表示谢意，等3至4分钟后，即可品茶。品茶时，若用茶杯，应右手拿杯把，左手启杯盖；如用玻璃杯，则用大拇指和中指、食指夹杯，无名指和小指托底；如用盖碗，则右手持杯，左手启盖，拨去茶汤上的茶叶，慢慢细饮。如感到茶水过热，应放在茶几上稍凉后再饮，不要用嘴吹气来降温。

饮茶中，客人茶杯中茶水已去一半或三分之二时，主人应给客人倒水。此时，客人可面谢，也可用食指、中指并在一起，轻轻叩点桌面，以示感谢。

茶过三巡，如谈话基本结束，客人应主动告退，并对来访的成功表示感谢。主人应帮助客人取外衣，并送客人出。

正确用茶不仅是一个方法问题，而且能够表现主客的行为美、语言美和心灵美。

斗 茶

茶宴的盛行，贡茶的出现，又促进了品茗艺术的发展，于是斗茶也就应运而生。

范仲淹的《斗茶歌》中谈道："北苑将斯献夫子，林下雄豪先斗美。"阐述了斗茶缘由，以及与贡茶的因果关系。对如何斗茶，宋代唐庚的《斗茶记》记载得较为详细："二三人聚集一起，煮水烹茶，对斗品论长道短，决出品次。"书中还谈道：斗茶茶品，"以新为贵"；斗茶用水，"以活为贵"。新茶配活水，相得益彰，是符合现代科学道理的。其实，古代斗茶，往往相约三五知己，在精致雅洁的室内，或在花木扶疏的庭院，献出各自所藏精制茶品，大家轮流品尝，决出名次，以定胜负。当时的名茶产地及寺院都有斗茶之举。特别是到南宋，斗茶之风已普及到民间了。可见，斗茶的形成是茶宴发展的结果，但斗茶的兴起又进一步充实了茶宴的内容。

不过，斗茶在当代无非就是一种品茗比赛，近年来，全国及各产茶省区召开的名茶评比会、斗茶会，其实，就是古代斗茶的继续。一般角逐时，各地将做工精细、品质最佳的茶叶带到会场，组成一个由各方公认的评茶大师组成的评委会，将各地选送的茶叶密码编号，评会委成员依次先观外形、色泽；再逐一开汤审评，闻香品味；然后用手揉摸叶底，估评老嫩。总之，要对色、香、味、形4个茶品质当场逐一示牌打分，最后按高分到低分揭晓，排列名次。也有的采用专家评定和群众评议相结合的方式进行。评分双方各按50%计算，然后按总分多少对号入座。所以，斗茶也可以说是一种茶叶品质的评比方式，它与以精神享受为目的茶宴内涵是有区别的。不过，对今人来说，斗茶对创制和发掘名茶，提高茶叶品质，无疑是一种有益的举动。

第二章　茶与茶艺

我国是茶的故乡。从传说中的神农尝百草开始，茶就出现在了我国的历史长河中。此后数千年中，任何一个王朝的贸易中都不会缺少茶的身影，比如唐朝繁盛一时的浮梁买茶、明朝非常著名的茶马贸易等，这些影响源远流长。我们也不难看出，从古至今，茶一直在我们的生活中占据着极为重要的地位。茶究竟有什么样的魔力呢？要想对茶有更深入的了解，下面我们就一起走进茶的世界。

茶叶成分与判断标准

茶是我们平日饮用养生的佳品。茶之所以有如此功效，都是由茶叶的内涵物质决定的。换言之，就是茶叶的成分决定了它具有适于饮用和滋养身心的功效。

茶叶的成分包括各种营养物质在内有十一大类之多，细分起来有上百种。它们的效用广泛，对于茶叶的香气、色泽、滋味以及营养的保持和疾病的预防都有着决定性的影响。

具体来说，茶的营养物质包括热能、蛋白质、碳水化合物、脂肪、维生素、矿物质等。茶是一种低热能的食物。在以泡茶为主的饮茶方式的主导下，茶叶中所含的热能大部分都流失殆尽。又因茶叶中的蛋白质大部分都不溶于水，所以在饮茶过后吃掉茶叶有助于吸收茶中的营养。另外，茶叶中所含的碳水化合物、脂肪、维生素等在为人体提供热量的同时，还能起到护肝解毒的功效。

除了营养物质，茶中所含的茶多酚、咖啡碱等物质还具有多种药理作用，正是这些药用成分的存在才有了茶的特性。而构成其特性的物质主要包括两大类：

一类是茶多酚。它又称为茶单宁，占茶内质总量的 20%～30%，是茶的主要物质。其中儿茶素又占茶多酚的 60%~80%。茶多酚的功能众多。它可以增强毛细血管的功能；可以抵抗细菌和炎症，抑制病原菌的生长，拥有灭菌的作用；可以缓和胃肠紧张，防炎止泻；可以与重金属盐和生物碱结合起到解毒除毒的作用；能够影响甲状腺的功能，有抗辐射损伤作用；能够作为收敛剂用于治疗烧伤；可以影响维生素 C 代谢，刺激叶酸的生物合成；能够增加微血管韧性，防治坏血病，并有利尿作用。

另一类是生物碱。它占总量的 3%~5%，包括咖啡碱、茶碱和可可碱等。咖啡碱能够兴奋中枢神经系统、消除疲劳、提高劳动效率；可以调节体温，消除支气管的痉挛现象；能够护肝解毒；可以降低胆固醇和防止动脉粥样硬化。最重要的是咖啡碱与多酚类物质复合使其具有咖啡碱的药效而无咖啡碱的副作用。

对茶叶的成分有所了解之后，我们就对茶有了更进一步的认识。但是无论是了解茶的成分也好，茶树的三种形态也罢，都还只是纸上谈兵。现在，我们就要一起进入与茶亲密接触的地带——判断茶叶的好坏。

我国茶品种类众多，仅就六大茶类、十大名茶再加上不同工艺加工的茶品，就令我们眼花缭乱。到底选哪一种好呢？如何选择才能得到自己最中意也最适合自己的茶呢？

其实，对于茶叶好坏的判断主要根据两个方面：一个是茶的品质，另一个是茶的级别。

自古道"好山好水出好茶"，优秀的生态环境是出产好茶的先决条件。山清水秀之地多产好茶，比如西湖龙井、碧螺春、六安瓜片等都是如此。适宜的温度、湿度、日照时间、特殊的土质再加上优良的品种，一代好茶就此诞生。

古人曾用"橘生淮南则为橘，橘生淮北则为枳"来形象地说明环境与物种之间的关系，这个道理对于茶同样适用。我国的茶叶原产于云贵川的大山当中，适于在亚热带气候中生长。它能够在 10℃ 以上开始萌芽，20~30℃ 是茶最适宜生长的温度，30℃ 以上，茶就会生长缓慢甚至停止生长。不过，有时候，尽管只是一小段路程的差距也会直接影响茶叶的品质。

让我们以大家比较熟悉的太平猴魁为例。"两叶抱一芽"是上等太平猴魁的特点之一，也就是说，制成太平猴魁的茶叶要选左右两片迅速生长的，这样制成成品之后就可以将芽头抱在两叶中间。可是，经过实地考察之后，我们会发现所谓的"两叶抱一芽"只有太平猴魁最好的产地猴坑山上的茶叶才有这样的特点，与猴坑山相隔不远的山中所产的茶却无法做到。

为了解开这一谜团，曾有专家建议将原产南方的茶移植到北方去。但是，就像古人所说，"叶徒相似，其实味不同"。茶的级别并不是由地域决定的，而是与采摘的时间和部位有关。通常情况下，采摘时间早的要优于采摘时间晚的，比较嫩的芽头要优于相对较老的枝叶。但是，需要注意的是并非所有的茶都是如此。不同的茶品有自己不同的特性。以十大名茶之一的六安瓜片为例，制作它的最佳原料并不是最嫩的芽头，而是谷雨前几天长出的第二片叶子。相反，最嫩的芽头却只能成为"金寨翠眉"的加工原料。而后者要比前者在品质上差很多。

另外，茶的级别高低还直接受加工程度的影响。即使是同一天采摘的鲜叶，即使制作茶叶的是同一个人，也会因为茶加工程度的不同而成为不同等级的茶。

基本茶类与再加工茶

一茗一茶香，一味一人生。种类繁多的茶品为我们带来百味人生。茶有众多的划分标准，比如可以按照地区分为江苏茶、浙江茶、四川茶等；可以按季节分为春茶、夏茶、秋茶、冬茶；可以按照加工程度分为毛茶和成品茶。综合以上的划分标准，我国的茶叶可以分为基本茶类和再加工茶类两大部分，其中基本茶类有六种。

这六大基本茶类就是我们常见的红茶、绿茶、黄茶、黑茶、白茶和乌龙茶，它们是以鲜叶在加工中是否经过发酵及发酵程度如何进行分类的结果。所谓发酵，就是一种生物氧化的过程。

茶的发酵通常有这样几种形式：湿热氧化、菌类发酵、酶促氧化和自然陈化。其中六大类中的黄茶是湿热氧化的产物，黑茶是菌类发酵的产物，乌龙茶和红茶是酶促氧化的产物。正是发酵程度的不同才造就了各种不同的茶类。

在六大茶类中，绿茶是完全不发酵的茶。它是我国产量最多的一类茶叶，遍布于全国18个产茶省区。我国的绿茶无论是花色还是品种均居世界之首，每年出口的数量大概要占到国际茶叶市场销售量的70%左右。尤其是传统的眉茶和珠茶深受国内外消费者欢迎。

白茶是仅次于绿茶的微发酵茶，是我国的特产。它的加工方式也与其他茶类略有不同，只将细嫩、叶背满茸毛的茶叶晒干或用文火烘干，而使白色茸毛完整地保留下来。白毫银针、白牡丹是白茶中的极品。

发酵程度排在第三位的是黄茶。黄茶属轻度发酵的茶，因为在制茶过程中经过了闷堆渥黄，所以形成了黄叶、黄汤。代表茶品有君山银针、霍山黄芽。

青茶即乌龙茶，是半发酵的茶。它是制作时适当发酵，使叶片稍有红变，介于红茶和绿茶之间的一种茶类。我们常见的铁观音、大红袍、凤凰水仙、冻顶乌龙等都是乌龙茶的代表茶品。

红茶是六大茶类中全发酵的茶，发酵程度达到了90%～100%。红茶与绿茶最大的区别在于加工方式。红茶加工时并没有经过杀青，却多了萎凋的工序。红茶的代表茶品是祁门红茶和正山小种。

黑茶是六大茶类中最与众不同的茶品。它属于后发酵茶，即黑茶的发酵过程属于微生物发酵，发酵度达到了80%～90%。黑茶是藏、蒙、维吾尔等兄弟民族不可缺少的日常必需品。黑茶的代表茶品有广西六堡茶，云南的紧茶、扁茶、方茶和圆茶等。

而所谓的再加工茶是在以上六大基本茶类基础上发展而来。它是将各种毛茶或精制茶进行再加工的产物，主要包括花茶、紧压茶、液体茶、速溶茶及药用茶等。其中花茶和药用茶是我们平时生活中最常见的。

花茶是用花香增加茶香的一种产品，在我国很受喜欢。它根据茶叶容易吸收异味的特点，以香花为窨料加工而成。一般是用绿茶做茶坯，少数也有用红茶或乌龙茶做茶坯的。茉莉花茶是我们平时最常见的花茶。

药茶是将药物和茶叶拌在一起加工而成，主要用于提升药效，调和药味。这种茶种类很多，比较常见的有"午时茶""姜茶散""益寿茶""减肥茶"等。

再加工茶使得茶在基本茶类的基础上又有了进一步的发展，催生了众多新的茶品。不过，从世界范围来看，在上述茶类中，红茶的数量是最多的，绿茶排在次席，而白茶是最少的。

茶的各种分类

经过数千年的培育和利用，茶已经从野生变成可以大量培育的品种。随着茶品的不断丰富，数次变迁，茶的分类也出现了很多种标准。按照不同的分类方法，茶的种类也不相同。我们可以按照发酵程度、制造程序、焙火程度等来为茶分类。其中，国际上较为通行的标准是按照发酵程度对茶进行分类，而按茶色不同来进行划分是我们最耳熟能详的方法。下面就让我们来一一认识一下茶的不同分类方法。

首先，让我们来看一看最为常见的按茶色不同来划分的方法。一般来说，茶可以按照茶色分为绿茶、红茶、青茶、黄茶、黑茶、白茶这六大类，其中绿茶是最多和最常见的。

绿茶是我国古代最主要的茶类品种。直到明代，其他茶类才陆续加入。直到如今，绿茶还是诸多茶品当中产量最大的。我国的绿茶基地主要分布在浙江、安徽、江苏三省。绿茶是不发酵茶，根据干燥和杀青方法的不同可以分为烘青绿茶、晒青绿茶、蒸青绿茶和炒青绿茶。

我国是世界红茶的发祥地。红茶在我国分布广泛，遍布福建、广东、云南、台湾、浙江等省。红茶种类较多，主要可以分为小种红茶、工夫红茶和红碎茶三大种类。

青茶就是乌龙茶。优质的乌龙茶素有"绿叶红边镶"的美誉。主要分布在福建的闽北、闽南及广东和台湾三省。

黄茶远在唐朝时期就成为贡品，是我国特有的茶类。它主要分布在湖南、湖北、四川一带。

黑茶生产历史悠久，花色品种丰富，以云南普洱茶最负盛名。主要分布在湖北、湖南、四川、云南等省。

白茶是福建省的特产，是我国茶类中的特殊品种，被视为茶中珍品。在其基本工艺中，萎凋是形成白茶品质的关键。

按茶色不同划分的方法是我们最常见的分类方法。对它有所了解之后，再让我们一起来看一下按发酵程度分类的方法。这种分类法是国际上比较通行的标准。茶按照发酵程度的不同可以分为不发酵茶、半发酵茶和全发酵茶。生活中常见的红茶就是全发酵茶，而绿茶则是不发酵茶，青茶是位于二者之间的半发酵茶。

不过，需要注意的是茶叶发酵程度的高低会有小幅度的误差，并不是绝对的。一般情况下，红茶的发酵程度为 95%，黄茶的发酵程度为 85%，黑茶的发酵程度为 80%，白茶的发酵程度为 5%~10%，绿茶是完全不发酵的。此外，还有两种特殊情况，一是青茶中的毛尖并不发酵，二是绿茶中的黄汤有部分发酵的情况。

除了上面两种分类法外，还有其他几种分类方法。

第一种便是按照制茶的原材料进行分类。

茶农通常会选择新鲜的茶树叶作为制茶的原料。不同的茶对于原料有着不同的要求。有的茶要求用鲜嫩的芽头作为原料，这种茶制成之后就被称为"芽茶"。芽茶以白毫作为特色，并以茸毛的多寡来决定品种的归属。我们平常熟悉的龙井、白毫、毛峰等都属于芽茶。有的茶要求用新鲜的茶叶作为制造原料，这种茶制成之后就被称为"叶茶"，典型的代表就是铁观音。

第二种是按照薰花分类。

茶有一个特性，就是容易吸收别的气味。如果茶的旁边放着一罐油漆，不久之后，茶中就会混有油漆的气味。我们可以利用茶的这种特性将茶与各种花拌在一起，使茶将花香吸入其中。按照是否经过薰花这道工序，茶有素茶和花茶的分别。所谓素茶就是没有经过薰花的茶叶，而经过薰花的茶叶则称为花茶。

第三种是按照制造工序分类。

按照制造程序的先后，茶可以分为毛茶和精茶两类。各种茶进行初制之后就成了毛茶。毛茶的外形比较粗放，含有大量的黄片和茶梗。当毛茶经过分筛、拣梗之后，成品形状整齐，品质划一，这时，毛茶就变成了精茶。

第四种是按照焙火程度进行分类。

焙火是成茶精制过程中的关键步骤，它决定着茶汤的品质好坏。正确的焙火能够将茶汤的品质有效地提高。按照焙火程度的不同，成茶可以分为生茶、半熟茶和熟茶三种。制取生茶比较简单，只需轻焙火，将茶中的水分焙干到5%以下就可以了。若想得到熟茶就要保持持续的长时间焙火。而半熟茶的火候在生茶和熟茶之间，需要的焙火程度要比生茶稍高，需要的时间也略长一些。

第五种是按照萎凋程度来进行分类。

所谓萎凋是茶叶制作过程中的一道工序。它的位置排在杀青之前，用来排解茶叶中的水分。根据萎凋的程度不同，茶可以分为不萎凋茶和萎凋茶。我们常见的六大茶系中，绿茶、黑茶和黄茶属于不萎凋茶，而白茶、青茶和红茶属于萎凋茶。

俗语说："在又苦又甜的茶里，可以领悟到生活的本质和哲理。"对茶的分类有所了解之后，我们就可以在琳琅满目的茶品中游刃有余，根据自己的需要选择满意的茶品了。

六大茶类的茶性特征

唐代药学家苏敬在编撰《新修本草》时曾写下了这样的文字："茗，苦茶，味甘苦，微寒无毒。"后世的《茶经》《本草拾遗》《本草纲目》等都延续了这一说法。由此可知，茶性本寒在古代已经成为一种广为流传并被普遍接受的观念。

不过，苏敬的这一论述却是具有一定的局限性的，因为在我国古代，绿茶占据了茶叶市场的大半。我国古人关于茶性的论述绝大多数是以绿茶作为论述对象的，而绿茶恰恰是保存茶的基本属性最多的茶品。

茶性本寒，喝茶者的体质多种多样，有些人的体质根本无法适应茶的寒性。于是，为了使茶适应更多不同体质的喝茶者，人们便开始了对茶性的改造，不断改良和培育新的茶品。就这样，随着时光的不断流逝，我们现在最为熟悉的六大茶类陆续出现了。

六大茶类的陆续出现为不同体质的喝茶者带来了福音，也使茶真正走进了人们的生活。茶不再是某些特殊体质者的禁忌，反而成了他们滋养身心的好帮手。从此，人们可以自由地根据自己的身体情况来选择适合自己的茶品了。

那么究竟怎样做才能选到适合自己体质的茶品呢？现在就让我们一起去了解一下六大茶类的茶性吧。

绿茶是我国传统的茶类，对茶的本质属性保持得最为完整。绿茶味苦性寒，能够清热去火，生津止渴，消食化痰，对于轻度胃溃疡还有加速愈合的作用，并且能降血脂、预防血管硬化。所以，容易上火、身形较胖的实热体质的人比较适合饮用绿茶。

红茶是茶性被改造得最彻底的茶类。它味甘性温，可养人体阳气，并能生热暖腹，增强人体的抗寒能力。同时，红茶还是助消化、去油腻的好帮手。所以，一些肠胃和身体比较虚的人可以选择刺激性较小的红茶作为自己的饮品。

青茶就是我们常说的乌龙茶。它是介于红茶和绿茶之间的茶类，既有绿茶的清香和天然花香，又有红茶醇厚的滋味，不寒不热，温热适中。多饮乌龙茶可以帮助人们润肤、润喉、生津、清除体内积热，使人体能够快速适应自然环境的变化。

黄茶与绿茶的制作工艺相似，不过多了一道闷黄的工序。它茶性微寒，适合体热者饮用。夏天天气酷热，选择黄茶可以起到祛暑解热的功效。若是工作繁忙时，饮上一杯黄茶，可以很好地缓解疲劳。

白茶是我国茶叶中的珍品。外形芽毫完整，满身披毫，毫香清鲜，味道清淡，茶性偏寒。白茶中富含氨基酸、茶多酚、维生素等多种营养和药用成分，可以提高人体的免疫力，拥有防癌、抗癌、解毒、防暑的功效。肥胖人群、发烧患者和老年群体中的免疫力低下者适合饮用白茶。

黑茶是后发酵茶。因为有了后发酵这道工序，黑茶的茶性变得更加温润，去油腻、消脂肪、降血脂的功效十分显著。平常喜欢以肉制品作为饮食主体的人们可以选择喝黑茶。

除此之外，六大茶类中还有一些特殊的茶品，它们的茶性同所属的茶类略有不同，这是我们在选择茶品时需要特别注意的。

从茶性本寒，到由寒转凉，到由凉转平，到由平转温，茶性发生了巨大的变化。了解茶性的变化是以茶养生的基础，我们只有熟悉茶性，才能顺应茶性的规律选择最适宜自己的茶品，才能使茶滋养身心的功效充分发挥。

茶的鉴别

茶叶品种繁多，规格各异，要想从中选出优质的茶叶，并非易事。可以说，茶的鉴别工作是一个非常有技术含量的工作。不过，作为普通的喝茶者，我们并不需要像专业人士那样对于茶的每一个细节都面面俱到，一般只要做到用眼看、用鼻闻、用嘴尝这三点就足够了。

1. 用眼看

所谓用眼看，就是观察茶叶的外形，检查它的条索、嫩度、色泽和净度是否合乎成茶的规范。

条索就是条形茶的外形。具体评判的标准为：凡是外形紧细、圆直、匀齐、身骨重实的就是佳品，凡是外形粗松、松散、短碎的就是次品。检查茶叶的嫩度主要是看芽头的多少、原叶质地的老嫩和条索的光润度。通常情况下，各种茶叶的成品与茶汤都有各自标准的色泽。不过，好的茶汤都清澈鲜亮，并且有一定的亮度；而用次品泡出的茶汤则浑浊或有沉淀物。检查茶叶的净度是用眼看的最后一道工序。所谓检查净度就是看茶叶中是不是含有茶梗、茶末或是其他非茶类的杂质在其中。

2. 用鼻闻

我们常说一杯香茶，或是茶香沁鼻。可见，茶香是茶的一个非常重要的标志。我们可以利用自己的嗅觉来审评茶香是否纯正和持久。任何好茶都是没有异味的，这是以茶香来辨别茶叶好坏的关键所在。优质的干茶，闻起来一定是清香扑鼻，醒脑清目。而茶汤的香气则是以纯和浓郁作为佳品的规范。若是有油臭味、焦霉味或是其他异味的就是次品。

另外，我们还要注意在闻花茶茶汤香气的时候要分三次去闻。第一次称为热闻。速度一定要快，要在闻到茶气的一瞬间去捕捉它最重要的特征——鲜灵度。第二次称为细闻，一定要细细地品味茶气是否香醇。第三次称为冷闻。在这一过程中一定要使劲，因为要确定此茶的香气是否持久、浓厚。

3. 用嘴尝

当前两步完成之后，我们对茶已经有了一定的感性认识。不过，若要真正了解茶的奥秘，我们还需要去亲自品一品茶的滋味。

人们常说，品茶是一种艺术享受。喝一口茶，闭目细品，当茶香和味蕾交织在一起之时，我们就会感受到茶的清香、甘美、厚重、滑润。不同的茶类有着不同的滋味，但是，有一个标准却是放之四海而皆准的。那就是苦涩味少、略带甘滑醇美之味，能在唇齿间留下香气的就是佳品，而苦涩味重、陈旧味浓或是火味重的则是次品。

经过了眼、鼻、嘴三关之后，我们与茶叶之间已经建立起非常紧密的联系。茶的一叶一芽，清香余韵都深深地留在我们心中。这样，我们就可以运用自己学到的这些关于茶的鉴别的知识来为自己选一些好茶了。

茶的一般制作流程

站在茶庄或超市的茶专柜前面，我们常常会对琳琅满目的茶品心生赞叹，总会在满足自己欣赏的欲望之后，才会拿着选好的茶品依依不舍地离开。其实，我们见到的那些或精美或古朴的茶品都是经过了若干道工序加工之后的成品。那么茶到底是怎样制成的呢？下面就让我们来了解一下茶的一般制作流程吧。

茶青是制作成茶的原料。所谓茶青就是从茶树上刚采摘下来的芽或叶子。一般的铁观音讲究要用"一芽双叶"的茶青作为原料。目前采摘茶青的方式主要有两种：一种是手工采，一种是机采。手工采包括直接手摘、镰刀/小剪刀采割和大剪刀收采三种方式。不过，在这些采摘方式中，大剪刀收采和机采的方式很难诞生极品茶。另外，采摘茶青的时候一定要注意采摘的时机，既不能太老，也不能太嫩。

茶青采好之后，就可以进入成茶的制作流程了。一般情况下，茶青要经过萎凋——发酵——杀青——揉捻——干燥等众多工序之后才能成为初制茶。成茶之后，若要使外观变得更加美观，口感变得更加有味道，初制茶还需要被进一步地精制。精制之后，经过包装，我们在茶庄或是茶专柜见到的成品茶就出现了。

以上就是茶制作的一般过程。不过，茶的种类不同，制作步骤和制作工艺也会有所不同，不能一概而论。尽管如此，这些步骤还是会在各类茶的加工过程中出现。所以，对这一流程进行详细的认知并不会扰乱我们的视听，反而会带给我们一份对于茶品的更加感性的认识。

1. 萎凋

所谓萎凋就是把采下的鲜叶（即茶青）按照一定的厚度摊放，通过晾晒，使鲜叶呈现萎蔫状态失去水分的过程。因为只有使茶青失去一部分水分，空气中的氧气才能同叶胞中的成分发生化学变化。这种化学变化发生作用的范围极广，对于茶叶的香气、滋味、汤色都有着决定性的影响。

另外，茶青采摘后，要立即摊开，避免堆置。目前普洱茶的制作中常会出现叶底变红的现象就与堆置不当有着直接的关系。为了避免类似现象发生，萎凋的时间和方式要按照茶青的采摘时间、鲜叶的嫩度、季节、气候以及厂家的设施和观念来确定。通常的萎凋方式有日晒萎凋、热风萎凋、静置萎凋、摊浪萎凋等四种。

2. 发酵

发酵是制茶过程中一道非常重要的工序。我国的六大基本茶类就是综合了茶色和发酵程度的标准进行划分的。其实，发酵的过程并不复杂，因为它只是一种单纯的氧化作用，所以只需要将茶青放在空气中就可以。

就茶青的每个细胞而言，必须要先经过萎凋才能引起发酵，然而，若是从整片叶子来看，发酵是随萎凋的进行而进行的，略有不同的地方是发酵过程中的搅拌和堆厚会在萎凋的后段加速进行。

3. 杀青

所谓杀青就是通过高温来杀死叶细胞，抑制发酵的发生。目前通行的杀青方式主要有两种。一种就是炒青。我们平常喝的茶绝大部分都是炒青的杰作。另一种叫做蒸青。日本的玉露、煎茶、抹茶等多是蒸青的产品。

4. 揉捻

等茶青成熟之后，从表面上看，茶青似乎已经干了，但实际上却还是潮湿的。这时就需要将成熟的茶青像揉面一样用力揉，使里面的茶汁流出，这就是制茶的第四道工序——揉捻。虽然揉捻是帮助成熟的茶青除去多余的水分，但是还要注意用力大小的问题，不能将茶青揉破或是揉碎，同时，也必须注意不能使茶汁流失得过多，以免影响成茶的品质。

5. 干燥

所谓干燥就是将制作完毕的茶青滤去水分的过程。它的情况有很多种。有些茶采用的是利用阳光进行曝晒烘干，如需后发酵的普洱；有些茶采用的是低温干燥法，如"捻茶"。不过，大部分茶还是在揉捻之后进行干燥的。

完成了上述五步之后，成品茶就制成了。只要再加上包装，它们就会变成人们眼中琳琅满目的花色茶品。我们就可以将自己中意的茶品带回家了。

饮茶方式的演变

当茶叶被我们的祖先发现之后，随着历史的不断发展，对于茶的利用方式也先后经历了几个阶段的发展演化，才有了如今这种"开水冲泡散茶"的饮用方式。

在远古时代，我们的先人们仅仅将茶叶当作药物。饮用方式也非常简单。当时的人们从野生的茶树上砍下枝条，采下芽叶，直接放在水中煮，然后再喝煮过的汤水。这就是原始的"茶粥法"。如此方法煮出来的茶水保持着最原始的茶气，味道清香中带有一丝苦涩之味。所以，人们称之为"苦茶"。煎茶汁治病，是饮茶的第一个阶段。在这个阶段中，茶是药。当时，茶的产量非常小，常常作为祭祀时的用品。

到了先秦两汉之际，茶的角色发生了转变，从药物变成了一种饮料。相应的，它的饮用方式也发生了变化。人们创造了"半茶半饮"的制茶和用茶方法。就像郭璞在《尔雅注》中提到的：茶"可煮作羹饮"。也就是说，人们在煮茶的时候不仅要将制好的茶饼放在火上炙烤，捣碎后冲入开水，还要再加上葱姜橘子等调料进行调和。这种在茶中加入调料的饮法被称为"羹饮法"。

这种饮茶方法一直沿用到唐代。至今这种饮茶方法还在我国的部分民族和地区中沿袭。比如傣族所饮的"烤茶"就是在铛罐之中冲泡茶叶之后，再加入椒、姜、桂、盐、香糯竹等调和而成的。

大约在三国时期前后，饮茶方式第三次发生了革命。这种饮茶方式被称为"研碎冲饮法"，始于三国，流行于唐，盛于宋。三国时代魏国的张揖曾在他的作品《广雅》中记载了"研碎冲饮法"的全过程："荆巴间采叶作饼。叶老者，饼成以米膏出之。欲煮茗饮，先炙令赤迹，捣末，置瓷器中，以汤浇覆之，用葱、姜、橘子笔。其饮醒酒，令人不眠。"也就是说，采下茶叶之后，需要先制成茶饼，等到需要喝的时候，我们再将茶饼捣碎，研成末，并用沸水冲泡。这种饮茶的方法同今天饮砖茶的方法是相同的。但那时以汤冲制的茶，仍要加"葱、姜、橘子"之类拌和，这是从羹饮法过渡的明显痕迹。

当冲饮法发展到唐朝之后，茶圣陆羽就明确地提出品茶要品茶的本味，不应在饮茶时加入其他调料。唐朝人将单纯用茶叶冲泡不加调料的茶称之为"清茗"。饮过"清茗"之后，还要咀嚼一下茶叶，才能品出其中的滋味。冲饮法在宋朝盛极一时，冲泡清茗在当时成为主导力量。

到了明朝，散茶在众多的制茶方式中脱颖而出，成为茶叶发展的主流。此时，人们不必再将茶制成工艺非常麻烦的团茶、饼茶，而只需采取春天茶嫩芽，经过蒸焙之后制成散茶，饮用时用全叶冲泡即可。此种饮茶方式也由此得名——"全叶冲泡法"。全叶冲泡法始于唐代，到了明清时代才取代冲饮法成为主流。这种方法使得人们在茶的利用方式上得到了简化。散茶的品质极佳，饮后清香宜人，引起人们极大的兴趣。为了品评茶，人们逐渐发展出一整套集品评茶的色香味为一体的方案。此种饮茶方法一直沿用到现在。

如今，茶叶的发展又出现了新的变化。速溶茶、袋茶等新的制茶方式不断涌现。也许，它们会在不久的将来成为新的饮茶方式的开端。

茶具的演变历史

说到茶具，我们脑海中常会出现茶杯的形象。不错，这就是我们现代所说的茶具，它们主要是用来盛茶的容器。但是，古代茶具的范围却比现在要大得多。根据唐代文学家皮日休《茶具十咏》的说法，茶具的种类包括"茶坞、茶人、茶笋、茶籝、茶舍、茶灶、茶焙、茶鼎、茶瓯、煮茶"等。由此可知,茶具从古至今发生了很大的变化。

这时,一个疑问很自然地就会从我们的头脑中蹦出来:到底是什么原因让茶具发生了这样大的变化呢?为了得出正确的答案,我们就需要从茶具演变的历史入手开始探察了。

据人们公认的观点来看,我国茶具的演变经历了一个从无到有,从共用到专一,从粗糙到精致的过程。从茶进入人们生活的第一天起,茶具就出现了。随着茶在生活中的地位变得更加重要,各种与茶相关的技术和活动取得了长足的进步和发展,茶具也自然变得日新月异起来。

我国最早用来饮茶的器具是一种陶制的缶,口小肚大。不过,此时茶并没有独立的容器。这种缶同时也是人们吃饭饮酒的容器。这种共用的情况直到文字中出现关于煮茶器具最早记录的时候似乎也并没有改变。这本首次记录煮茶器具的文字就出自西汉时期王褒所写的《僮约》。

这份《僮约》本来是王褒为买一个仆从而写的,没想到却成为明确记载茶文化兴起的重要文字资料。王褒在《僮约》中提到:"烹茶尽具,已而盖藏。"这句话的意思就是你在煮茶之前千万要将煮茶的工具洗干净啊。由于并没有明确指出煮茶所用的工具就是专用工具,所以还不能断定此时共用时代已经结束。

不过,用于煮茶的茶具至少在西晋时期已经出现。出现的证据就是西晋诗人左思所作的《娇女诗》。左思在诗中提到了"止为荼荈据,吹呴对鼎铄"。这句诗是对北方官宦人家饮茶情景的描绘,很显然,"鼎"就是茶具无疑。

到了南北朝时期,专门的茶器终于出现了。最先踏上历史舞台的是带托盘的青釉茶盏。据考证,它是由托盘演变而来,主要是为了防止烫伤喝茶者的手指。饼足,底部露胎是这一时期茶盏的特点。另外,器具共用的局面并没有结束,但是专门器具的出现为唐宋时代茶器的发展打下了坚实的基础。

唐代是我国茶文化发展的第一个高峰。因此,茶具也在唐朝进入了快速发展的阶段。到了中唐时期,茶具的种类就变得很齐全。同时,喝茶者还变得非常注意茶具的质地,并讲究饮不同的茶使用不同的茶具。仅《茶经》中记载的茶具就有 28 种之多。

到了宋代,我国茶文化的发展迎来了第二个高峰。同唐朝相比,宋代的饮茶方法已经发生了一定的变化。但是由于宋代的饮茶法都是源自唐代,所以饮茶器具同唐代大体相同，只是在总量上少了一些。

宋代茶具的变化主要集中在以下三个方面：一是改碗为盏；二是改镶为瓶；三是改竹夹为茶钤。不过，由于斗茶之风及茶宴的盛行，人们对于茶的汤色要求变得越来越高。相应地，对于茶具的要求也越来越高。这就使得制瓷业蓬勃发展起来。福建的建窑黑瓷、浙江的处州青瓷、河南的钧窑玫瑰紫釉、河北的定窑白瓷都是当时烧制茶具的产地。

元朝的茶具基本上沿袭宋制。但是，由于散茶的出现和冲泡法的萌芽，茶具还是相应地减少了。

我国的茶文化在明代迎来了第三个高峰。明代茶具对于唐宋而言称得上是一次非常大的整合和变革。明代的茶盏仍然沿用瓷烧制，但是已经由黑釉盏（碗）变为白瓷或青花瓷茶盏。其中白瓷茶盏拥有美观的造型，匀称的比例，在茶具发展史上占据了非常重要的位置。

同前代的茶具相比，明代的茶具显得非常简便，不过有了很多特定的要求。尤其是小茶壶等新茶具的出现及茶具制作工艺的改进使得明代茶具的发展上了一个崭新的台阶。在这一时期，江西景德镇的白瓷茶具和青花瓷茶具、江苏宜兴的紫砂茶具获得了极大的发展。

到了清代之后，我国的茶文化出现了第四个高峰。不过，由于仍然沿袭了明代的直接冲泡法，所以在种类和形式方面，清代的茶具并没有越过明人的规范。清代的茶盏、茶壶通常用陶或瓷制成，其中以康乾盛世时期的"景瓷宜陶"最为优秀。另外，从清代开始，一些其他材质的茶具陆续进入市场，如福州的脱胎漆茶具、海南的生物茶具、四川的竹编茶具等。这些深受饮茶者喜爱的茶具与传统的陶、瓷茶具一起共同书写了清代茶具的传奇。

一部茶具的发展史就是一部茶的传奇。如今，这部传奇又谱写出新的篇章。现代的茶具在继承传统的基础上发展出了更多的种类和花色。能量茶具、活瓷茶具等充满高科技色彩的茶具相继问世。

茶具是茶将自己的功效发挥到极致的重要帮手。有了适宜的茶具，我们便可以在喝茶养生的同时，欣赏茶具的优美，品味茶的悠悠余韵。

中国特色的名茶概述

作为茶的原产地和世界上的产茶大国，我国的茶品种类众多，仅是名茶就不少于二百种。这些茶各有特色，闻之香气扑鼻，品之回味无穷，令人爱不释手。舍下哪一种，我们心中都会怅然若失；而若要全部记载下来，费上几年的工夫也不能够完成。为了避免这样的遗憾，我们将以茶学教授陈文怀先生的观点作为依据，挑选中国的十大名茶作为中国特色名茶的代表略作介绍。

所谓中国的十大名茶就是指西湖龙井、铁观音、祁红、碧螺春、黄山毛峰、白毫银针、君山银针、蒙顶茶、冻顶乌龙茶和普洱茶。它们不仅涵盖了六大基本茶类，还个个都是我国茶中的极品，正合普通的喝茶者对于祖国名茶的探访之意。下面就让我们一起走进中国的十大名茶吧。

色香味俱佳的西湖龙井排在了十大名茶之首。它是因产地而得名，古时是进贡皇家的贡品。龙井茶的采摘要求十分严格，特别是高级龙井茶的原料一定要在清明前后来采摘。明前龙井被称为龙井中的极品。由于生产条件和制茶技术的差异，龙井茶的风格各异。现在有狮、龙、梅三个品目，以狮峰龙井品质最佳。

排在第二位的铁观音是我国乌龙茶中的极品，又称安溪铁观音。它的大名早已传至国外，特别受各国华侨的青睐。铁观音冲泡之后，会因为香气浓郁和滋味醇厚而形成一种特殊的"观音韵"。这种"观音韵"是乌龙茶爱好者的最爱。也正是因为香气浓郁和滋味醇厚才为铁观音赢得了"青蒂、绿腹、红娘边，冲泡七道有余香"的盛誉。

被称为"茶中英豪"的祁红排在第三位。红茶是世界上消费量最大的茶品。红茶品种众多，祁红却能脱颖而出。这与它集中了天时、地利、人和的优越生产条件有着莫大的关系。时至今日，祁门一带的人们大部分还是以茶为业。高香是祁红最大的特点。正是这种高香使得祁红深受各国客人的喜爱。皇家贵族也以它作为时髦的饮料。

我们日常用来招待贵客的碧螺春排在第四位。它原产于江苏太湖的洞庭山。碧螺春有一种天然的果香，外形卷曲好像毛螺一样。同西湖龙井一样，碧螺春中的极品也要在清明之前或是清明时节采摘。不过，它的采摘时间更短，季节性更强。

人们常说"五岳归来不看山，黄山归来不看岳"，黄山自古以来就有"天下第一奇山"的美誉，并以奇松、怪石、云海、温泉四绝名扬天下。可是，除此之外，黄山还有一绝，那就是位列十大名茶第五位的黄山毛峰。黄山毛峰还有一个别名叫做"黄山云雾茶"，因为它在冲泡之后总会冒出雾气，雾气会在头顶处慢慢凝结。另外，它还有一个特点就是耐冲泡。尽管已经冲泡了五六次，它的香味却并不散去。

白毫银针是白茶中的极品，位列十大名茶第六位。白茶的数量十分稀少，因此，身为白茶中极品的白毫银针就显得更加珍贵。它的用料非常讲究，要用福鼎大白茶和政和大白茶等优良茶树品种春天萌发的新芽。它的采摘也要求得非常严格，号称"十不采"。

君山银针出产于八百里洞庭的湖中小岛——君山之上，排在第七位。早在清代，君山银针就有了"尖茶"和"兜茶"之分。所谓尖茶就是要将采回的芽叶进行拣尖，将芽头和幼叶分开。而兜茶就是经过拣尖后剩下的幼嫩叶片。尖茶曾经是供奉朝廷的贡品。君山银针外形挺直，色泽金黄鲜亮，并伴有清纯的香气。

十大名茶的第八位是我国最古老的名茶——蒙顶茶。它又被称为"茶中故旧"。蒙顶茶并非一种单纯种类的茶品，而是蒙山所产的各色名茶的统称。它早在唐朝时期就已成为进献朝廷的贡品。蒙顶茶大部分都是雷鸣、雾钟等细嫩的散茶，后来又有龙团凤饼等花色的紧压茶，民国初年，蒙顶黄芽成为蒙顶茶的代表。

排在十大名茶第九位的是有我国台湾有着"茶中之圣"美誉的冻顶乌龙。它的鲜叶来自青心乌龙品种的茶树上，故此得名。冻顶乌龙中的佳品外观色泽墨绿鲜艳，干茶具有浓郁的芳香，冲泡之后香味近似桂花香，味道醇美甘甜，与文山包种是姊妹茶。

独具特色的普洱茶排在第十位。普洱市本身并不出产茶叶，只是一个重要的茶叶集散地而已。它的产地主要集中在西双版纳一带。现代的普洱茶，包括普洱散茶和普洱紧压茶两大类。滇青茶是它主要的原料来源。两类普洱茶最大区别就在于普洱紧压茶在制作的过程中还要加上其他不同等级的粗茶。我们平时熟悉的沱茶、饼茶、方茶、紧茶、圆茶等都是普洱紧压茶的花色。

相信对我国的十大名茶有所了解之后，你就会感觉那些名茶不再是"可远观而不可亵玩焉"的莲花了。那么现在就让我们一起出发寻找自己喜欢的名茶吧。

茶叶的选购与收藏

茶叶的选购并不是一件容易的事，要想买到令自己满意的好茶，非得下一番苦功，费一番心思不可。不过，对于普通的喝茶者而言，选购茶叶就不需要掌握那么多精致的技巧，只需要从四个方面入手就可以了。这四个方面就是色、香、味、形。

第一，我们需要学会从茶叶的颜色来识别茶的好坏。

无论是哪一种茶品都会有一定的色泽要求。比如绿茶是翠绿色，黑茶是黑油色等。此外，任何种类的好茶都有一个统一的要求，就是要色泽一致、光泽鲜亮、油润鲜活。若是不能达到这一点，就说明原料的性质并不统一，做工不佳，品质较差。

第二，我们可以从茶叶的外形来进行识别。

任何一种茶品都会有一定的外形规格要求。我们可以通过观察各种茶叶的外形是否均匀一致，色泽油润、含碎茶和枝梗等杂质的多少来对它进行品评。比如，就绿茶而言，绿润显毫是上品，若能带有白茸毛则最佳，若是叶色枯暗，甚至是死红色则为劣质茶。至于茶汤是以明亮色为最佳。此外，有一些名茶具有独特的外形。比如西湖龙井通常情况下就是表现为光平扁直，呈糙米黄色。

第三，我们可以从茶叶的香味来辨别。

每种茶都有特定的香气。因此，闻茶叶的香气也可以作为品评茶叶品质的标准。方法分为干闻和湿闻两种。干闻的时候，若是优质茶叶当无青草气或异杂味。茶叶泡开之后，湿闻茶汤之时，优质茶叶泡出来的茶汤令人闻之感到一股鲜灵清香之气，一股厚重之感，并无异味。

第四，我们可以以样茶泡开的茶汤作为观察对象进行区分。

一般情况下，喝下之后感到浓醇甘爽、回味中略带甜味的茶汤所用的茶叶为茶中佳品，而味道淡泊苦涩的所用茶叶是次品。另外，我们还可以滤去茶汤来观察叶底。凡是叶底呈现完整、柔软、厚实、鲜嫩的形状的就是好茶，而叶底单薄、粗硬、色泽晦暗的就是次品。

另外，选购茶叶之时，我们还应该看茶叶是否是正宗产地出产的，以及是不是包装上所示的品种。

以我国的十大名茶为例。西湖龙井的主要产地是杭州西湖一带的狮峰、梅坞、龙坞区；碧螺春的产地是江苏无锡洞庭湖畔；乌龙、铁观音则产于福建安溪。

即使在同一产地，高山云雾茶和平地茶品质特征也并不相同。高山茶芽叶肥壮，节间长，颜色绿，茸毛短，耐冲泡；平地茶芽叶小，叶底坚薄，叶张平展，叶色黄绿，欠光润，条索较细瘦，身骨较轻，滋味较平淡。

掌握以上标准之后，我们就可以轻松地选到自己想要的茶。接下来，我们就要进入下一步——如何将选来的茶收藏好。

俗语说：茶性易染。说的就是茶容易吸收与自己接近的物体的味道，失去自己本来的清新之气。所以，了解影响茶叶变质的因素是做好收藏茶叶工作的重中之重。据科学研究发现，水分、温度、氧气、光线和异味等都很容易影响茶叶的品质。

在对茶叶变质的主要因素有所了解之后，我们就可以因地制宜地采取措施，以尽可能地延长茶叶的保质期。对于一般喝茶者而言，家庭贮藏是最佳的选择。常见的家庭储藏方法有以下几种：

1. 生石灰贮茶法

无论是受潮，还是氧化反应，都是茶叶发生质变的必经过程。因此，在贮藏茶叶时，我们需要注意必须做到与水分、氧气的隔绝。此时，除了要选好密闭的贮茶容器之外，还要选好吸湿剂。而生石灰不仅吸水性能良好，采购也较为方便。所以，采用生石灰贮茶法是一个不错的选择。

首先，准备一个瓦缸或是木桶、陶瓷坛之类的容器，在容器的底部铺上一层生石灰。其次，将茶叶用透气性较好的纸包裹，放在石灰层上面。茶叶和生石灰的比例以不超过 5∶1 为宜。装满后将容器口密封。一段时间之后，就更换一次石灰。这样，茶叶就不会因为吸潮而变质。

另外，我们还需要注意一点：不同品种的茶叶要分开放。如果混在一起，会出现互相串味、互相影响的现象。

2. 热水瓶贮茶法

可以用保温性能良好的热水瓶来保存比较高档的名优茶品。只需把茶叶装进热水瓶，尽量装满之后塞进盖子后即可。对于不急于饮用的茶叶，可以用石蜡或不干胶封住瓶口。这样就可以使茶叶在数月乃至一年的时间内保持清香不散。

3. 冰箱贮茶法

研究发现，如果能将温度控制在 5℃ 以下，茶叶的质量就能保存完好。因此，通风阴凉的地方更适于茶叶的存放。放在这些地方的茶叶会因自动氧化速度的减缓而减少变质的可能性。而此时拥有优良隔热性的冰箱便是一个很好的选择。

我们可以先把茶叶装入茶罐，再在外边套上一个干净的塑料袋扎紧，直接放入冰箱内贮存。不过，采用此法时须注意一点：一定要待茶叶的温度升至室温之后再打开。这样，就可以避免因茶叶与气温的差异而导致茶叶吸湿受潮。冰箱贮茶法最适于用来贮藏名优绿茶和花茶。

4. 塑料袋贮茶法

塑料袋在生活中最常见不过，我们生活中几乎超过 80% 的东西都会用塑料袋来包装。所以，采用塑料袋来贮茶是目前家庭贮茶方法中最为经济适用的一种。

采用塑料袋贮茶时，要做好四个方面的工作。第一，要选择包装食品用的食品袋。第二，要保证袋子本身手感厚实，耐磨耐用。因为若是袋子上有洞或是出现异味会直接影响茶叶的品质。第三，用柔软干净的纸将要贮藏的茶叶包好，放入塑料袋中，并将袋口扎紧。这样做可以使茶香散失的程度减缓，也可以起到防潮的作用。第四，在进行完第一次包装之后，最好再用一个塑料袋进行反方向的包装。然后，我们将扎紧的茶叶袋放到阴凉干燥的地方就可以了。

除去以上四种比较常见的家庭贮茶法之外，还有两种比较切实可行的专业贮茶法。

1. 真空贮茶法

氧气始终是茶叶贮藏过程中的大敌。所以，为了保证茶叶与氧气最大限度上的隔离，我们可以先将茶叶装进事先准备好的袋子里或茶罐中，再用真空包装机将袋中或罐中的空气全部抽走。这样，装茶的容器内便形成了一个密闭的真空环境。由于氧气被抽走，所以茶叶自身无法发生氧化反应，也就不会变质了。

使用真空贮茶法最重要的是要选择好贮茶的工具。最好能选用阻气、阻氧性能比较好的铁质或铝制的拉罐或是用铝箔等材料制作的包装袋。

2. 充氮贮茶法

除了制造真空贮茶环境之外，利用空气中的其他成分来阻止茶中成分与氧气的充分接触也不失为一个好办法。因此，人们便采取向装有茶叶的封闭容器中充入氮气的方式来贮茶。氮气不仅有隔绝氧气与其他物质发生反应的功用，它本身还具有抑制微生物生长繁殖的作用。

有实验表明，绿茶在使用充氮贮茶法贮藏之后，6 个月后维生素 C 的含量可以保持在96%以上。不过，在使用这种贮茶法的时候，一定要注意一点：必须保证在充气过程中装茶容器的密封程度。

以上便是几种简单易行的常见贮茶法。学会了这几种方法，我们就可以放心大胆地选购自己喜欢的茶品，同时又不必担心茶叶变质的问题了。

饮茶的习俗

随着饮茶方式的不断演变，饮茶习俗也在不断地发生变化。尽管饮茶的习俗千姿百态，但是如果将茶与调料、饮茶环境之间的关系作为观察的切入点，就可将当今的饮茶习俗分为三种类型。

第一种就是讲究清雅怡和的饮茶习俗。这种饮茶习俗讲究用煮沸的水来冲泡茶叶，清饮雅尝，并不添加任何调料，追求茶的原汁原味。在饮茶的过程中，饮茶者要深深体味顺乎自然的意境。此种习俗同我国古老的"清净"思想不谋而合。典型代表有我国江南一带的绿茶、北方地区的花茶、西南地区的普洱茶和闽粤一带的乌龙茶等。潮汕的乌龙茶是其中的重要代表之一。

乌龙茶在闽南及广东的潮州、汕头一带非常流行。几乎家家户户、老老少少都喜欢用小杯装着乌龙茶来细细品味。对于当地人而言，品乌龙茶有很多讲究。首先，必须要有烹茶四宝相助。所谓"烹茶四宝"就是指品乌龙茶时需要用的茶具，包括风炉、烧水壶、茶壶、茶杯。其次，泡制乌龙茶必须要用甘洌的山泉水作为原汤，同时还必须满足沸水现冲的要求。整个乌龙茶的泡制过程要经过温壶、置茶、冲泡、斟茶入杯众多过程之后才算完成。

然而，这并不算最奇特的，最奇特的当属品茶的方式。品茶人先要将茶杯举起来闻香，在浓郁的茶香透进鼻孔之后，要用拇指和食指按住杯沿，中指托住杯底，将茶汤倾入口中。然后口含茶汤不断地回味，直至茶的余香慢慢升起。这种饮茶方式，其目的并不在于解渴，主要是在于鉴赏乌龙茶的香气和滋味，重在物质和精神的享受。

第二种就是兼有调料风味的饮茶习俗。特点就是在烹茶之时加上各种调料。此种习俗是唐代茶文化的遗响。典型代表有侗族的打油茶、土家族的擂茶及其他民族地区的酥油茶、盐巴茶和奶茶。其中蒙古族的奶茶是我们最为熟悉的，牧民是喝奶茶的主力。

牧民喝茶非常讲究配套，除了主角奶茶之外，炒米、酥油、奶酪、白糖样样不能少。冬天的时候往往还会有肉。按照蒙古族的习俗，客人来到家中之后一定要献茶。当客人入座之后，主人要站起来，双手捧着茶碗向客人敬茶。客人也要站起，用右手接过，放于桌上。随后，主人要再用双手奉上一杯鲜奶。客人则要先用右手接过，之后换到左手，同时用右手的无名指蘸上少量鲜奶，向天弹洒之后并将手指放在口中舔一舔。

除此之外，饮用奶茶还对端茶、倒茶、茶具等方面有很多讲究。首先，端茶的时候，主人一定要保证自己穿着整齐得体，仪态端庄大方。其次，客人使用的茶碗不能有丝毫瑕疵，否则就被视为不吉利。最后，倒茶的时候，不能将茶斟得过满，并且方向不能向南向外；当在座的客人中有老人或贵宾时，主人要先将客人的茶碗接过来，再为客人添茶。

第三种就是讲求多种多样享受的饮茶风俗。此种风俗中不仅仅包括喝茶，还融合了歌、乐、舞、茶点等多种形式。典型代表是北京的"老舍茶馆"。

除了以上三种主要的饮茶习俗之外，随着生活节奏的加快，茶的各种现代变体如速溶茶、袋泡茶出现了。这种务实的现代文化将会将饮茶习俗带向一个崭新的方向。

与茶相关的文学作品

茶与文学作品有着不解之缘。千百年来，文人墨客们留下了无数关于茶的文学作品，光是茶诗就有数千首之多。这些茶诗种类繁多，形式各异，有中规中矩的五律、七绝，也有自成体系的趣味茶诗。正是这些描写茶的文学作品使得茶在我国灿烂的文化史上留下了辉煌的一笔。

大家都知道李白斗酒诗百篇的故事。其实，李白不仅是酒的爱好者，还对茶叶情有独钟。曾有无数关于茶的诗篇从他的笔下流出。下面这首《答族侄僧中孚赠玉泉仙人掌茶》是我国第一首以名茶入诗的诗篇。

常闻玉泉山，山洞多乳窟。仙鼠如白鸦，倒悬清溪月。
茗生此中石，玉泉流不歇。根柯洒芳津，采服润肌骨。
丛老卷绿叶，枝枝相接连。曝成仙人掌，似拍洪崖肩。
举世未见之，其名定谁传。宗英乃禅伯，投赠有佳篇。

清镜烛无盐，顾惭西子妍。朝坐有馀兴，长吟播诸天。

据说"仙人掌茶"正是由于这首诗而得名。李白运用自己雄奇豪放的笔锋将仙人掌茶的出处、品质、功效等作了极为详细的叙述，同时也为后世留下了极为重要的茶学资料和咏茶名篇。

比李白稍晚一些时候的诗人元稹同样是一位品茗的爱好者。他曾别出心裁地为茶写下了一首宝塔诗，名字叫做《一字至七字诗·茶》。

茶。
香叶，嫩芽。
慕诗客，爱僧家。
碾雕白玉，罗织红纱。
铫煎黄蕊色，碗转曲尘花。
夜后邀陪明月，晨前命对朝霞。
洗尽古今人不倦，将至醉后岂堪夸。

诗的开头对茶进行了充满想象的描绘，接下来便讲起茶与诗人及僧人之间的缘分，然后说到茶的品质优美，最后在描写晨昏饮茶的景致之后点出茶有提神醒酒的功效。像本诗这样极富心思的宝塔诗在茶诗中并不多见，称得上是茶诗中的珍品。

除了李白和元稹之外，宋代大诗人苏轼也是对烹茶品茗情有独钟。他一生与茶结缘，写下了许多论述茶的诗文。他创作的散文《叶嘉传》，以拟人手法，形象地称颂了茶的历史、功效、品质和制作等各方面的特色。

有一次，苏轼曾和司马光谈论茶和墨的特性。苏轼认为茶和墨有很多相同点，都很香很硬。虽然它们的脾气并不相同，但是操守是一样的。

到了晚年之后，苏轼还非常重视茶的养生效果。他曾在《仇池笔记》中介绍了一种以茶护齿的妙法："除烦去腻，不可缺茶，然暗中损人不少。吾有一法，每食已，以浓茶漱口，烦腻既出而脾胃不知。肉在齿间，消缩脱去，不烦挑刺，而齿性便若缘此坚密。率皆用中下茶，其上者亦不常有，数日一啜不为害也。此大有理。"

另外，苏轼的茶词也是十分出色的。如他在任徐州太守时便写下了《浣溪沙》一词："酒困路长惟欲睡，日高人渴漫思茶，敲门试问野人家。"这首词形象地再现了他思茶解渴的神情。

李白、元稹、苏轼是我们熟悉的三位文学家。他们都是茶中的精灵，留下了许多趣味盎然的茶学作品。其实，天下爱茶者何止他们三位，关于茶的文学作品也是不计其数。只要还有爱茶的人在，与茶相关的文学作品就不会丧失活力，茶文化就会一直繁荣下去。

有关代茶饮

说到代茶饮，顾名思义就是代替茶叶作为饮料的饮品。它们虽然并不是茶，却和茶同样起着滋养身心的功用。它们的出现解决了一部分不需要茶与不适于饮茶的人们的难题。于是，代茶饮开始逐渐成为社会生活中一种风行的时尚。

成为风行时尚的代茶饮有着其他饮料无法比拟的优势。第一，代茶饮可以根据饮茶者的具体情况随时进行调整，没有药物的苦味，更不会出现难以入口或是难以下咽的情况。第二，代茶饮起效温和，并不像其他饮料那样忽冷忽热。第三，代茶饮的疗效可以持续很长时间，这就使得人们所患的疾病可以在不知不觉间被治愈。

正是由于有了这三个独一无二的优势，代茶饮才在当代社会中成为以茶养生人士心中的宠儿。他们会专门去超市的茶叶专柜或茶店中购买泡制代茶饮的原料，并会怀着一种创作艺术品的心态来精心地泡制代茶饮。当代茶饮泡制成功之后，美美地啜上一口，通体舒泰，唇齿留香。这是一种何等赏心悦目的感受。

不过，如此赏心悦目的代茶饮并非现代人的发明。早在唐朝时候，代茶饮就已经出现在我国茶文化的历史发展进程中。唐代的两部医学巨著《食疗本草》和《外台秘要》均记载了不少代茶饮方。

唐代之后，代茶饮进入了蓬勃发展的时期，并且呈现出一代胜过一代的发展势头。明代著名医学家李时珍就在《本草纲目》中记载了"痰喘咳嗽茶"，清代赵学敏在《串雅内编》中记有"代茶汤"。到了明清时期，代茶饮的种类逐渐丰富起来，有甘露茶、灵芝茶、神曲茶、槐花茶、菊花茶、胖大海茶、荷叶茶、板蓝根茶，以及银花扁豆代茶饮、安神代茶饮、和胃代茶饮等。

到了当代之后，代茶饮的发展就变得更为迅速。当代代茶饮品种繁多，比较常见的有花草茶、奶茶、果茶、冰茶、凉茶、酒茶等。

其中奶茶与传统茶饮的渊源最深。它的源头是欧洲十分盛行的下午茶。奶茶的种类很多，除了最正统的牛奶加红茶之外，还有港式奶茶、鸳鸯奶茶、西米奶茶、玫瑰奶茶、桂花奶茶、蜜奶茶等。

果茶，顾名思义就是指将某些水果或是瓜果与茶一起制成的饮料。常见的果茶有香糯可口、营养丰富的苹果茶，果香与奶香浓郁的柠檬红茶，促进血液循环的青提子茶等。

冰茶是美国的特色茶饮。它诞生于圣路易士博览会期间。常见的冰茶有太阳茶、冰红茶、冰绿茶等。

香醇浓郁的美酒，加上可口怡人的红茶就制成了最独一无二的酒茶。酒茶的酒精含量比较低，不伤脾胃，颇受年轻人的青睐。皇家红茶和啤酒红茶是酒茶中最特殊的两类。前者能够现出蓝色的火焰，后者是舒筋活血、开胃健脾的佳品。

古老的代茶饮在当代焕发了青春，它以口味多样、起效温和、制作简单成为我们在日常生活中防病治病的好帮手。然而，需要注意的是代茶饮的饮用并非百无禁忌。因此，我们在饮用代茶饮之前一定要详细了解代茶饮的适用范围，并根据自己的身体情况进行选择。这样，代茶饮的功效才能得到最大限度的发挥，我们的身心才能得到充分的滋养。

第三章　茶与养生

从古至今，茶已经陪伴我们走过了数千年的历史。从最初的"得茶而解之"到今日茶文化影响遍及世界各地，茶走过了一条从解毒药物到饮料再到精神力量载体的演变之路。其实，无论茶的角色如何变化，它都是人们满足自己身心不同要求的产物，与保健养生结下了不解之缘。

茶的养生功效

一提起茶，人们的嘴角常会微微翘起。那微微翘起的嘴角隐藏的是一抹淡淡的微笑。茶不仅是日常生活中常见的饮料，更是守在我们身边的保健医生。它具有"三抗""三降""三消"的功效。只要饮用方式合理、饮用数量恰当，我们就可以成功地降低生病的概率，完成自我身心的滋养。这便是茶的养生功效的功劳。

也正是因为茶有养生的功效，我们才得以在日常的品茶活动中滋养身心。由此，不难看出，茶的养生功效是连接茶与人们养生保健的纽带。唯有对茶的这一功效持有深入的认识，我们才能在以茶养生保健的道路上畅通无阻。

茶的养生功效主要包括以下几个方面：

第一，茶可以改善五脏功能，预防脏腑器官的疾病。

日本的研究人员发现，长期饮绿茶的男性同不饮绿茶的男性相比，总胆固醇、甘油三酯含量较低，高密度脂蛋白与低密度脂蛋白比例也较好。而高密度脂蛋白对于保护心脏有很大的作用。另外，长期适量饮茶对于预防心脏跳动过缓和传导阻滞也有一定的作用。

除去护心之外，茶还是我们健脾护胃的好帮手。有时油腻食物吃多了，我们便可以饮下一杯热茶，茶中的健康元素就会刺激中枢神经，促进肠胃的蠕动，加快消化吸收的过程，起到健脾养胃的作用。

第二，茶可以杀菌消炎，预防过敏性疾病。

茶中的健康元素对危害人体的细菌有抑制作用。因此，常饮茶之人的身体不易被细菌侵入，从而有效地抑制了炎症的发生。同时，茶还可以预防过敏性疾病。科学家曾在大白鼠身上做过花粉症预防的实验，结果发现，无论是哪一种茶类，都可以帮助大白鼠躲过花粉症的袭扰。

第三，茶能够消暑降温，清热解毒。

据科学家研究发现，在夏天饮用热茶能够加速汗腺的分泌，使大量水分通过皮肤表面的毛孔渗出体外并挥发掉。当蒸发的水分越来越多时，人们就会逐渐地凉快下来。另外，茶中的维生素 C 能够参与人体内物质的氧化还原反应，促进解毒作用。又由于二者反应生成的物质多半溶于水，会随着尿液排出体外，从而达到清热解毒的效果。

第四，茶对血液系统有良好的保健作用。

茶对血液系统的保健作用主要体现在五个方面：其一，饮茶可以维持血液的正常酸碱平衡。其二，饮茶能够预防糖尿病。其三，饮茶能预防低血压。其四，饮茶能预防坏血病。其五，饮茶能预防高脂血。

除去上述四个方面之外，茶还拥有抑制细胞衰老、防治人体癌变、美容养颜、延年益寿的养生功效。茶就像是一个取之不尽用之不竭的百宝箱。它常常会在不经意间将惊喜带给我们。唯有饮茶、爱茶、与茶心心相通，我们才能将茶的养生之功发挥到极致，才能为自己制造出一分身心愉悦的欣喜。

茶中的健康元素

自古以来，茶就有"万病之药"的美誉，是人们在日常生活中进行保健养生的好帮手。古时，由于条件所迫，人们常常缺医少药。为了减轻身体上的痛楚，人们总会从茶树上采下新鲜的叶子加入自己的膳食之中一起烹煮。一段时间之后，身体上的痛楚就会慢慢减轻并消失。随着技术的不断进步，茶变成了人们日常生活中最为常见的饮料，但是它的养生功效一直没有被人们忘记。

宋代初期编纂的《太平御览》一书中曾经记载了这样一件事：西晋著名将领刘琨是与祖逖齐名的大将。有一次，他在与侄子刘演的信中提到了茶的妙用："前得安州干茶二斤，姜一斤，桂一斤，皆所须也。吾体中烦闷，恒假真茶，汝可信致之。"

刘琨信中所提的"真茶"就是没有掺杂任何香料、没有经过任何复杂加工程序的散茶。刘琨本人长期被"体中烦闷"的症状困扰，因此就用饮用真茶的方式来加以疏解。由此，我们不难看出这位刘将军还是非常熟悉茶性的。他一直在利用茶的养生功效缓解自己的症状。

为什么茶会有如此功效呢？这是由茶中所含的健康元素的属性决定的。正是这些健康元素的存在才奠定了茶成为日常生活重要饮料的基础。我们只要对这些健康元素有所了解，便可以明白其中的真意所在了。

茶中的健康元素主要包括茶多酚、维生素类、生物碱、茶叶色素等。它们之中的任何一种元素都可以对人体产生极大的影响。

茶多酚又被称为"茶单宁"，是众多健康元素中含量最多的。它是茶汤滋味和颜色的主要决定力量。儿茶素是茶多酚中的精华，浓缩了五百余种对人体有益的成分。而当茶多酚与咖啡碱共同作用之时，胆固醇的升高幅度就会被成功遏制，高脂血和血栓就会被成功地扼杀在萌芽状态。

生物碱的含量在健康元素中排在第二位。它的主要成分包括咖啡碱、可可碱等。咖啡碱可以使人体的中枢神经迅速兴奋起来，而可可碱有中和作用，有利于缓解纯咖啡碱对喝茶者心脏的刺激。这样，当生物碱发挥作用时，喝茶者就会感到神清气爽，心中舒畅。

除了以茶多酚、生物碱为主的有机物成分之外，茶中的健康元素还包括一些无机成分。我们将其称之为"灰分"。灰分主要有三类成分：一类是由50%的钾盐和15%的磷酸盐构成的主要成分；一类是以钙、镁、铁、锰为主的金属元素；一类是以铜、锌、硫为主的微量成分。虽然灰分所占的分量并不多，但是作用不小，尤其是其中的微量元素。这些看似不起眼的微量元素却是人体矿物质补充的重要来源。

正是因为健康元素的存在，茶才拥有了养生保健功效，人们才能在悠闲的品茶中滋养身心，缓解疲劳。

茶与中医养生理论

众所周知，茶最初是以药物的形式出现在人们的视野当中的。直到很久之后，茶作为日常饮料的功用才逐渐产生并在人群中普及起来。但是，在我国的茶叶发展史上，茶与中医之间一直维持着十分密切的往来。历代名医所著的医学专著上几乎都会有茶的身影。我国古代中医的集大成之作

《本草纲目》中就曾记载"茶，味苦，甘，微寒，无毒"。

中医认为，甘者补而苦则泻。意思就是味道甘美的药物是用于进补的，味道苦涩的药物是用于除去身体中产生的废物的。而经过改良之后的茶恰恰同时具备了这两种特质。因此，茶在很多疾病的防治工作中都起着极为重要的作用，是一味兼补兼泻的良药。同时，也正是由于可攻可补、能入五脏的特质，茶常被用作单方或复方入药使用。

由此，我们可以得出这样一个结论：茶的药用是茶文化与中医文化结合的产物。茶通过自己独特的方式成为中医食疗队伍中的一员。使用方便、应用范围广、无毒副作用、预防效果显著、物美价廉是茶作为药用的主要优点。

茶在医药上的应用主要可以分为三种形式，一种是单味茶，一种是复方茶（即药茶），还有一种是代茶饮。不过，为了使用上的方便，我们常常会采用另一种分类法，那就是以用法作为分类标准。如果从用法上分，茶药可以分为内服、外敷与体外应用三类。

内服类是三类茶药中最常见，也是包含范围最广的。我们平日所见的茶剂、丸剂、散剂、锭剂、膏剂及片剂、袋装茶、速溶茶、茶膳、茶粥等都属内服类茶药的范围。

外敷类茶药主要是用于皮肤和黏膜的表面。它们的主要功效是治疗外科的软组织化脓性疾病、一些皮肤科疾病及眼科、口腔科、五官科等疾病。它们的应用形式包括点眼、吹喉、漱口、熏洗、调敷、末撒等。

体外应用类茶药主要是指将茶叶制成茶枕及熏烧虫害等。这类茶药并不直接作用于人体，而是通过与人体的直接或间接接触来帮助人体恢复健康。

在日常生活中，茶多是以人们习惯的饮料的身份出现的，很少展露自己在药食兼用方面的身手。而中医养生理论则为我们打开了以茶来滋养身心的新窗口。相信在茶的帮助下，我们将会很快摆脱亚健康状态，在淡淡的茶香中找回遗失已久的健康。

饮茶与精神保健

自从野生茶树被发现几千年以来，人们从来没有停止过对茶叶功能的探索。从最早的茶药同食开始，古人们便在日常生活中逐渐认识到了茶愉悦生理感官、愉悦审美感受及愉悦精神境界的功能，其中愉悦审美感受就是修养自身的心性，也就是我们今日所讲的精神保健的范畴。历代茶人都曾就茶叶与精神保健的问题在自己的专著中作了详细的论述。其中以唐代的卢仝、皎然大师与明代的徐祯卿的论述最有代表性。

作为中华茶道创始人之一的皎然大师曾在他的《饮茶歌送郑容》诗中写到："丹丘羽人轻玉食，采茶饮之生羽翼。常说此茶祛我疾，使人胸中荡忧栗。日上香炉情未毕，醉踏虎溪云，高歌送君出。"在皎然大师看来，饮茶不但能祛除身体的痰疾，荡涤心中忧虑，令人精神振奋，还能带来飞升得道的境界。

发展皎然大师茶道学说的卢仝写出了成为日本茶道始祖典籍的《七碗茶歌》。其中"两碗破孤闷"一句就形象地阐明了饮茶同精神保健之间的关系。卢仝认为饮茶是一件赏心悦目的事情，能够帮助人们祛除心中的孤独与苦闷。

到了明代之后，饮茶能够修身养性的观点得到了进一步的传承。江南四大才子之一的徐祯卿就曾在他所作的《秋夜试茶》中提到"闷来无伴倾云液，铜叶闲尝紫笋茶"。当一个人心中烦闷又无人陪伴的时候该怎么办呢？只有借着品茗来消除心中的烦闷，摆脱寂寞的困扰了。

事实上，烦恼、寂寞是人们在心情不佳时最易生出的情绪。此种忧郁的情绪会使人们出现心理失衡的情况。而心理失衡正是影响人们健康的重要原因之一。近年来，世界卫生组织曾经就全球老年人的健康问题进行了一次全面的总结。在他们看来，合理膳食、适当运动、戒烟限酒、心理平衡是人们健康的四大基石。所以，做好自我的精神保健工作便成为了一件非常重要的工作。我们如何才能完成这项工作？我们不妨选择一些合适的茶饮来帮助自己。

我国传统医学认为，人体的健康是由于体内阴阳二气调和而成。当心理失衡的状况出现时，体内的阴阳二气也就失去了协调的状态。这时，积聚二气的脏腑器官就会受到损伤。要想使受伤的脏腑器官得到修复，我们就需要为它们补充足够的营养。而茶恰恰具有深入五脏之经，滋阴益气的功效。另外，从西医的角度来看，茶本身含有多种维生素及铁、钙等营养物质。这些营养物质将会为受伤的脏腑器官提供充足的营养，促进它们的修复。所以，适当地饮茶将会使自我的精神保健工作不再成为一个难题。

不过，在选择精神保健茶饮之时，我们还要注意以下几个方面的问题：第一，选择茶饮时，我们一定要从自身实际出发，并遵从医生的指导。这样，我们就不会因为体质、时令等方面的问题而受到伤害。第二，在饮用精神保健茶品的同时，我们还需要遵守"二忘三爱"的原则。所谓"二忘"就是指忘记各种事情带来的伤害，忘记过分计较个人得失。所谓"三爱"就是指爱生活、爱他人、爱自己。

唯有如此，我们才能在鲜嫩清新的绿茶、温暖如春的红茶、典雅厚重的黑茶及含蓄宁静的乌龙茶中放下心中的烦恼，忘记人间的纷争，勇敢地去拥抱心中的太阳。

茶饮与美容养颜

能够保持青春靓丽一直是我们心中最执著的一个愿望。为了实现自己这一心愿，我们付出了种种艰辛的努力，结果却往往不尽如人意。看着自己原本白皙红润的皮肤变得干枯焦黄，望着自己的一头秀发失去了往日的光泽，一种别样的滋味渐渐涌上心头。到底该怎么办才好呢？试试美容养颜的茶饮吧。它可以让你的肌肤变得红嫩润泽，柔软细腻，从而帮助你实现美容养颜的第一步。

其实，喝茶可以美容养颜并非空穴来风。茶中包含的健康元素具有抗氧化、清除自由基、抑制有害微生物、调节血脂，提高人体免疫力的功效。这些功效将会为我们带来很多惊喜。一方面，它们可以保证我们的身体健康；另一方面，它们还可以抑制面部粉刺与黄褐斑的形成，减缓皮肤的衰老速度。

正因为茶有如此功效，美容养颜茶才会诞生，成为人们在日常生活中与衰老对抗的好帮手。美容养颜茶品种众多，我国的六大茶类都是其中的一员。其中白茶中富含维生素，能不断为面部提供充足的营养，乌龙茶则可以帮助我们减少皮脂肪含量，提高皮肤角质层的保湿能力，从而保持皮肤的柔软度和弹性。

除去基本类型之外，美容养颜茶还包含一些特殊的茶饮，如冬季润颜茶、晒不黑的驻颜茶、克制面部斑点的消痘茶，等等。它们可以帮助我们在寒冷干燥的冬季减少面部的缺水起皮，在炎炎夏日中减少黑色素的沉淀，还可以帮助我们在青春痘和色斑肆虐之时清热解毒，赶走烦人的"深刻印象"。

尽管美容养颜茶有如此多的妙用，但是它的制作方法并不烦琐。我们可以按照自己的身体情况选择六大茶类中的任何一款茶品作为原料进行冲泡，也可以用中药、干花或食材放入砂锅中进行烹煮。

在日常生活中，常备一杯美容养颜茶，我们就可以及时排出体中的毒素，补充肌肤所需的营养，锁住肌肤中的水分。这样，我们就可以自信地走在大街上，不再害怕皮肤干燥失水或脸上长斑点了。

不过，虽然美容养颜茶对于人们的肌肤护理非常有帮助，但是也并非是适用于任何一个人的。比如具有活血化瘀散洁功效的海藻茶能帮助我们消除脸上的痘痘顽疾，但不适合处于生理期和怀孕期的准妈妈们饮用。

因此，当饮用美容养颜茶时，我们一定要慎重选择。自己如果拿不准，就一定要向医生请教之后方可饮用。唯有如此，我们才能避免不必要的损伤，真正开始自己的美容养颜之旅。

花草茶的独到妙处

花草茶是目前市场上最受欢迎的代茶饮之一。很多人专门将自己精心挑选的花草茶买回家，坚持长期服用。更有不少爱美的女士在饮花草茶的同时，打出了"做一个芳香美人"的旗帜。为什么会有这么多人争相将花草茶作为自己养生保健的最佳选择呢？到底花草茶有何独到之处呢？下面就让我们一起走进花草茶，解下它神秘的面纱。

其实，所谓花草茶，简单地说就是指将植物的根、茎、叶、花、皮等部分进行烹煮或冲泡之后，产生芳香味道的草本饮料。同一般的饮料相比，花草茶显然更具有天然的色彩和健康的力量。因此，在问世不久之后，花草茶就迅速成为世界各国人民深爱的养生保健饮品。

同时，随着代茶饮事业的不断发展，花草茶的家族中新成员不断涌现。当今国外统计报告指出，可以用作花草茶的植物已经超过七百余种，常见的香草有薄荷、玫瑰、薰衣草、洋甘菊等三十余种。

随着社会生活节奏的加快，忙碌渐渐成为生活的主旋律。我们时常会因为压力过大而产生失眠、头疼、腰酸背痛、便秘、胃痛等时代文明病。因为忙碌，我们总是没有时间去医院。为了及时缓解身体上的病痛，很多人选择了花草茶。究其原因，主要在两个方面：

一是花草中含有的健康元素会使我们的身体得到适当的调理。花草中的健康元素主要包括精油、维生素、矿物质、类黄酮等。这些健康元素将为人体带来以下几大妙处：第一，它们能够使我们紧张的情绪和心情放松下来，缓解头痛，并消除失眠的影响。第二，它们能够减少肠胃道疾病发生的频率，促进人体的消化与呼吸，帮助我们轻松迎战时代文明病；第三，它们还能用比较温和的方式调理我们身体的机能，改善我们的体质；第四，它们发挥作用时产生的副作用较少。

二是花草茶具有不含咖啡因、低单宁与低卡路里等优点。花草茶的这些优点不仅是对咖啡因过敏的人的福音，更受到渴望通过饮用花草茶来减轻体重人士的欢迎。

正是花草茶的这些独到之处使得它深受人们青睐。不过，选用花草茶时还应注意一点：虽然花草茶可以在一定程度上缓解某些病症，但是请不要将花草茶当作医治百病的万能钥匙。花草茶的身份只是日常保健茶和疏解心中忧烦的生活茶饮。正视花草茶的身份才是对花草茶最大的尊重，才是正确地饮用花草茶的观念。

防病祛病的药茶

药茶是中医的重要组成部分，至今已经有几千年的历史。早在春秋战国时期，药茶就已经出现了。不过，一直到了唐代，将茶叶用于防病治病的论述才逐渐多了起来。《唐本草》中就曾记载："茶叶甘苦，微寒无毒，去痰热消宿食，利小便""下气消食，作饮加茱萸、葱、姜良"。

在唐代，饮茶已经成为了一种全国性的风尚，上至达官贵人，下至黎民百姓，都是茶的爱好者，人们逐渐接受了以药代茶的理念。于是，药茶就这样走进了历史舞台。唐代以后，经过历代医学家与养生家的不断完善，更多有效的药茶配方出现了。如今，药茶已经成为中医防病治病、保健养生中的一大特色。

虽然药茶名为"茶"，但是实际上，它并非只包括茶叶一种。当代的药茶主要包括三类：茶叶单行、茶药相配合饮用及以药代茶。所谓茶叶单行就是指通过泡饮茶叶的形式来预防某些慢性病。不过茶叶单行的效用毕竟有限。就这样，茶药相配合饮用的形式出现了。茶叶与其他多种药物随症配伍应用，便可以治疗多种疾病。至于以药代茶，就是用中药来代替茶叶成为患者的饮料。它是不需要使用茶叶或不适宜使用茶叶治疗的患者的福音。

人们可以根据自己病症的情况来选择适合自己的药茶。不过，病症的情况不同，药茶的制作方式和服用方法也是不一样的。常见的药茶服用方法主要包括冲服、煎服、和服、调服、嚼服、顿服以及外敷、涂、擦等。若是服用的方法不正确，药茶的效果就不能很好地发挥出来，我们身体上的病痛就不能得到很好的缓解。因此，我们还需要熟悉药茶服用时需要注意的事项。

由于药茶很多时候是以药代茶，所以药茶的注意事项要比一般的茶饮要多一些。常见的药茶服用的注意事项有如下几个方面：

1. 饮茶者需要注意服用的适度问题

孔子认为一切事都是"过犹不及"。服用药茶也是如此。通常情况下，药茶要以温热的状态服下。若是发汗类的药茶，就要以微微出汗作为标准。另外，药茶的冲泡或煎煮时间都不应该过长。一般不用隔夜茶。

2. 饮茶者需要注意所服药茶的时间性与季节性

药茶有很多种类，单从时间和季节性上来讲，就有睡前服用、多次频服、季节性及经常服用等若干种。在服用药茶之前，我们需要将它们所用的场合区别清楚，以免造成误服。

3. 饮茶者自己制茶时要注意选择适合自己的原料

药茶原料的选择主要需遵循两个原则：一是一定要选质量好的原料，不能用霉变或不洁的原料；二是要按照医嘱要求的配方选择。

4. 饮茶者需要学会选择制药的时机与贮药的方法

药茶的制作讲究趁热打铁，尽量缩短制作时间，以免药茶变质。而要避免药茶变质，我们就需要将药茶放置在通风干燥的地方。

药茶是中医药中一颗璀璨的明珠。当对它们的功用、服用方法及注意事项了然于胸时，我们就可以放下对药茶的几分怀疑与畏惧，尽情地享受药茶带来的身心通泰的滋味了。

消暑败火的凉茶

人们常说六月的天就像孩子的脸，说变就变，刚才还是烈日炎炎，阳光普照，转眼间就大雨倾盆，河满渠平。这便是夏日偏热多湿的气候最真实的写照。如此气候本来就容易令人肠胃失调，若是自己又嗜辣如命，喜欢吃口味较重的食物，不久之后，上火、喉咙肿痛等症状就会找上门来。怎样才能达到去暑败火的效果呢？最直接的选择就是饮用凉茶。

凉茶是广东人的最爱。凉茶之于广东人可以说是"生命源于水，健康源于凉茶"。每当遇到上火的情况之时，人们就会在第一时间想到凉茶，并将它迅速取来饮下。因为凉茶本身是用药性寒凉和可以消除内热的中草药熬制而成的，这些制作凉茶的草药能够有效地祛除人体内的毒素，有着平衡阴阳、柔润肌肤、提高人体免疫力等功效。除去清热解毒的作用之外，凉茶还可以帮助我们治疗头晕耳鸣及高血压等疾病。最妙的是它可以在炎炎夏日中充当清凉饮料。

具体的凉茶制作起来并不难，既可以像古代那样烹水煮茶，也可以像现代一样直接冲泡。不过，在制作开始之前，要注意泡茶用具与冲泡配方的选择。一般情况下，制作凉茶的茶具并没有什么特殊的要求，但从茶的药用发挥的角度来看，泥陶壶是最佳的选择。

至于冲泡的配方，它既是制作凉茶的重要依据，又是凉茶分类的主要凭证。按照配方的不同，凉茶可以分为清热泻火凉茶、复方罗汉凉茶、参七茶、清热祛湿凉茶和感冒凉茶等五大类。我们可以根据自身情况来制作适合自己的凉茶。常见的凉茶有西瓜皮凉茶、橘子茶、荷叶凉茶、薄荷凉茶等。

喝着自制的凉茶，我们就可以将自己体内的虚火驱出体外，使自己的身心享受通体舒泰的美妙之感。然而，尽管凉茶有着去暑败火之功，却并不是每个人都适于饮用的。所以，我们在饮用凉茶时一定要注意对症下药，并将自己的体质作为重要的参考依据。

如果本身属于极寒类型的体质，我们就不宜饮用凉茶。因为强行饮用会造成严重的身体不适。如果本身属于极热类型的体质，我们就没有什么大的禁忌了，不过也应视自己身体的具体情况而定。除此之外，老人、婴幼儿、处于哺乳期和经期的女性也在不适合饮用凉茶之列。

凉茶味甘性寒，能使人们在炎炎夏日中感到一种由衷的清凉与舒适。只有准确合理地饮用凉茶，我们才能消除上火的症状，安享凉茶带来的一丝清风。

茶饮的最佳拍档

古人常把品茶当作一件非常考究的事情。每逢有闲暇时间，他们便会约三五好友找到一处山清水秀的地点，烹茶论道，感受生活，其乐融融。又或是自斟自饮，在宁静中细细地品味茶的神韵。此情此景正如梁实秋先生所说的那句"清茶最为风雅"。而这风雅之事需要有无数的学识来支撑。其中最重要的一点就是茶只有找到了自己的最佳拍档，才能真正地展现出它的韵味来。

什么是茶饮的最佳拍档呢？怎样做才能建立两者之间的关系，让它们成为最佳拍档呢？要想得出准确的答案，我们就需要从茶饮泡制的情境入手进行一一解读。

选茶和鉴茶是茶饮泡制的第一步。我们需要根据自己的兴趣和有关茶的常识去选出所要品饮的茶的原料。这时，若有一只质地优良的茶具作为展示的器皿，就可以使普通的茶品显得精神异常，使优质茶品变得熠熠生辉。

当选茶和鉴茶等准备工作完成之后，茶饮泡制便进入了第二步——冲泡。茶品冲泡本是雅事，因此冲泡过程中所用的茶具都极为讲究，所经的工序都非常细腻。另外，只有好的茶具才能将茶的香气表现出来，才能凝聚茶的风韵，才能让品茶者体味到茶香和茶韵的滋味。

由此，我们不难看出，在茶饮的泡制完成之前，好的茶具便是茶饮的最佳拍档。因为只有好的茶具才能将茶的色香味全面地展示出来，才能使泡制者与茶亲密接触。

品茶是茶饮泡制的第三步，也是终点。当进入品茶的阶段之后，茶具便失去了最佳拍档的地位。细品茶韵、感受生活乐趣已经上升到最重要的位置上。此时，只有茶与茶点、美酒与美食的和谐搭配才更能显示出茶的魅力。所以，在品茶阶段，茶点已经取代茶具的位置成为茶饮的最佳拍档。

茶点的种类很多，常见的有功夫茶点、书茶馆茶点、广式茶点等。

同其他茶饮相比，功夫茶更讲究浓、香，所以功夫茶点多以小点心为主。这些小点心的做工非常讲究，外形精致，味道可口。我们平日常见的绿豆茸馅饼、椰饼、绿豆糕、芋枣、各种膨化食品及蜜饯都可以用作佐功夫茶的茶食。

书茶馆是老北京的一大特色。在书茶馆中，听书是主业，品茶多是辅助性的，所以品茶时的茶点多是一些瓜子之类的零食。不过，在一些深受宫廷茶艺影响的书茶馆中，茶点就显得比较系统了。各种北京名吃，如艾窝窝、蜂糕、排叉、盆糕、烧饼等都是茶客们喝茶时经常选择的茶点。

与功夫茶点和书茶馆茶点不同，广式茶点讲究清而不淡，鲜而不俗，嫩而不生，油而不腻，有五滋六味之别。常见的广式茶点包括粥、水晶虾饺、烧卖、叉烧包等。

精致可口的茶点为品茶的过程增添了几抹夺目的亮色。它们一起搭档调配出来的口味就像一位穿着得体的貌美女子，令人赏心悦目。

我国古代的经典《学记》有言："独学而无友，则孤陋而寡闻。"喝茶也是如此。只有为茶饮找到最佳拍档之后，我们才能闻到更纯正的茶香，体味更深沉的茶韵。

喝茶养生五要素

当喝茶养生成为社会生活的流行风尚之后，各种养生保健茶饮层出不穷。这种情形让渴望滋养自我身心的人士眼花缭乱，无从下手。他们不禁在心中感叹：想喝明白一杯健康养生茶真是太难了。其实，只要我们掌握喝茶养生的五要素："两养""三知""四因""五应""六忌"，这个难题即可迎刃而解，轻松找到自己所需的茶品。

1. 两养：养身与养心

中国自古以来就有饮茶的风俗习惯。民间也一直流传着"百姓开门七件事：柴米油盐酱醋茶"的俗语。如果仅仅把茶看作日常生活中的必需品，那么，人们就不会过多地关注"喝什么茶、怎么来喝"的问题。然而，如果真正谈到用茶来养生，要发挥茶的保健功效时，我们就要区别于一般意义上的饮茶，这时候的喝茶也就变得没那么简单了。

首先，我们要清楚茶养生的内容——两养，即我们所谈的茶养生包括两方面：养身与养心。

所谓养身，即指茶具有强身健体、祛病疗伤之功效。所谓养心，即精神上的调养。在唐代的医者和茶人眼中，喝茶就不仅仅具有滋养身体的功效，而且还能怡养心神，调摄情志，润剂生活等。茶圣陆羽提到的"精行俭德之人"就是通过喝茶来进行修养心性的人。

唐代《本草拾遗》记载："诸药为各病之药，茶为万病之药。"当时人们既然将茶视为万病之药，当然是既可治身又可治心了。从此，茶的养身与养心功效便开始被人们逐渐熟知。

时至今日，追求健康的人们越来越意识到养身与养心的双重重要性，而茶也因其对两养的重要贡献成为我们日常生活中不可或缺的健康饮品之一。

2. 三知：知茶品、知茶技、知茶意

"两养"为我们打开了以茶养生的大门，但是真正做到以茶来滋养身心，并不是一件容易的事。这就需要我们对茶本身要有所了解，至少要知茶品、知茶技、知茶意。唯有掌握了这"三知"，我们才能开启自己的以茶养生之旅。

知茶品是"三知"当中的第一步，也是其他"两知"得以实现的重要前提。只有对茶有所了解之后，我们才能冲泡出富有养生效力的茶汤，使自己的身心与茶完全契合。

茶在我国已经有了几千年的历史，到如今已经形成了六大基本茶类。其中，仅是有名有姓的茶就有上千种之多。若是再加上各个地方的茗品，简直没法用具体的数字来形容。这么多的种类，这么多的茶品，即使花上几年的时间也未必能够一一数清。不过请放心，一般的饮茶者根本无须费大气力去深入研究，我们只需对自己喜欢的、需要的几种茶有所了解就可以了。

鉴于这种情况，我们就需要了解茶的类别与属性。这就如同医生对症下药一般，当对茶有了深入的了解之后，我们就可以学到更多与茶相关的知识，懂得更多茶性的知识，知道对应什么样的时节该喝什么样的茶，等等。这样，我们就完成了"三知"中的第一步——"知茶品"。

对茶的种类和属性有所了解之后，我们就要开始"三知"的第二步——"知茶技"了。所谓"茶技"就是指冲泡茶品的不同方法。只有掌握了冲泡自己喜欢的茶的方法，茶性才能被最大限度地激发出来，我们也才能更好地达到滋养身心的目标。

其实，关于茶如何冲泡、如何滋养身心的探索从古代就已开始。在唐代，茶迎来了它在历史上的第一次辉煌。茶圣陆羽所著的《茶经》中第一次全面地介绍了茶的分布、生长、种植、采摘、制造和品鉴。有唐一代，由于蒸青绿茶的一统天下，煎茶法得以完善，并广泛流传。到了宋代，点茶法盛行一时。茶发展到了明代，出现了散茶。散茶的风行天下成就了撮泡法的辉煌。茶技在明清时期进入了完备的时代。如今，茶技已经成为冲泡茶的技艺与境界的结合体。所以说，茶的冲泡说难不难，说易也不易。不过，只要遵循如何才能将茶性发挥出来这一关键，我们就可以轻而易举地做到以茶养生，而不必去理会那些种类繁多的茶艺表演或是高深的茶道理论。

"知茶意"是"三知"的最后一环，也是"三知"中最难的。它要求我们精确了解茶的精神属性，并在品茶之时将自己的心与茶融为一体，以此来达到清神养心、参禅悟道的境界。

"知茶意"对于品茶者提出了更高的要求。我们要对茶的基本情况了如指掌，更要对茶的意境有深刻的体味。一杯香茶带来的不仅是身体的舒适，更带来了袅袅余香。佛说：境由心生。当用心体味茶品之时，人与茶就合二为一。人生如茶，茶如人生。

所以，知茶品和茶技是以茶来滋养身心的前提，而知茶意才能使我们以茶悟道，体悟"禅茶一味"的真谛。

3. 四因：因茶、因时、因人、因症

对茶滋养身心的功能及基本常识有所了解之后，我们就要开始接触以茶养生的基本原则和具体方法，这就是"四因"。所谓"四因"就是指因茶饮茶，因时饮茶，因人饮茶和因症饮茶。其中，了解茶性是以茶养生的先决条件。

古谚有云："茶是生命。"要想通过茶来滋养身心，最重要的前提就是我们先要对这个"生命"有所了解，欣赏并热爱这个"生命"，不断地同它进行沟通和交流。唯有如此，我们才能真正与茶融为一体，才能运用它舒润自己的身心。

那么茶的本质特征和主要功效又是什么呢？

茶圣陆羽的《茶经》中早有明确的记载："茶之为用，味至寒，为饮，最宜精行俭德之人。"饮茶入口，我们就可以在略带苦味的茶水中品味出淡淡的清香，沁人心脾，回味无穷。同时，这丝苦味也时刻提醒着饮茶者不要"饱暖思淫欲"。只有茶的"至寒"之性才更适合"精行俭德之人"。然而，人的体质却各有不同，有些人根本无法适应"天性至寒"的茶。随着寒性体质人群的不断扩大，单一的寒性之茶逐渐不能满足饮茶者的需要。因此，从明清时期开始，人们就不断改善茶品，使之满足更多人的需求。经过二百多年的时间，我国的茶品终于形成了今日六大基本茶类、各种特质的佳茗百花齐放的盛况。这样，我们就可以在了解每一类茶的属性之后，再根据自己的身体情况选择相应的茶来喝。这便是"因茶饮茶"。

古人讲究天人合一。无论是治病，还是养生，都非常注意要与时节相应。喝茶养生也不例外。春季是自然界中的阳气不断萌动和增长的时节，能够帮助机体提高免疫力、调节新陈代谢的花茶是此时的最佳饮品。而夏季不仅是阳气最为旺盛的时节，也是阳邪多发之季。此时，具有清热祛暑功效的绿茶便成为最好的选择。到了秋季这个全年最多变的季节，我们在喝茶的时候也需要随时改变策略，初秋时可以仍以绿茶为主，仲秋之后则要改喝乌龙茶。冬季是储备精气、蓄势待发的阶段。此时，具有温暖滋养作用的红茶和好的熟普洱是不错的选择。总之，一年四季，周而复始。若是能够按照时令安排茶饮，按照"春生、夏长、秋收、冬藏"的规律来滋养身心，就可以使自己的阴阳二气得到很好的养护，一年四季都精力充沛，精神饱满。这便是"因时饮茶"。

其实，无论是因茶饮茶也好，还是因时饮茶也罢，它们都是从饮茶的主体——饮茶者之外的角度来提出对饮茶的要求。接下来，就让我们一起进入"四因"的第三个环节——因人饮茶。虽然茶香清雅，沁人心脾，但并不是所有人都适合饮茶。不同体质的人对于茶品的选择各不相同。即便是同一个人在不同的时期对于茶品的要求也并不一致，这就需要我们从自身具体情况出发，根据情况的变化来不断调整滋养自我身心的茶饮。饮茶者的年龄、性别、体质及特殊生理期都会对他们的饮茶活动造成一定的影响。在众多的饮茶者当中，急需补钙的老人和儿童会因为无节制地喝茶造成钙质的流失，怀孕的女性会因为大量饮茶而导致贫血的出现，体质偏寒的人们会因为没有饮用适合自己的茶而加重自身的寒气。只有对自身情况有了深入的了解，我们才可能做到科学地喝茶养生。

不过，对于饮茶者而言，即便对自身情况有了大致的了解，也还不足以完全掌握以茶养生的基本原则和具体方法。我国古代的《新修本草》《本草纲目》《本草拾遗》等书中还记载着茶叶具有"清神""止渴""消食""解酒"等功效。由此可见，茶还对预防疾病以及对病症的辅助治疗有着重要的作用。因此，在喝茶的时候，我们还要注意因症饮茶。这也是"四因"中的最后一环。日常生活中，很多体质比较虚弱的人士会受到高血压、高脂血、糖尿病等常见病的侵袭，而许多患者早已厌倦了药物治疗，这时，养生茶便可以帮助他们摆脱单纯的药物治疗所带来的烦恼。比如，当被称为"国人第一病"的高血压来袭时，我们就可以通过饮用绿茶和乌龙茶来调和阴阳二气，但要避免喝浓茶；而当血脂过高的症状出现时，我们则需要选乌龙茶、绿茶、普洱茶等传统茶饮。这种对症的大众养生茶有很好的辅助治疗作用，而那些具体针对各个病症的药茶方，更是积极有效的对症祛病途径之一。当然，在因症饮茶过程中，饮茶者一定要在医生的指导下科学喝茶，避免造成病症的恶化。

正如茶被人们尊为"万药之药""养生之源"，它不仅能帮助人们达到解渴、提神、去火、消食的目标，更对人们的保健、养颜和心情的陶冶方面有着深远的影响。当对"四知"有了深入了解之后，我们便可以找到以茶养生的方向，领悟喝茶智慧的源起。

4. 五应：应五行、应五脏、应五色、应五味、应五经

古人云："茶中蕴五行，养生有讲究。"只要了解自身的身体情况，选择适合自己饮用的茶品，使茶与五行、五色、五脏、五味、五经相对应，使五行相和谐，我们才能达到养生的目的。这就需要我们在选择养生所饮的茶品时要做到上述"五应"。

五行即是我们平时经常提到的金木水火土。它最早出自于《尚书》，是一种整体的物质观。五行学说认为五行是构成万物的基础，只有它们相互联系在一起，世间万物才能欣欣向荣。后来，我国古代中医的重要典籍《黄帝内经》将"五行"引入了中医。《黄帝内经》认为：五行和脏腑是相配属的，即五行与五脏是一一对应的。而茶有改善五脏功能、预防脏腑器官疾病的功效，所以，在选择用于养生的茶品之时，也需要与五行、五脏一一对应。

另外，在传统中医的理论中，五行与五色、五味与脏腑、脏腑与五经之间也是相互配属的。如此，五行、五色、五味、五脏与五经之间便形成了一个相互关联的脉络。随着五行相生相克关系的不断变化，与五行直接相关的脏腑器官、经络、味道与颜色也会发生相应的变化。这样，若是不能选择合适的健康茶饮，整个人就会陷入一种养生不成而适得其反的情形当中。要想避免这种情况出现，我们就需要在选择茶饮之时，通盘考虑茶品与五行、五脏、五色、五味、五经之间的对应关系。

茶与五行、五脏、五色、五味、五经之间的对应关系具体表现在以下几个方面：

（1）火→心→苦→红色→心经

火对应心。心对应的味道是苦，颜色是红色。在人体脏腑器官中，心是与小肠互为表里的。一旦出现心火过旺或过衰，或者是小肠能量失衡的情况，心经就会发生紊乱，我们就很容易患上小肠、心脏、肩、血液、经血、脸部、牙齿、腹部和舌部等方面的疾病。

此时，我们只有首先做到心静，才能达到养心的目的。而五行中属火的茶饮，如红茶等，口感苦，气味焦香，能够深入心经，并对小肠经发生作用。所以，茶性温和的红茶等是一种养心佳品。

（2）木→肝→酸→绿色→肝经

木对应肝。肝对应的味道是酸，颜色是绿色。肝最常见的功能是滤除血液中的代谢废物，调节人体的血液供应，维持免疫防御机制。同时，肝脏还是人体内能量的储存场所，负责调节神经系统的机能。

而绿茶等五行中归木的茶，口感酸，气味清香，能够深入肝经。长饮这类茶，我们会感到神清目明，肝火下降，就连患上血栓病的概率都大大降低了。

（3）土→脾→甜→黄色→脾经/胃经

土对应脾。脾对应的味道是甜，颜色是黄色。脾脏主要负责调控人体内的养分与能量的转化、输送与储存。同时，脾脏也承担着调节血液总量的生理功能，并且是人体滋养能量的储存场所。这样，脾脏就成了人体消化、想象与创造力的重要中枢。

有些茶在五行中属土，如黄茶等，口感甜润，气味香腻，能够深入脾经与胃经。脾胃不佳的人若能选择合适的属土之茶，就能够使自己的脾胃得到调理，治疗慢性肠胃疾病，并能开胃助消化。

（4）水→肾→咸→黑色→肾经

水对应肾。肾对应的味道是咸味，颜色是黑色。肾脏的功能主要集中在两个方面：一是储存元气，二是调控体液。与肾脏直接相关的情绪是恐惧。当恐惧的情绪弥漫于我们的全身时，肾脏的能量就会失衡。

像黑茶等五行归水的一类茶，能够深入肾经，并影响膀胱经。常饮这些茶有利于延年益寿，减肥降脂。

（5）金→肺→辣→白色→肺经

金对应肺。肺对应的味道是辣味，颜色是白色。肺在人体脏腑器官中是整个呼吸系统的代表，对于脉象和人体内的能量活动均起着至关重要的作用。与肺直接相关的情绪是悲伤。当悲伤主导了我们的情绪时，肺的功能就会受到严重的影响。咳嗽、哮喘、呼吸困难等疾病就会找上门来。

那些五行属金的茶，如白茶等，口感辛香，气味鲜香，能够深入肺经，打通大肠经。常饮这些茶可以生津润肺、止咳化痰，调养呼吸道。

以上便是挑选养生茶品时所应遵守的"五应"原则。当所选茶品符合"五应"原则的时候，体内的阴阳二气便可以得到真正的调和，我们就可以在日常的喝茶中体味到身心舒畅的滋味。

5. 六忌：忌过浓、忌隔夜、忌冷饮、忌送药、忌空腹、忌饭后

茶品虽然种类众多，提神健气，清雅宜人，却并非百无禁忌。比如一位饮茶者患了肺炎，他所喝的茶水应该保持温热，此刻若是奉上一杯凉茶，茶中多酚类化合物就不能很好地发挥作用，也就无法达到消火去热的效果。因此，要想真正做到以茶养生，不仅要了解茶的功能，了解用茶滋养身心的方法和原则，更要了解其中的禁忌。

　　熟知以茶养生的禁忌，我们就可以减少茶在功效方面的流失，使茶在滋养身心方面发挥出最大的效力。具体来说，喝茶中的禁忌主要表现在六个方面：忌过浓、忌隔夜、忌冷饮、忌送药、忌空腹、忌饭后，简称"六忌"。有它们保驾护航，再加上前面的积累，我们便可以迈入以茶养生的大门了。现在，就让我们逐一认识"六忌"吧。

　　（1）忌过浓

　　现代社会的节奏很快，无论是在工作方面，还是在生活方面，人们都面临着极大的压力和挑战。为了缓解来自工作和生活上的压力，很多人都选择了用喝浓茶的方式来提神醒脑，缓解疲劳。饮茶提神并没有错。一杯茶水，一瓣心香，随着茶叶慢慢地散开落入杯底，心中的烦恼和忧愁也慢慢化去。但如果饮茶太浓，身体却会受到很大的伤害。

　　茶中含有较高比例的咖啡碱。咖啡碱进入人体之后，会对中枢神经系统产生强烈的刺激，从而提高人体的代谢速率，促进胃液的分泌。当过浓的茶进入身体的时候，胃酸和肠胃液就会在咖啡碱的刺激下大量分泌，使人进入极度亢奋的状态。时间久了，我们会对浓茶产生严重的依赖感。

　　更重要的是，由于咖啡因和茶碱的刺激，我们还会出现头痛、失眠等不适的症状，这就背离了我们以茶提神的初衷。浓茶非但没有减轻我们身心的疲劳，反而让我们更加劳累不堪。另外，酒醉之后也不宜喝浓茶。因为浓茶在缓解酒精刺激的同时又把更重的负担带给了肝脏，同样会对我们的身体造成损伤。

　　（2）忌隔夜

　　六忌中排在第二位的是"忌隔夜"。我国自古以来便流传下来以茶待客的传统。客人来了，奉上一杯香茶，暖手，喝上一口，暖心。如此，一杯茶就将主人对客人的一番心意传达得淋漓尽致。可是，如果来客并不喜欢喝茶，这杯茶就失去了暖心的功效，变成了一杯剩茶。客人走后，主人感到非常疲倦，没有及时清理茶具，这杯剩茶又成了隔夜茶。这杯一口未品的隔夜茶是否可以直接入口呢？

　　答案是"不"！隔夜茶是不适宜饮用的。究其原因，主要集中在两个方面：一是经过长时间的浸泡之后，茶中的营养元素基本上都已经流失殆尽了。失去营养价值的茶就不能再发挥出应有的滋养身心的效用了。二是隔夜茶容易变质，对人体健康造成伤害。蛋白质和糖类是茶叶的基本组成元素，同时也是细菌和霉菌繁殖的养料。一夜工夫就足以使茶水变质，生出异味。若是这样的茶进入人体，我们的消化器官就会受到严重的伤害，导致腹泻等情况。

（3）忌冷饮

茶本性温凉，若是喝冷茶就会加重这种寒气，所以饮茶时还要"忌冷饮"。盛夏时节，天气炎热，骄阳似火，人们时常会感觉口渴。这时，很多人都会选择用一杯凉茶来防暑降温。实际上，这是一个误区。有医学实验证明，在盛夏时节，一杯冷茶的解暑效果远远不及热茶。喝下冷茶的人仅仅会感到口腔和腹部有凉意，而饮用热茶的人在 10 分钟后体表的温度会降低 1～2℃。

热茶之所以比冷茶更解暑，主要有以下几个方面的原因：第一，茶品中含有的茶多酚、糖类、果胶、氨基酸等成分会在热茶的刺激下与唾液更好地发生反应，这样，我们的口腔就会得到充分地滋润，心中也会产生清凉的感觉。第二，热茶拥有很出色的利尿功能，这样，我们身体中堆积的大量热量和废物就会随着尿液排出体外，体温也会随之下降。第三，热茶中的咖啡碱能够对控制体温的神经中枢起着重要的调节作用，热茶中芳香物质的挥发也加剧了散热的过程。第四，盛夏时节饮用热茶可以促进汗腺的分泌，加速体内水分的蒸发。第五，喝热茶比喝冷茶更能促进胃壁的收缩，这样，位于胃部的幽门穴就能更快地开启，茶中的有效成分就可以被小肠快速吸收。当这一系列工作完成之后，我们就会不再口渴，同时也会渐渐感觉到不再像原来那样热了。

另外，冷茶还不适合在吃饱饭之后饮用。若是在吃饱饭之后饮用冷茶，会造成食物消化的困难，对脾胃器官的运转产生极大的影响。拥有虚寒体质的人也不适宜饮用冷茶。饮用冷茶会使他们本来就阳气不足的身体变得更加虚弱，并且容易出现感冒、气管炎等症状。气管炎患者如果再饮用冷茶就会使体内的炎痰积聚，减缓肌体的恢复。

（4）忌送药

通常情况下，人们都会有这样一种观念，就是茶可以解药，说的就是在生病吃药的时候不要用茶水来送服。其原因主要有两点：

一是因为茶水中含有鞣酸，它可以同许多药物发生化学反应，生成不易溶解的沉淀，从而影响药效的发挥。

二是因为茶水中含有咖啡因，它可以使中枢神经处于兴奋的状态，并与镇静催眠药和中枢镇咳药的作用相对抗，引起药物疗效下降；同时，咖啡因还可能使某些具有中枢兴奋作用的药物的兴奋作用加强，导致过度兴奋、失眠、血压升高等不良反应。

所以，在生病的时候要尽量避免喝茶，更不要用茶来送药。

（5）忌空腹

古人云："不饮空心茶。"由于茶叶中含有咖啡碱，空腹喝茶会使肠道吸收的过多，从而导致心慌、手脚无力、心神恍惚等症状。不仅会引发肠胃不适，影响食欲和食物消化，还可能损害神经系统的正常功能。

如果长期空腹喝茶，还会使脾胃受凉，导致营养不良和食欲减退等症状，严重的还会引发肠胃慢性病。另外，不要相信清晨空腹喝茶能清肠胃这个说法。清晨空腹喝一杯淡盐水或是蜂蜜水，才是比较好的清肠胃的方法。

（6）忌饭后

很多人喜欢在吃饱饭之后马上喝上一杯茶来帮助消食，其实这样的做法非常不科学，因为饭后马上喝茶会使正在消化食物的肠胃的负担进一步加重，而且茶叶中的鞣酸还会和蛋白质及铁质发生反应，阻止身体对蛋白质和铁质的吸收。由此可见，饭后立即饮茶不仅于消化吸收无益，反而会增加肠胃的负担。所以，饭后马上喝茶的习惯并非科学养生之举。

以上就是喝茶所要注意的"六忌"。当对喝茶禁忌的常识有所了解之后，我们就可以有效地避免一些失误，使茶滋养身心的效用发挥得更加淋漓尽致。

第四章　美丽花草茶，留住青春芳华

花草茶，顾名思义，就是以花或草本类为茶，泡制出别具一格、风味独特的花式茶饮。花草茶不仅色泽诱人、味道芳香，而且它还具有很好的美容养颜、纤体瘦身等功效。在追求绿色健康的今天，花草茶成了人们必备的饮品之一，特别是受到众多女性的青睐。各式各样的花、草组成了功效不同的茶饮，在这一花一草的世界，蕴含着茶饮文化的新特色。

润白雪奶红茶

润白雪奶红茶，顾名思义，就是一款美白效果极佳的润肤花茶。选用香浓美味的牛奶，搭配浓郁芬芳的玫瑰花，在香气中享受"肤如凝脂"的美，可以说是美白肌肤的"圣品"，长期饮用，效果十分显著。

玫瑰花和牛奶是大多数女生所迷恋的美容养颜"武器"，小洁就是一位"牛奶控"。她不仅喝牛奶，还用牛奶洗脸，甚至有时候用牛奶泡澡。后来她得知用牛奶泡花茶，与玫瑰同饮，更能滋润肌肤。于是她就每天制作这款"润白雪奶红茶"，现在人人都叫她"白雪公主"，那"吹弹可破"的水灵肌肤就是这样喝出来的。此茶不仅营养丰富、味道鲜美可口，而且制作也很简便。

接下来，我们就给大家具体介绍一下这款"润白雪奶红茶"。

名称：润白雪奶红茶

材料：鲜牛奶200克，玫瑰花5克，红茶3克，蜂蜜适量。

制作方法：①将玫瑰花与红茶一同放入干净的茶杯中，倒入150毫升的沸水，加盖冲泡5分钟至散发出香气。②然后滤去茶渣，留取茶汁，将200克的鲜牛奶倒入茶汁中，一起混合搅匀。③最后加入适量的蜂蜜调味，搅拌均匀后即可饮用。

保健功效：牛奶的营养十分丰富，含有大量的蛋白质、维生素、脂肪、乳糖及钙、铁、镁、锌等多种矿物质元素。特别是含有较多 B 族维生素，它们能滋润肌肤、保护表皮、防裂、防皱使皮肤光滑柔软、娇嫩白皙，从而起到美白肌肤的美容作用。此外，牛奶中所含的铁、铜和维生素 A，也有美容养颜作用，可使皮肤保持光滑滋润。牛奶中的乳清对面部皱纹有消除作用。牛奶还能为皮肤提供封闭性油脂，形成薄膜以防皮肤水分蒸发，给肌肤提供所需的水分，是一道天然的美白润肤佳品。而玫瑰花也含有丰富的维生素，能改善因内分泌失调引起的皮肤粗糙、黯淡，可调理气血，促进血液循环，具有美白养颜的功效。将牛奶和玫瑰花搭配，再加入适量排毒养颜、滋润肌肤的蜂蜜，这款"润白雪奶茶"的美容润肤功效更佳，是女性拥有白皙润滑肌肤的首选饮品。

健康提示：不可空腹服用此茶，也不可在此茶中加入果汁混合饮用。老年人不宜多喝此茶。

杞枣冰糖养颜茶

枸杞、红枣的美容养颜功效众所皆知，自古以来就是滋补养颜的上品，特别是补血养颜的作用显著，更有民间俗语"每天三颗枣，青春永不老"一说，枸杞也因其具有美容养颜的功效，又被称之为"却老子"。将枸杞、红枣两大养颜圣品搭配在一起泡制而成的"杞枣养颜茶"是人们美容的必选饮品。此外，这款枸杞红枣花草茶还是滋补保健的良方，在美容养颜的同时，又具有补中益气、滋补肝肾的保健功效。

名称：杞枣冰糖养颜茶

材料：枸杞 6 粒，红枣 3 颗，冰糖适量（依个人口味酌情增减）。

制作方法：①首先将枸杞、红枣用清水洗净，一同放入干净的茶杯中。②将 150 毫升的沸水倒入杯中，冲泡 5~8 分钟。③待枸杞、红枣泡好后，放入适量的冰糖粒调味，并搅拌均匀，放温后即可饮用。

保健功效：枸杞含有丰富的枸杞多糖、脂肪、蛋白质、氨基酸、甜菜碱、维生素、矿物质等，特别是类胡萝卜素含量很高，可以有效补充人体所需的营养元素，提高机体免疫力。不仅如此，枸杞还具有美容养颜、补气强精、滋补肝肾、延衰抗老、降血压、降血脂、止消渴、抗肿瘤的功效。其与红枣搭配而成的"杞枣冰糖养颜茶"，兼枸杞与红枣的功效于一体，是人们补血养颜、补中益气的最佳选择。

健康提示：①枸杞温热身体的效果很强，因此患有感冒发烧、高血压、身体有炎症的人慎食。②脾胃虚寒，腹泻腹胀者忌食枸杞。③红枣糖分丰富，糖尿病患者应少食。④枣皮纤维含量很高，不容易消化，食用过多容易胀气，特别是肠胃道不好的人一定不能多吃；牙病患者及便秘患者需慎食；湿热重、舌苔黄的人也不宜食用红枣。⑤红枣忌与海鲜同食，以免引起身体不适。

柠檬甘菊美白茶

拥有雪白通透的肌肤是众多女性梦寐以求的目标，有句俗语说得好——"一白遮三丑"。但并不是所有的女孩都能像"白雪公主"般有着雪白的肌肤，有些人是与生俱来的黑，还有一些人是因为后天的生活环境造成皮肤变黑。那么，怎样才能美白肌肤呢？市面上层出不穷的美白护肤品、美白秘方等，让人眼花缭乱，效果也各有差异，甚至有一些产品在使用后引起了皮肤的过敏，给肌肤造成一定的伤害。

倩倩夏天在海滩度假，皮肤被晒黑，于是她使用了各种各样的美白护肤品、吃了许多美白的食品，不仅没有收到美白的效果，反而让原本光洁的脸上冒出了不少痘痘和红血丝。正当她感到万分苦恼的时候，无意间得知了一道关于美白护肤的花茶，也就是这款"柠檬甘菊美白茶"。她坚持长期服用，两个月后脸上的痘痘神奇地消失了，红血丝也淡化了，更让她感到高兴的是皮肤也变白了一些，朋友们见了她都说变得年轻漂亮了。

其实，"柠檬甘菊美白茶"就是将酸甜爽口的柠檬与清香淡雅的甘菊一起冲泡，加入几粒美容养颜的枸杞。虽然制作简单，但它不仅增加了茶的色泽和营养，而且美白润肤的功效也十分的显著，长期食用，效果甚佳。

名称：柠檬甘菊美白茶

材料：柠檬2片，洋甘菊4克，枸杞6粒。

制作方法：①首先将枸杞洗净，与洋甘菊一同放入茶杯中。②将400毫升的沸水倒入茶杯中，冲泡3~5分钟。③待洋甘菊泡开后，加入柠檬片，放温即可饮用。

保健功效：柠檬的营养价值极高，富含多种维生素，特别是水溶性维生素C的含量极高，是美容的天然佳品，具有很强的抗氧化作用，对促进肌肤的新陈代谢、延缓衰老及抑制色素沉着等十分有效，具有很好的美白作用。柠檬中还含有丰富的有机酸、柠檬酸，其中柠檬酸与钙中和，可大大提高人体对钙的吸收率，增加人体骨密度，进而预防骨质疏松症。此外，柠檬还含有钙、钾、锌、镁等多种人体必需的微量元素。而洋甘菊有镇定肌肤、保护敏感性肌肤、明目、退肝火、治疗失眠、降低血压的功效，可治疗焦虑和紧张造成的消化不良，且对神经痛及月经痛、肠胃炎都有所帮助，安抚焦躁不安的情绪、治疗便秘、舒解眼睛疲劳等。再加上枸杞的益气养颜功效，长期饮用这道"柠檬甘菊美白茶"可以增强皮肤的抗敏性、增加肌肤的光泽度，达到很好的美白养颜功效。

健康提示：①柠檬中含有大量的有机酸、柠檬酸，因此胃溃疡患者以及胃酸分泌过多者忌食；且患有龋齿者和糖尿病患者也需慎食。②洋甘菊有通经的效果，孕妇避免饮用。③消化不良、腹胀腹泻、脾胃虚弱者不宜食用枸杞。

桃花消斑茶

许多朋友脸上都有着斑的困扰，在洁白光滑的肌肤上却长着一片片斑点，直接影响着美丽的容颜。19岁的玉菲有着一张精致可爱的娃娃脸，可是在脸颊上却有两大片黄褐色的雀斑，漂亮的脸蛋一下就减了不少分数。花样年华的她也因此被一些男生嘲笑成"黄脸婆"，这让玉菲深受打击，后来在去乡下奶奶家的时候，村里的大妈告诉了她一款绿色健康的消斑秘方，用干桃花与橘皮、冬瓜仁一起泡制成茶，每天适量饮用，长期坚持，斑就会慢慢淡化直到消除。她抱着试试的心态，每天坚持饮用这款"桃花消斑茶"，半年后脸上的雀斑淡化了许多，不仔细凑近看根本看不出。就是这么简单的几道食材，搭配成这么一款神奇的"桃花消斑茶"，让不少朋友获得了更美的容颜。

名称：桃花消斑茶

材料：干桃花5朵，冬瓜仁6克，橘皮、蜂蜜适量（依个人口味酌情增减）。

制作方法：①首先将冬瓜仁用清水洗净，取一干净的锅，置于火上，把洗净的冬瓜仁放入锅中用微火炒香至黄白色，盛出晾凉备用。②将橘皮切成细丝（取3~5根丝即可），待用。③将桃花、橘皮丝、冬瓜仁一同放入干净的茶杯中，倒入300毫升的沸水冲泡10分钟左右。④待茶温后，加入适量蜂蜜搅拌均匀，即可饮用。

保健功效：冬瓜仁含有脂肪油酸、瓜胺酸等成分，有淡斑的功效，对美化肌肤有较好的效果。在《日华子本草》一书中关于冬瓜仁的功效记载：去皮肤风剥黑皯，润肌肤。蜂蜜也有很好的美容润肤作用。长期服用上述两者与具有美颜润肤功效的桃花搭配而成的"桃花消斑茶"，可令肌肤光泽有弹性，慢慢淡化直至消除面部斑点。

健康提示：桃花、蜂蜜都有很好的通便效果，因此肠胃不好，腹泻者忌服；孕妇也不可饮用此茶。

桑叶美肤茶

相传在宋代的某一天，严山寺来了一位游僧。他身体瘦弱而且胃口极差，每夜一上床入寐就浑身是汗，醒后衣衫尽湿，甚至被单、草席皆湿。为此，他四处寻医问药，但二十几年来均无果。他到了严山寺以后，监寺和尚得知了他的病情，对他说："不要灰心，我有一祖传验方，治你的病保证管用，还不花你分文，也没什么毒，何不试试？"游僧听了表示愿意。于是，第二天天刚亮，监寺和尚就带着他来到一棵桑树下，趁晨露未干时，采摘了一把桑叶带回寺中。监寺和尚叮嘱他要焙干研末后每次服二钱，空腹时用米汤冲服，每日1次。游僧照做了，但令他没有想到的是，连服3日后，缠绵自己二十几年的沉疴竟然痊愈了。游僧与寺中众和尚无不惊奇，佩服监寺和尚药到病除。

其实，这虽然只是个传说，但其中的桑叶确实存在。桑叶又称霜桑叶，农历节气霜降前后采摘，在我国有着悠久的种植历史，如今全国大部分地区均有种植。它味甘、苦，性寒，无毒，入肝、肺经。关于桑叶治病入药，应该说始于东汉。《神农本草经》里将它列为"中品"，其意是养性，同时还指出"桑叶除寒热、出汗"。不仅如此，《丹溪心法》中亦有"桑叶焙干为末，空心米汤调服，止盗汗"的语录。近年来，现代中医也对桑叶进行了更为深入的研究，并将它列入辛凉解表类药物中，作疏风清热、凉血止血、清肝明目之用。

说得通俗些，桑叶自古以来就被用作药材来治病，具有很好的滋补保健功效，素有"人参热补，桑叶清补"之美誉。而相比它的药用价值，我们更为熟知的是，桑叶用来饲养蚕，是蚕的主要食材。后来经科学烘焙等工艺将桑叶制成茶叶来饮用，除去了桑叶中有机酸的苦味、涩味，经开水冲泡后口味甘醇、清香怡人、茶汁清澈明亮，尤其是对一些不宜饮茶的人提供了一种新型的饮品，在饮用桑叶茶过程中得到一定的保健效果。

名称：桑叶美肤茶

材料：干桑叶 5 克。

制作方法：①将干桑叶稍微过水洗净，沥干水分后撕成碎片放入茶包中，备用。②将备好的桑叶包放入干净的茶杯中，加入 200 毫升的沸水冲泡约 5 分钟，滤出茶包即可饮用。

保健功效：桑叶中富含黄酮化合物、酚类、氨基酸、有机酸、胡萝卜素、纤维素、维生素及铁、锌、铜等多种人体必需的微量元素，这些物质对改善和调节皮肤组织的新陈代谢，特别是抑制色素沉着的发生和发展均有积极作用。它们可以减少皮肤或内脏中脂褐质的积滞，对脸部的痤疮、褐色斑都有比较好的疗效。同时，桑叶还有很好的清热解毒作用，长期饮用可以排除体内毒素，增加皮肤光泽。此外，桑叶在降压、降脂、降低胆固醇、抑制脂肪积累、抑制血栓生成、抑制有害的氧化物生成、抗衰老等方面同样疗效显著，其最突出的功能是防治糖尿病，对头晕眼花、眼部疲劳、痢疾、水肿等也有一定的疗效。所以，常饮这种简单泡制的桑叶美肤茶，既可以收获白皙水嫩的肌肤，又可以收获清爽与健康，何乐而不为呢？

健康提示：桑叶性寒，故脾胃虚寒者慎服此茶。

桂花润肤茶

在我国，桂花有着悠久的种植历史，自古以来都深受人们的喜爱，在众多文学作品中都有关于对桂花的赞美。桂花不仅具有极高的观赏价值，而且还有着广泛的药用价值，此外，桂花也是一道美味的食材，经常被人们用来制作成糕点、糖果、茶饮等。到了八月桂花飘香的季节，采上新鲜的桂花用阳光晒干成花茶，每日取一些与乌龙茶搭配成"桂花润肤茶"，在享受桂花茶香的同时，又达到美容润肤的功效。特别是在皮肤干燥的秋冬季节，坚持饮用，补充皮肤水分，让肌肤莹润光泽。

名称：桂花润肤茶

材料：干桂花 3 克，乌龙茶 2 克，蜂蜜适量（依个人口味酌情增减）。

制作方法：①首先将桂花与乌龙茶一同放入干净的茶壶中。②将 400 毫升的沸水倒入壶中，加盖冲泡约 5 分钟。③待茶泡好后，加入适量的蜂蜜，搅拌均匀，倒入茶杯中即可饮用。

保健功效：桂花中含挥发油，其中有 β-水芹烯、橙花醇、芳樟醇，这些物质在美白肌肤、排解体内毒素等方面有较好的药用价值。而且桂花含有的月桂酸、肉豆蔻酸、棕榈酸、硬脂酸等物质也对美白肌肤、改善肤质有一定的作用。中医还指出，桂花性温、味辛，有温中散寒、暖胃止痛、化痰散瘀、养生润肺、维护心血管的功能，对血管硬化及高血压等症有缓解作用，对食欲不振、痰饮咳喘、痔疮、痢疾、经闭腹痛也有一定的疗效。脾胃虚寒及脾胃功能较弱的人可以适当饮用桂花茶温胃。乌龙茶中含有丰富的氨基酸、维生素、有机酸、糖类、茶多酚、蛋白质以及矿物质等营养物质，不仅可以补充人体的能量，具有降压降脂等保健功效，而且还具有美容作用。所以长期饮用这款"桂花润肤茶"，可以活气补血，消除皮肤黯沉，改善气色，具有很好的亮肤效果。

健康提示：胃脘灼热疼痛、口干舌燥、食欲低下、小便色黄等症状的脾胃湿热患者不适合饮用此茶。

康乃馨花茶

大家都知道，康乃馨是一种代表对母爱表达的花种，花朵雍容富丽，姿态高雅别致，色彩绚丽娇艳，更有着诱人的浓郁香气，使人目迷心醉。其实除了这些，康乃馨还有着广泛的药用价值和保健功效。

在我国古代医学名著《本草纲目》中就有相关记载：康乃馨花茶性微凉、味甘、入肺、肾经，有平肝、润肺养颜之功效。而且经近代医学证明，长期饮用康乃馨花茶有祛斑、润燥、明目、排毒、养颜、调节内分泌等功效。在香醇浓郁的花茶中添加适量的蜂蜜，不仅可以增加花茶香甜的口感，而且蜂蜜排毒养颜的作用也提高了这道"康乃馨花茶"的美容润肤功效，长期饮用，效果显著。

名称：康乃馨花茶

材料：干康乃馨花 3 朵，蜂蜜适量（依个人口味酌情增减）。

制作方法：①首先将干康乃馨花放入干净的茶杯中。②将 300 毫升的沸水倒入茶杯中，加盖冲泡 3 分钟左右。③待康乃馨花冲泡好后，加入适量的蜂蜜，搅拌均匀即可饮用。

保健功效：康乃馨含有丰富的维生素及人体所需的多种微量元素，能改善血液循环，促进新陈代谢，具有清心除燥、安神止渴、生津润喉、健胃消积、调养气血、排毒养颜、美白肌肤、调节女性内分泌系统的作用，同时还具有固肾益精、治虚劳、咳嗽、消渴的功效。此外，康乃馨对治疗头痛牙痛也有明显疗效。其与富含糖分、蛋白质、多种氨基酸、维生素及钙、磷、钾、铁等矿物质的蜂蜜配伍入茶。具有润肠通便、帮助消化、补充钙质等功效，长期服用蜂蜜能滋润肌肤、保持肌肤弹性与光泽，是很好的美容食品。

健康提示：孕妇忌服此茶。

清香美颜茶

许多人在饮茶时特别讲究茶的味道，一般清香淡雅的花茶深受人们喜爱，在休闲惬意的时光中，品上一杯清香的美颜茶，简直就是一种艺术的享受。这款"清香美颜茶"选用甘香微苦的洋甘菊、淡雅清香的苹果花、养颜补血的枸杞粒和酸甜可口的柠檬汁一起冲泡而成，是一道色、香、味俱全的美颜饮品。

名称：清香美颜茶

材料：洋甘菊3克，苹果花3克，枸杞3克，鲜柠檬1片。

制作方法：①首先将枸杞用清水洗净，沥干备用。②将洋甘菊、苹果花和备好的枸杞一同放入干净的茶壶中，倒入300毫升的沸水，加盖闷泡3~5分钟至洋甘菊、苹果花充分泡出香味。③待花茶泡好后，取鲜柠檬片挤出果汁放入茶杯中；然后将适量花茶倒入杯中；最后把整个柠檬片也泡进茶杯中，搅拌均匀即可饮用。

保健功效：唐代名医孙思邈曾说苹果花可"益心气"；元代忽思慧认为苹果花能"生津止渴"；清代名医王士雄称苹果花有"润肺悦心，生津开胃，醒酒"等功效。经现代药理学研究发现，苹果花中含有一种多酚类，极易在水中溶解，因而易被人体所吸收。苹果酚有抗氧化的作用，能祛痘美白、具有美容养颜的功效。此外，常饮苹果花还能够抑制血压上升，预防高血压。苹果花能补血活血、帮助消化、健胃整肠，调理气血、明目、解毒、治疗神经痛、治疗肝斑、黑斑、面疱、粉刺等症。其与能够加速分解黑色素、提升肌肤美白效果的洋甘菊相互搭配入茶，并补以具有抗氧化作用的柠檬和具有补血养颜作用的枸杞，可以彻底从内到外对皮肤进行呵护。所以这道"清香美颜茶"美白养颜、滋润肌肤的效果极佳，而且也特别适合敏感性肌肤患者饮用，在增强皮肤抗敏性的同时，又实现肌肤的健康美丽。

健康提示：①洋甘菊有很好的通经效果，孕妇忌服。②胃酸分泌过多及胃溃疡患者慎食柠檬。

薏仁净白茶

在众多美白食品中，薏仁的净白效果可以算得上是首屈一指的。薏仁是薏苡去除外壳和种皮的种仁，既归属于五谷杂粮类，又是很好的中药材。民间对于薏仁的评价甚至要高过灵芝草。

一到酷热炎炎的夏季，人的皮肤就很容易被晒黑，并且中暑等症状也常常出现，这让许多户外运动爱好者不敢过多地外出。如果你想要亲近大自然，却又担心肌肤变黑以及炎热中暑的问题。那么，"薏仁净白茶"就是你的不二选择，薏仁搭配清新的荷叶、酸爽的山楂，不仅在口感上清爽诱人，其独特的美白、解暑功效也是备受人们青睐的重要原因。

名称：薏仁净白茶

材料：炒薏仁4克，干荷叶4克，干山楂片6克。

制作方法：①首先准备好炒薏仁，将生薏仁洗净，放入锅中，置于火上，用文火炒至表面微黄色，略鼓起，散发出香味时，即可取出备用。

②将干荷叶、干山楂片及备好的炒薏米一同放入干净的茶杯中，倒入300毫升的沸水冲泡约5分钟。③待泡好后，去渣取茶汤，温饮即可。

保健功效：薏仁富含氨基酸、蛋白质、水溶性纤维素、维生素、糖类及多种矿物质等营养元素，其中蛋白质、维生素 B_1、维生素 B_2 有使皮肤光滑、减少皱纹、消除色素斑点的功效，尤其是所含的蛋白质分解酵素能使皮肤角质软化；维生素 E 有抗氧化的作用，具有自然美白效果，能提高肌肤新陈代谢与保湿的功能。长期饮用，在美白的同时又能治疗褐斑、雀斑、粉刺，使斑点消失并滋润肌肤，有治疣平痘、淡斑美白、润肤除皱等美容养颜功效。《本草纲目》谓薏仁："健脾益胃、补肺清热、祛风胜湿、养颜驻容、轻身延年。"此外，薏仁还能促进体内血液和水分的新陈代谢，有活血调经止痛、利尿、消水肿的作用。每天食用50~100克的薏仁，可以降低血中胆固醇以及三酸甘油酯，并可预防高脂血、高血压、中风、心血管疾病以及心脏病。它与具有清热降压的荷叶、具有活血消食的山楂相配伍而成的"薏仁净白茶",既能够美白润肤,又可清热解暑、预防多种疾病,是夏季必备的美容保健饮品。

健康提示:①脾虚无湿,大便燥结及孕妇慎服薏仁。②体脾胃虚弱者、体瘦气血虚弱者慎服荷叶。③胃酸分泌过多者勿空腹食用山楂,且孕妇忌服,因为易促进宫缩,诱发流产。④此茶不可与桐油、茯苓同用。

夏枯草防痘茶

脸上长痘是很多人面临的问题,特别是油性肌肤很容易冒出痘痘。这不仅影响着个人的形象,而且在工作、生活中也会遇到多种困扰。媛媛是一位高三的学生,身材高挑、五官端正,是个绝对的美人坯子。她从小的愿望就是成为一名美丽的空姐,可是自从高二开始,脸上出现了很多痘痘,在她那洁白如雪的肌肤上痘痘更加明显。面临着即将到来的空姐招生考试,媛媛的内心焦躁不安,她使用了许多方法治疗却不见任何效果,痘痘依旧冒在脸上。大家都知道空姐的录取要求十分严格,像长满痘痘的脸是绝对不可能被选用上的。正在绝望时媛媛从同学的奶奶那儿得知了"夏枯草防痘茶"这道秘方,她抱着试一试的心态,坚持每天服用这款茶,两个月后,神奇的事情出现了,媛媛脸上的痘痘全部被消灭光,恢复了光洁如玉的肌肤,这时正好赶上了空姐招生的面试,媛媛以出众的容貌被录取了,她终于实现了自己的愿望。

但需要说明的是,每一种痘痘引起的原因都不同,与皮肤的性质也有很大的关系,并不是所有长痘的人都可以通过夏枯草来祛痘,如果坚持服用几个月,仍然效果不佳,可以选择其他的祛痘方法。

名称:夏枯草防痘茶

材料:夏枯草 3 克,连翘 3 克。

制作方法:①将夏枯草、连翘一同放入干净的茶杯中。②倒入 200 毫升的沸水冲泡 8~10 分钟,温饮即可。

营养价值:夏枯草性苦微寒,具有很好的清泄肝火、解郁散结、消肿解毒作用,针对肝火引起的痘痘有十分显著的疗效。同时,夏枯草还有利尿、降压等功效。连翘也具有清热、解疮毒、散结排脓等功效,有"疮家圣药"之称。而且连翘还有较好的杀菌、杀螨、养颜护肤作用,可消除面部的黄褐斑、蝴蝶斑,减少痤疮和皱纹,是一味具有美容效果的中药材。

"夏枯草防痘茶"能消除痘痘的原理就是夏枯草与连翘清热解毒的功效，排除身体毒素，清泻肝火，从而达到清热消痘的效果。

健康提示：①夏枯草性凉，脾胃虚弱的人或患有风湿的人不宜饮用。②脾胃虚弱，气虚发热，痈疽已溃、脓稀色淡者忌服连翘。

治痘青草茶

关于治痘的方子杂乱繁多，比起服用祛痘的药品，通过饮用青草茶除痘更为绿色健康，在解除痘痘烦恼的同时，又滋润肌肤获得很好的养颜功效。正因为青草茶有着神奇的保健功效，它逐渐受到人们的青睐，特别是近年来，掀起了一股喝青草茶美容的风潮。

名称：治痘青草茶

材料：茯苓 6 克，薏仁 10 克，干鱼腥草 6 克，金银花 6 克。

制作方法：①首先将茯苓、薏仁、干鱼腥草和金银花清洗干净，沥干水分备用。②取一干净的锅，置于火上，倒入 1000 毫升的水，然后分别放入茯苓、薏仁，用大火煮至沸腾后，转小火续煮约半个小时。③将备好的鱼腥草、金银花一同放入锅中，以小火继续煮 15 分钟后熄火。④待茶煮好后，将所有的青草材料过滤取出，留取茶汤，倒入杯中，静置晾凉即可。

保健功效：这道"治痘青草茶"含有多种青草材料，营养价值也十分丰富，具有很好的除痘润肤功效，是美容养颜的绿色饮品。其中茯苓有很好的利尿排毒作用，通过排除体内毒素，达到除痘的效果。它与有光洁肌肤、减少皱纹、消除色素斑点、治疣平痘等美容养颜功效的薏仁相配伍，再加上可以清热解毒的鱼腥草，在除痘养颜方面可谓是"强强联合"。

健康提示：①阴虚而无湿热、虚寒滑精、气虚下陷者慎服茯苓。②脾胃虚寒及气虚疮疡脓清者忌服金银花。③鱼腥草性寒，不宜多食，虚寒症及阴性外疡忌服。④脾虚无湿，大便燥结者和孕妇需慎重饮用此茶。

玉竹枸杞养颜茶

随着岁月的流逝，人体最先出现老化的就是皮肤，真皮组织中的弹力纤维和胶原纤维不断老化，使皮肤慢慢失去弹性而出现皱纹，并且变得干燥而失去光泽。养颜自古以来都是女性最为关注的话题，各种养颜美容的药方、食物也层出不穷。随着绿色健康养生理念的不断推广，天然护肤养颜也随之兴起，人们除了讲究养颜美容的功效以外，更加注重自然健康。于是，很多有这方面功效的茶材便走入人们的生活。其中，玉竹就是典型的一例。

《本草经集注》中载道："茎干强直，似竹箭杆，有节。"故有玉竹之名。这种植物的根茎可供药用，中药名亦为玉竹，秋季采挖，洗净，晒至柔软后，反复揉搓，晾晒至无硬心，晒干，或蒸透后，揉至半透明，晒干，切厚片或段用。下面这道"玉竹枸杞养颜茶"选用纯天然的玉竹、枸杞为原料，在保健的同时又实现美肤滋润的功效。

名称：玉竹枸杞养颜茶

材料：玉竹10克，枸杞20克。

制作方法：①首先将枸杞、玉竹洗净，沥干水分备用。②将备好的枸杞、玉竹放入干净的茶杯中，倾入适量沸水，搅拌均匀之后加盖闷泡20分钟左右，即可饮用。

保健功效：玉竹味甘多脂，质柔而润，是一味养阴生津的良药。现代医学指出，玉竹中所含的维生素A，能有效改善干裂、粗糙的皮肤状况，使肌肤柔软润滑、充满弹性，具有很好的美容护肤作用。玉竹还能清肺热，具有滋阴润肺，养胃生津的功效，适用于阴虚肺燥有热的干咳少痰、咯血、声音嘶哑等症。在《本草正义》一书中有关于玉竹功效的记载："治肺胃燥热，津液枯涸，口渴嗌干等症，而胃火炽盛，燥渴消谷，多食易饥者，尤有捷效"。将玉竹和补血养颜功效极佳的枸杞配伍入茶，制成"枸杞玉竹养颜茶"，具有滋阴润燥、嫩肤悦颜的作用，特别是气候干燥的秋冬季可多饮，以养肺滋润肌肤，增加皮肤的光泽与弹性。

健康提示：痰湿气滞者禁服玉竹，脾虚便溏者也需慎服。

美白爽身茶

美白爽身茶与一般的花草茶不同，在选材上，采用了大量的水果，将多种水果与薄荷搭配，加入可口的姜汁汽水，口感上更像一杯美味的果汁，特别适合作为休闲饮料，让人在享受美白的同时感觉到神清气爽。

名称：美白爽身茶

材料：苹果丁8克，薄荷叶2克，鲜柳橙1个，桂圆10颗，姜汁汽水

320毫升，蜂蜜适量（依个人口味酌情增减）。

制作方法：①首先将新鲜的柳橙去皮，放进榨汁机中榨成柳橙汁；苹果洗净切丁；桂圆洗净，沥干水分，备用。②取一干净的锅，置于火上，在锅内加入200毫升的清水，以大火煮沸后，放入切好的苹果丁、薄荷叶转小火焖煮约3分钟，然后再加入备好的桂圆、柳橙汁与适量蜂蜜，并充分搅拌均匀。③最后将姜汁汽水倒入锅中，稍加热后离火，倒入茶壶中，温饮即可。

保健功效：苹果中含有多种维生素、膳食纤维、糖类、脂肪及多种矿物质。特别是维生素C的含量极其丰富，能滋润养颜、改善皮肤干燥，具有一定的美容功效。薄荷叶具有疏风散热、缓和头痛、利咽喉、透疹、解郁、促进新陈代谢的功效，可以健胃祛风、祛痰、利胆、抗痉挛，改善感冒发烧、咽喉肿痛，并消除头痛、牙痛、恶心感及皮肤瘙痒、腹部胀气、腹泻、消化不良、便秘等症状，还可降低血压、滋补心脏。柳橙汁含有丰富的维生素，有很好的美白功效，滋润肌肤，为皮肤提供充足的水分。姜汁中的姜辣素能抗衰老，增加皮肤的光泽，老年人常吃生姜可淡化"老年斑"。再加上桂圆益气补血的养颜功效，这款"美白爽身茶"不仅可以美白肌肤、滋润补水，而且还能活血养颜，让肌肤实现健康的白里透红美。

健康提示：①薄荷有抑制乳汁分泌的作用，所以哺乳中的妇女不宜多食；孕妇也不宜过量食用。②肺虚咳嗽、血虚眩晕者及阴虚发热多汗的患者慎服薄荷茶；表虚自汗者禁服。③阴虚，内有实热，患痔疮者忌服姜汁。

玲珑消脂茶

玲珑消脂茶的减脂塑身效果可以说是快速、有效、安全，为短期内想要获得减肥效果的朋友带来了福音。秀秀是一位即将跨入婚姻殿堂的准新娘，穿上神圣的婚纱、拥有最美的时刻是每个女孩梦寐以求的愿望，可是对于身材较胖的秀秀来说，既充满欣喜又有一丝遗憾。在拍摄婚纱照的时候，让秀秀深受打击，穿上婚纱的她，腰上的赘肉一圈又一圈，完全没有那种美美的感觉，反而显得更加的臃肿。正在这时婚纱摄影师告诉了她一款快速瘦身的"玲珑消脂茶"，于是秀秀推迟了婚纱照的拍摄，开始了这道减肥计划，经过两个月，秀秀如愿地瘦了一大圈，当她再次来到婚纱摄影店穿上那款婚纱时，就像美丽的白雪公主，在每一张照片上都流露出了充满幸福的笑容。

其实，这款"玲珑消脂茶"之所以能有如此神奇的功效，都是因为它选用了天然减肥良方柠檬马鞭草、甜菊叶等，每天饮上一杯，让你拥有完美身材。

名称：玲珑消脂茶

材料：柠檬马鞭草3克，柠檬香茅1克，甜菊叶5片，老姜适量。

制作方法：①首先将柠檬马鞭草、柠檬香茅、甜菊叶、老姜清洗干净，沥干水分，然后把柠檬香茅剪成小段、老姜切片备用。②将备好的所有材料一起放入茶壶中，冲入400毫升的沸水，加盖闷泡5分钟后，滤出茶渣留取茶汤，倒入茶杯中即可饮用。

保健功效：柠檬马鞭草具有解毒、消炎、退热、利尿减肥的功效，可提神、镇静、消除恶心感，并可促进消化、改善胀气。以其入茶，有助于刺激肝功能、强化肝脏的代谢功能、促进胆汁分泌以分解脂肪、强化神经系统、减缓腿部水肿。柠檬香茅含有柠檬醛，有消毒、杀菌与治疗神经痛、肌肉痛的效果。用它来泡茶，可减缓筋骨酸痛，腹部绞痛或痉挛。并且其中的柠檬醛可提高人体消化机能，达到健胃消脂的功效。所以，它对于女性有利尿、防止贫血、肠内净化及瘦身减肥的效果。甜菊叶中则富含"甜菊素"，该物质能够促进消化、促进胰腺和脾胃功能；并能滋养肝脏，养精提神；调整血糖，减肥养颜。正因如此，甜菊叶成为糖尿病患者的饮食和瘦身食品中常用的甘味料。临床研究还发现，甜菊叶有一定降血压作用，并可降低血糖。综上，这款以柠檬马鞭草、柠檬香茅和甜菊叶为主要茶材的"玲珑消脂茶"，具有迅速分解体内脂肪、消脂塑身的保健功效，从而为女性朋友打造玲珑身材。

健康提示：①过量饮用马鞭草可能会刺激胃部，因此不可大量饮用。②孕妇及低血压者忌服此茶。

塑身美腿茶

纤长的美腿总能吸引人们的眼球，特别是在炎热的夏季，那些"长腿美女们"更是一道靓丽的风景。而对于拥有"大象腿""萝卜腿"的美眉来说，却害怕夏天的到来，即使天气十分炎热，她们也不敢穿上那凉爽的短裙。为了瘦腿，她们尝试了各种各样的方法，有选择"抽脂减腿"、也有选择"药物瘦腿"，其实，我们身边就有很多的美腿的茶材，可以通过绿色健康的花草茶来达到塑身美腿的效果。

在这方面，马鞭草可谓是诸多茶材里的佼佼者。很多朋友觉得它的名字很陌生，其实，从历史上讲它是一种很了不起的"草"。在过去，一般人认为疾病是受到魔女诅咒的时代里，它常被插在病人的床前，以解除魔咒；在古欧洲，它被视为珍贵的神圣之草，在宗教庆祝的仪式中被赋予和平的象征。如果把它与柠檬草、迷迭香和薄荷叶科学地配伍，将会制出一道清爽的塑身美腿茶。

如果你还在为自己的粗腿烦恼，那么，赶快行动起来，趁着夏天还没到来之前，让这款"塑身美腿茶"帮你打造出细长迷人的美腿。

名称：**塑身美腿茶**

材料：马鞭草3克，柠檬草3克，迷迭香3克，薄荷叶3克。

制作方法：①首先分别将马鞭草、柠檬草、迷迭香、薄荷叶清洗干净，沥干水分；马鞭草揉碎，备用。②取一块干净的纱布，将备好的柠檬草、迷迭香、薄荷叶与马鞭草混合均匀，缝入纱布袋中做成茶包。③将缝好的茶包放入茶壶中，倒入500毫升的沸水，加盖闷泡3~5分钟至散发出香味后，取出茶包，将茶汤倒入茶杯中即可饮用。此外，可以反复冲泡直至茶味变淡。

保健功效：马鞭草具有活血散瘀、截疟、解毒、提神、平缓情绪、消除呕心、促进消化，利水消肿的功效，特别是它能有效解决下半身水肿的困扰，具有很好的瘦腿效果，特别适合因需长时间坐在办公室而引致腿肿的人饮用。将它与柠檬草和、迷迭香和薄荷叶配伍而成的塑身美腿茶，不仅充分发挥了其自身功效，同样使柠檬草的健胃助消化、利尿解毒、化湿消脂、祛除胃肠胀气等功效得到很好的发挥，再加上同样具有消除胃气胀等功效的迷迭香和能够疏散风热、清利咽喉的薄荷叶，可谓是在茶汤清爽得让人回味无穷之际，轻轻松松实现了塑身美腿的美丽愿望。

健康提示：①孕妇忌饮此茶。②马鞭草、迷迭香都不可过量食用，以免中毒。

山楂陈皮茶

山楂和陈皮作为纤体瘦身的食材，在前面的茶饮介绍中就频繁地出现过了，它们分别与不同的材料搭配，减脂的效果会不一样。而这款"山楂陈皮茶"，把这两种材料搭配在一起，特别适合肥胖、消化不良、胸闷不适者食用。当你食用过油腻的食物后时，不妨来一杯山楂陈皮茶，夏天放入冰箱经过冰镇后，口感更加清爽。

名称：山楂陈皮红茶

材料：山楂 15 克，陈皮 8 克，红茶适量。

制作方法：①首先取一干净的锅，置于火上，将陈皮放入锅中炒热。山楂分成两等分，一半入锅炒热，另一半洗净余水，待用。②将备好的陈皮、山楂和红茶一同放入砂锅中，加入 800 毫升的清水，以大火煮至沸腾后，转为小火再续煮 10 分钟。③待茶煮好后，滤出茶渣，将茶汤倒入杯中即可饮用。

保健功效：山楂和陈皮在促进消化、裨益脾胃方面都是佼佼者，而红茶具有暖胃驱寒的功效，三者搭配而成的这款山楂陈皮红茶，有促进胃液分泌和增加胃内酶素等功能。常饮此茶，可以达到很好的消食、理气、减脂功效。不仅如此，此茶还适用于内积食滞、脘腹胀满、胃酸胃胀等症，并对嗳气、泛酸、疝气疼痛有缓解的作用。

健康提示：胃酸分泌过多者及患有溃疡疾病者不宜饮用此茶。

洛神荷叶瘦腿茶

长期久坐不动，容易变成"梨形身材"。香香就是这其中的一个例子，她是白领一族，每天除了上下班的途中走动以外，一天中的其他时间几乎就是保持坐姿，所以臀部、大腿的脂肪逐渐囤积，进而发展成了所谓的"梨形身材"。和香香情况类似的，应该还有很多朋友，特别是在办公室的白领中比较明显。香香十分苦恼，想要瘦身，却又没有多余的时间，而每天这样下去，身材越来越难看，还影响到健康。后来经一个朋友介绍了这款"洛神荷叶瘦腿茶"，她每天在办公室里饮用，效果还真的出来了，一个月后她以前合身的裤子明显大出了许多。同事们见到这般神奇效果，都喝起了这道茶，在全公司掀起了一股"瘦腿风"。如果你也是"梨形身材"的美眉，那就不要犹豫了，赶紧将洛神荷叶瘦腿茶的秘方收入囊中吧，只要你坚持饮用，纤细修长的双腿离你就不远了。

名称：洛神荷叶瘦腿茶

材料：洛神花 3 朵，荷叶 3 克，柠檬 1 片。

制作方法：①首先将洛神花、荷叶用水清洗干净，沥干。②然后将备好的洛神花、荷叶放入干净的茶杯中，倒入 500 毫升的沸水冲泡，再加入柠檬片，约浸泡 5 分钟左右，即可饮用。

保健功效：洛神花、荷叶和柠檬，都堪称是消脂方面的"能手"。这款集三者于一体的洛神荷叶瘦腿茶，可以让三者之间的利尿消脂功效相互促进发挥，可在分解脂肪的同时，有效阻止身体对脂肪的吸收，进而达到减脂瘦身的功效。而且实践证明，此茶还特别适合腿部脂肪过多的美眉，所以是非常难得的纤腿茶饮。

健康提示：肠胃虚寒者及孕妇不宜饮用此茶。

绞股蓝乌龙茶

王女士是一位患有高脂血、高血糖的肥胖者，身体健康严重受到威胁。我们都知道，肥胖是加剧血脂和血糖的罪魁祸首，想要拥有健康的身体，她首先面对的就是要减肥。王女士为了减肥，试过各种各样的办法，可是效果始终不太令人满意。后来她无意间得知绞股蓝乌龙茶可以减肥、降血脂、降血糖，于是抱着试一试的态度，连着喝了 3 个月，体重明显下降了。再去医院检查，她的血糖和血脂也降低了许多，整个人都变年轻了许多。直到现在王女士还一直都坚持服用这款"绞股蓝乌龙茶"。

如果你自己或者身边的朋友有类似王女士这样的情况，不妨亲自尝试或推荐一下这款瘦身茶，可以轻松达到理想的减脂瘦身效果。

名称：绞股蓝乌龙茶

材料：绞股蓝 10 克，乌龙茶 2 克。

制作方法：①首先将绞股蓝烘焙去除腥味，研成细末，备用。②然后将绞股蓝粉与乌龙茶一同放入茶杯中，倒入 500 毫升的沸水冲泡 10 分钟，即可饮用。

保健功效：在减肥消脂方面，绞股蓝由于富含总皂甙，可以在提高人体免疫力的同时，有效清除肠、胃、血管壁上的脂质和其他附着物，降低血黏稠度，阻止脂质在血管壁沉积，进而达到降血脂的目的。不仅如此，这种总皂甙还能调节大脑皮质兴奋和抑制反应的平衡，具有通经活络、减肥、健肠胃等功效。除了总皂甙，绞股蓝还含有有机酸物质，能增进胃肠蠕动，促使肠道中有益菌——双歧杆菌的增殖，援助排出体内毒素。正是由于这两种物质的存在，绞股蓝在很多减肥茶中都是首选的成分，其减肥功效更是久负盛名。将绞股蓝与同样能够减肥降脂的乌龙茶搭配在一起，全方的减脂效果尤为显著，特别适合患有"三高"（高血压、高脂血、高血糖）的肥胖者服用，在减去脂肪的同时又实现身体的健康。

健康提示：孕妇不宜饮用此茶。

维 C 抗衰老茶

维生素 C 是人体必需的一种营养元素，有着众多的保健作用，特别是对延缓肌肤的衰老有很好的功效。我们都知道，富含维生素 C 的食物很多，其中柠檬就是最佳代表。其酸爽清新的口感，搭配着香醇诱人的玫瑰花，饮之让人食欲大开、神清气爽。

小荷是一位工厂女工，因为经常上夜班，出现了皮肤粗糙、细纹黑眼圈等严重的衰老问题。后来无意间得知了这款"维 C 抗衰老茶"，她每天都坚持饮用，不仅可以在上班时起到提神的作用，而且皮肤出现的各种问题也慢慢地好转。一年多过去了，小荷并没有因为熬夜而加速老化，这其中都是"维 C 抗衰老茶"的功劳。现在在她们工厂里，这款茶已经成了人人必喝的饮品。

如果你正在为自己逐渐出现老化的肌肤愁眉苦脸，不妨饮用这款"维 C 抗衰老茶"。

名称：维 C 抗衰老茶

材料：鲜柠檬 2 片，玫瑰花蕾 5 克，蜂蜜适量。

制作方法：①首先将新鲜的柠檬洗净，切片；玫瑰花用温水冲泡一下，沥干水分，备用。②把洗净的玫瑰花放入茶壶内，倒入 400 毫升的沸水，加盖闷泡 3 分钟，待其散发出香气后放入切好的新鲜柠檬片，继续加盖闷泡 3 分钟。③最后放入适量的蜂蜜调味，搅拌均匀后，倒入茶杯中即可饮用。（因柠檬较酸，不喜欢酸味过重的朋友可以依照自己的口味增加蜂蜜的量。）

保健功效：含有丰富维生素 C 的柠檬与玫瑰花蕾、蜂蜜一同入茶，可以美白润肤、保持皮肤的张力和弹性，养颜去皱，从而起到很好的抗老防衰功效。长期饮用这款维 C 抗衰老茶，你不仅可以拥有年轻态的容颜，而且还能够增强身体的抵抗力。

健康提示：胃酸分泌过多者及肠胃溃疡患者不宜饮用此茶。

茉莉薄荷茶

茉莉薄荷茶是当下十分流行的一道舒压解郁茶。芳香浓郁的茉莉花，配以沁人心脾的清爽薄荷叶和柠檬马鞭草，在温润的口感中，流露着一阵阵的清凉冰爽，饮之让人回味无穷。许多办公室的白领丽人都钟爱于这款茉莉薄荷茶。特别是经常加班的朋友，此茶是常备的饮品之一。

名称：茉莉薄荷茶

材料：茉莉花3朵，薄荷2克，柠檬马鞭草2克，蜂蜜适量。

制作方法：①将茉莉花、薄荷、柠檬马鞭草放入干净的茶杯中，倒入300毫升的沸水，加盖冲泡5分钟至散发出清新的芳香。②待茶泡好晾温后，加入适量的蜂蜜调味，搅拌均匀即可饮用。

保健功效：茉莉花能解郁散结。薄荷能刺激中枢神经，对味觉神经和嗅觉神经有兴奋的作用，具有提神解郁、缓解感冒头痛、开胃助消化、消除胃胀气，缓和胃部疼痛等功效。两者与可安神舒压的柠檬马鞭草配伍入茶，再加入适量的蜂蜜，使这款茉莉薄荷茶有着独特的清新提神、消除疲劳、缓解压力、保持活力等功效，经常饮用可保持年轻活力。

健康提示：①阴虚血燥体质，或汗多表虚者忌食薄荷。②脾胃虚寒，腹泻便溏者也不可多食久食。

陈皮提神茶

陈皮是一道很好的泡茶材料，在日常生活中也随处可见。刘女士就十分迷恋"陈皮"，每逢秋季橘子收获的季节，她都会把新鲜的橘皮用水清洗干净，然后晒干或烘干，做成陈皮，用来泡茶饮用，特别是困乏的时候，总会饮上一杯陈皮茶来提神。后来经朋友介绍，在陈皮中再加入适量的甜菊叶，提神舒压的效果会更好。于是她尝试着饮用这款新式的"陈皮提神茶"，果然比之前单独泡饮陈皮的效果要明显，而且口感也变得好了，甜菊叶的香甜减少了陈皮的苦味，喝起来，更让人觉得更加的神清气爽。如此有效的提神活力茶，不仅制作起来十分的简便，而且成本也很低，可谓是质高价低的首选茶饮，疲倦时品上一杯"陈皮提神茶"，让自己瞬间充满活力。

名称：陈皮提神茶

材料：陈皮5克，甜菊叶3克。

制作方法：①首先将陈皮和甜菊叶一同放入干净的茶杯中。②取300毫升的沸水倒入茶杯中，加盖冲泡5分钟，温饮即可。

保健功效：这款陈皮与甜菊叶配伍而成的"陈皮提神茶"，可以很好地缓解困乏、消除疲劳、养阴生津、促进人体新陈代谢，从而起到提神、舒缓神经的良好功效，为身体增加年轻活力。

健康提示：气虚体燥、阴虚燥咳、吐血及内有实热者不宜饮用此茶。

菊普活力茶

菊普活力茶，从字面上就可以得知是一款让人精力充沛的活力茶饮。小佳是一位典型的白领，每天坐在办公室的电脑前处理文件、资料，每到下午就感到眼睛疲劳睁不开，整个人也是晕乎乎的，精力完全不能集中。她还因此在工作上出了几次纰漏，使公司财务报表的数据出现了错误，差点给公司带来了巨大的损失，这更让她感到压力，每天上班都是神经绷得紧紧的，一丝也不敢怠慢，最后引起了严重的头痛乏力等症。后来得知这款"菊普活力茶"，就是针对她这种状况而量身打造的，于是就去药房买了一些材料每天坚持饮用，效果还真的挺好，小佳现在上班整个人都觉着轻松愉悦了，即使到了下午也充满了活力。

你是不是也和小佳一样呢，有时会因为那些烦闷的工作而让你感到头晕脑胀？那就试一试这款"菊普活力茶"，给自己补充一些活力的能量。

名称：菊普活力茶

材料：菊花3克，罗汉果半个，普洱茶3克。

制作方法：①首先将罗汉果分成两等分，取其中一半，与菊花、普洱茶一同放入茶杯中。②然后将300毫升的沸水倒入杯中，加盖闷泡10分钟，即可饮用。

保健功效：菊花与罗汉果、普洱茶一起搭配而成的这款菊普活力茶，不仅能够提神醒脑、缓解疲劳、增强耐力，而且还可以有效治疗头晕眼花、精神不佳等，从而为身体带来足够的活力。

健康提示：肠胃虚寒者及孕妇不宜饮用此茶。

薄荷醒脑茶

　　薄荷醒脑茶，有着沁人心脾的清爽口感，其味道就足以让人精神振奋，是一款很好的办公室活力茶，特别是对于熬夜的加班族们来说，薄荷醒脑茶是再适合不过的了。据说，在国外某公司，几乎所有的员工每天饮用两杯薄荷醒脑茶，以时刻保持着充沛的活力，这也让这家公司的工作效率很高，在行业内的口碑极佳。

　　没有想到吧，一杯小小的薄荷醒脑茶，却有着如此大的功劳。它神奇的效果是不容小觑的，当你熬夜筋疲力尽、昏昏欲睡时，泡一杯薄荷茶，给自己注入新的活力元素，从而充满"战斗力"。

　　名称：薄荷醒脑茶

　　材料：薄荷叶3克，绿茶4克，蜂蜜适量。

　　制作方法：①首先将薄荷叶清洗干净，沥干水分备用。②然后将备好的薄荷叶与绿茶一同放入茶杯中，加入300毫升的沸水，加盖冲泡5分钟。③最后待茶温后，加入适量的蜂蜜调味，并搅拌均匀至充分溶解，即可饮用。

　　保健功效：这款清新的薄荷醒脑茶不仅能够让人迅速提起精神、头脑清醒、提高工作效率，还可以减轻头痛、偏头痛和牙痛等症。

　　健康提示：①孕妇不宜饮用此茶。②阴虚血燥体质，或汗多表虚者忌食薄荷；脾胃虚寒，腹泻便溏者也不可多食久食。

第五章　对症药草茶，防病祛病有良方

随着生活质量的提高，人们的健康意识越来越强，也有越来越多的人崇尚绿色的生活方式。在这种环境下，药草茶这种纯中医疗法也越来越得到人们的青睐。它与气功、针灸一样，同样为防病祛病的有效途径之一。它是在中医理论指导下，将单方或复方的中草药与茶叶搭配，采用冲泡或煎煮的方式，作为防治疾病用的茶方。那么，药草茶具体是怎样防治疾病的呢？下面，我们一同来探个究竟，不过还要提醒各位朋友的是，在实际运用这些方子时注意遵医嘱。

脱　发

在我们生活中，脱发给很多人的生活带来了阴影。有些男性朋友因为脱发而丧失自信，甚至脱发成为他们求职、择偶路上的绊脚石；一些女性朋友也受到像"地中海"等脱发现象的困扰，本来浓密黑发渐渐变薄，遭遇"风吹低头见头皮"的尴尬。

上述令人烦恼的情况，多是脱发中的病理性脱发——即头发异常或过度脱落。其主要症状是头发油腻，如同擦油一样，亦有焦枯发蓬，缺乏光泽，有淡黄色鳞屑固着难脱，或灰白色鳞屑飞扬。就性别而言，男性脱发主要发生在额头上方与头顶部，前额的发际与鬓角往上移，前头与顶部的头发稀疏、变黄、变软，额顶部一片光秃或有些茸毛；女性脱发主要发生在头顶部，头发变成稀疏，但不会完全成片地脱落。

通常，脱发可分为斑秃和脂溢性脱发两大类。斑秃又称圆形脱发，中医称为"油风""鬼剃头"，为一种骤然发生的斑状脱发，轻者脱发呈片状，重者可全秃或普秃。其发病原因与自身免疫情况、遗传及精神因素有关。脂溢型脱发多见于青壮年男性，是皮肤科常见病及多发病，主要表现为头部额颞区及顶部的渐进性脱发。其发病原因复杂，一般认为与遗传易感性和头皮毛囊局部雄激素的代谢异常有关。

目前，西药在治疗脱发中的效果并不是很理想，而中国传统中医对脱发的病因病机和治疗有一些独到的认识和方法。有专家指出，防治脱发需将滋阴养肾与外部护理相结合，因为"肾主生发，肾精足则头发浓密有光泽，反之则易脱发"，而茶疗在内服和外护方面都有很好的功效，且相对于服用其他药物或者毛发移植更加健康、方便，能够让人们在品茶的过程中摆脱脱发的困扰。现在，我们一起来看哪几种茶疗可以防治脱发。

1. 名称：茶枯洗发茶

材料：茶枯 50 克左右。

制法：①取家中的中、小型锅，把茶枯放到锅中加入适量水，待水沸腾 5~10 分钟为宜，至盆中有些白色泡沫和丝丝稻草碎出现，白色泡沫保留，稻草碎会在水煮开后自然沉入锅底。5~10 分钟后水呈茶色，将茶枯水倒入盆里，沉底的渣弃之。②待水变温，方可洗发（对于干性发质的朋友，如果能在茶枯水里加入几滴山茶油，效果更佳）。

用法：用毛巾把头发从头皮到发根，以上述制好的茶疗水洗涤 5~10 分钟。利用茶枯水中的残留茶渣，在头皮痒的地方轻轻按摩一会。最后再用毛巾包起头发一两分钟，让养分充分渗入头皮，就可以用温水清洗了。配合梳子，很快就能将茶渣洗净。

功效：茶枯在水煮后会出现白色泡沫，这是茶枯里面的茶皂素，一种优良的非离子天然表面活性剂，具有洗发、护发、乌发及去头屑、防脱发等功效。所以茶枯洗发茶能够有效养发、护法，防止脱发。

宜忌：无须过度清洗，否则会把茶枯的天然护发成分洗掉。一般在还能感觉到头发有滑滑手感的时候，就可以。

2. 名称：菊花艾叶洗发茶

材料：艾叶、菊花、防风、藿香和甘草各 10 克，荆芥 6 克，白藓皮、刺蒺藜各 15 克。

制法：①取上述配方中的材料放入锅中，加入适量的水进行熬制，至水沸腾 10 分钟左右。②关掉火，让锅中熬制的水慢慢沉淀，至水温合适，将水倒入盆中，沉淀物弃之。

用法：将头发根部到头皮浸泡在熬制好的洗发茶中，10~15 分钟便可。隔日一次。

功效：艾叶归脾、肝、肾经，具有理气血、逐寒湿、治疥癣等功效。此药方具有滋养头发，防止脱发的功效。

宜忌：艾叶水一般用一到两次即可，不要过多使用，否则没有药效。

3. 名称：炒白术桑葚子茶

材料：炒白术、猪苓、萆薢、白藓皮、首乌藤各15克，泽泻、车前子、川芎、桑葚子各9克，赤石脂、干地黄、熟地各12克。

制法：用上述配方混合在一起在锅中煎制，待水分熬干为宜。

用法：用开水将煎制好的药草茶冲开，每日一剂，分2次服。

功效：全方具有乌发、促进头发生长的功效。

宜忌：白鲜皮、干地黄等性寒，虚寒患者慎用。

4. 名称：首乌养发茶

材料：何首乌100克，生姜适量。

制法：①取何首乌100克，用刀将其碎成小块。②放入暖水瓶内，用开水浸泡半天。

用法：待水的颜色成棕红色即可饮用，浸泡时间不要太长，待茶色浅淡，要更换新品。饮用期间，可配用生姜片，在脱发处涂擦，每天数次。

功效：全方富含B族维生素等丰富的营养成分，可补充人体必需的氨基酸和人体必需的无机盐和微量元素，其中以钾、磷、镁、铜、硒等含量较高，具有补肝肾益精血、乌须发、保肝、促进头发再生、延缓衰老、调节内分泌功能等作用。

宜忌：服用后若出现憋气、心慌、上腹部隐痛、身有发痒红疹、药物热、急性肝损害等症状，请及时就医。

5. 名称：侧柏叶、桑叶、苦丁茶

材料：侧柏叶、桑叶、苦丁茶各10~20克。

制法：①取以上材料放入锅中熬制。②至水沸腾10~15分钟，关掉火后使杂物沉淀，将水倒入盆中即可。

用法：将头发浸泡在熬制的茶水中5~10分钟，用手轻轻揉搓，使养分渗进头发。

功效：全方富含钾、钠、氮、磷、钙、镁、锰和锌等微量元素，对于调节血液循环、抗衰老等有较好作用，具有生发乌发的功效。

宜忌：虚寒体质者、经期女性、新产妇慎用。

皮肤瘙痒

在生活中，我们都会有这样的感受：疼痛可忍，瘙痒难忍。皮肤瘙痒困扰着很多人，尤其是60岁以上的老年人。据了解，在我国老年人群中，皮肤瘙痒症患病率达 10% 以上。特别是在秋冬季节，很多老年人晚上睡觉时，常常因为瘙痒难以入睡，从而导致睡眠不良、精神不振。

皮肤瘙痒，指无原发皮疹，但有瘙痒的一种皮肤病。本病属于神经精神性皮肤病，是一种皮肤神经官能症疾患。其病因包括内因和外因：内因主要有神经精神系统障碍，胃、肠、肝、肾等内脏器官发生功能性或器质性疾病和内分泌的障碍；外因主要包括温度的变化、机械性摩擦或理化因素的刺激等。

临床上，皮肤瘙痒可分为全身性皮肤瘙痒和局限性皮肤瘙痒，前者最初仅局限于一处，逐渐扩展至身体大部或全身；后者发生于身体的某一部位，以肛门、阴囊及女阴等处多见。该病症发病时常常剧痒难忍，同时，由于搔抓可引起皮肤上出现抓痕、丘疹、血痂、色素沉着、湿疹样变及苔藓样变等继发性皮损。

治疗皮肤瘙痒的方法各式各样，有西药疗法，也有中医疗法；有外用药方，也有内服药方，但是仍然有很多人尚未摆脱这一疾病的困扰。对此，皮肤专家推荐了一个简单有效的方法——天天适量饮茶。适量饮茶能够有效防治皮肤瘙痒，主要是由于茶叶里含有丰富的微量元素锰。锰是人体所必需的 14 种微量元素之一，锰元素对人体皮肤有着明显的保护作用，而茶叶又被称为"聚锰植物"，在补充微量元素锰的食品中颇占上风。

那么，在众多的茶叶中，哪几种茶在防治皮肤瘙痒中有着明显的功效呢？让我们一起来看一下下面几种药草茶方。

1. 名称：苦参止痒茶

材料：生地黄 15 克，苦参 10 克，野菊花 10 克。

制法：①将上述配方中的材料洗净，共研成粗末。②将研制好的药末放入保温瓶中，冲入适量沸水，盖上瓶盖，20 分钟左右便可。

用法：请遵医嘱，代茶饮服。每日一剂。

功效：苦参具有清热燥湿、凉血杀虫的作用，是治疗皮肤瘙痒、湿疹、疥癣等皮肤病的常用药。苦参与生地黄、菊花共同使用效果更佳。全方具有清热燥湿、凉血解毒的功效，适用于痒疹属湿热夹血热证者，如痒疹色红，苔黄腻，舌质红等。

宜忌：脾胃虚寒者不宜服。

2. 名称：薄荷蝉蜕茶

材料：薄荷 10 克，黄芩 10 克，蝉蜕 15 克。

制法：①将上述配方中的三味材料分别研成粗末，然后混合在一起。

②将制好的材料放入保温瓶中，冲入适量沸水，盖紧保温瓶盖，盖闷 15 分钟左右即可。

用法：请遵医嘱，代茶饮服。每日一剂。

功效：全方具有解表清热、祛风止痒的功效，适用于皮肤瘙痒症属风热者。其中薄荷主要含荨荷脑、薄荷酮等挥发油成分，具有兴奋大脑、促进血液循环、发汗、消炎镇痛、止痒解毒和疏散风热的作用。

宜忌：孕妇慎服。

3. 名称：艾叶红茶

材料：陈红茶、陈艾叶各 25 克，老姜片 50 克，紫皮大蒜 2 个，食盐少许。

制法：①将上述四味材料一同放入砂锅中，加入适量的水，煎成药汁。②将熬制好的浓汁倒入杯中，加入食盐少许，待食盐溶解即可。

用法：请遵医嘱，代茶饮服，每日 1 剂。

功效：全方具有温经活络、祛风止痒的功效，适用于治疗神经性皮炎等病症。

宜忌：阴虚血热者慎用。

4. 名称：防风银花茶

材料：金银花 11 克，赤芍 11 克，防风 15 克，甘草 7.5 克，薄荷 11 克。

制法：①将上述四味材料去除杂质，用水过滤。②将药材一同放入锅中，用 450 毫升的沸水冲泡，10~20 分钟后，将药汤倒入杯中即可。

用法：请遵医嘱，代茶饮服，此方为 1 天的分量，3 天服用 1 次，10 次为一个周期。

功效：全方具有改善瘙痒、杀菌排毒的功效，适用于皮肤瘙痒等病症。其中，金银花是可用于清热解毒的良品，在抗菌消毒上效果明显，可改善皮肤瘙痒等症状。防风具有抗菌作用，可避免身体感染而引发疾病。

宜忌：金银花性寒，脾胃虚寒、气虚疮疡脓清者及女性经期不宜饮用；薄荷，表虚多汗、阴虚血燥、肝阳偏亢者忌服；防风，血虚痉急或头痛不因风邪者忌服；赤芍，血虚者忌服。

痔 疮

在当今高压力、快节奏的环境下，痔疮的发病率急剧上升，一度有"十人九痔"之说。痔疮作为一种高发病率的疾病，不断侵扰着人们的正常生活。

痔疮，是人体直肠末端黏膜下和肛管皮肤下静脉丛发生扩张和屈曲所形成的柔软静脉团，又名痔核、痔病、痔疾等。其主要症状表现为大便出血、大便疼痛、直肠坠痛、肛门内部出现肿物脱出肛门流出分泌物和肛门及肛周肌肤出血瘙痒症状等。

痔疮形成的原因有很多，其中一个原因是人们长时间坐位或站立，尤其是从事司机、教师职业的人群，他们经常没有运动的机会，身体一直处于站立或坐位的状态，就极易引发肛门直肠静脉丛血液回流困难，导致静脉丛的曲张，引起痔疮的发生。另外，便秘与腹泻、妊娠与分娩以及长期饮酒或喜食辛辣食品等也是痔疮发生的原因。

痔疮虽然是常见病，危害却往往被人们忽视。临床证明，痔疮久拖不治，将会产生一系列危害和疾病。它对人体的危害不仅表现为外在的疼痛，还对人体内部机能的正常平衡运转产生不良影响。首先，痔疮引起的长期便血将会导致缺铁性贫血，从而引发面色苍白、倦怠乏力、食欲不振、心悸、心率加快和体力活动后气促、水肿等并发症；其次，由于便秘，大便干燥，形成恶性循环；再者，痔疮易诱发肝、肾疾病，以及肛裂、肛瘘、肠癌等疾病。尤其危险的是，当痔疮脱出无法回纳时，形成血栓，导致肛周组织坏死和感染。

因此，我们应该给予痔疮疾病充分的重视，一旦发现及时治疗。资深的肛肠专家曾指出，痔疮的治疗虽然较为简单，但是复发率比较高。对此，人们应该在日常生活中应当多做一些防范，通过良好的生活习惯以及中药的调理，使痔疮远离我们的生活。下面我们一起来看一下几种对防治痔疮有较好效果的药草茶。

1. 名称：消肿止疼茶

材料：野菊花 30 克，穿心莲 30 克，白花蛇舌草 50 克，生甘草 10 克，新茶叶 10 克。

制法：①将上述配方中的材料去除杂质，研成粗末。②将粗末装入保暖瓶内，加入沸水泡制，盖紧瓶盖，约 10 分钟后便可。

用法：请遵医嘱，代茶饮服，每日一剂。

功效：全方具有消肿、止痛、解毒、消炎的功效，可用于治疗痔疮肿疼，肛周脓肿，肛瘘感染引起的肛门肿疼，减轻疼痛。

宜忌：脾胃虚寒者慎用。

2. 名称：便血茶

材料：生槐花 10 克，白茅根 10 克，太子参 20 克，生黄芪 30 克，太和茶 10 克，生甘草 10 克。

制法：①将上述配方中的材料洗净，共研成粗末。②然后装入保暖瓶内，用沸水泡，盖紧瓶盖，15 分钟即可。

用法：请遵医嘱，代茶饮服，每 1~2 日一剂。

功效：全方具有清热、消炎的功效，对于治疗痔疮及肛裂引起的大便带鲜血，伴头晕体倦、四肢乏力、气短纳差者具有很好的功效。

宜忌：脾胃虚寒者慎用。

3. 名称：木槿花茶

材料：木槿花适量（鲜品 30~60 克，干品 6~9 克）。

制法：①选取木槿花适量，去除杂质。②将其放于锅中，加入适量的水，熬制成茶即可。

用法：请遵医嘱，代茶饮服。

功效：全方具有清热、利湿、凉血的作用，可以有效防治痔疮出血、大便出血、赤白痢、白带带血等。

宜忌：脾胃虚寒者慎用。

4. 名称：菱角薏米茶

材料：菱角 60 克，薏米 30 克，绿茶 1 克。

制法：①将菱角、薏米洗净。②加水适量，煎沸 30 分钟后，加入绿茶，搅拌均匀即成。

用法：请遵医嘱，代茶饮服，每日 1 剂，分 3 次服饮。

功效：全方具有清热、解毒、消肿、止血的功效，可用于治疗痔疮。

宜忌：孕妇、便秘者慎用。

5. 名称：姜片茶

材料：茶叶一握，生姜 7 片。

制法：将茶叶和生姜一同放入锅中，加水适量，煎汤；或者将茶叶和生姜一同放入保温瓶中，用沸水冲泡即可。

用法：请遵医嘱，代茶饮服，每日 1~2 剂，趁热饮服。

功效：全方具有温中利湿、涩肠止痢的作用，可复元脾胃运化，使中气得充，升提有力，对肛肠组织有优良的保健作用。

宜忌：阴虚内热、血热妄行者慎服。

6. 名称：山茶花茶

材料：山茶花 6~8 朵。

制法：①将山茶花的花蕾晒干。②放于保温瓶中，用沸水冲泡，盖紧瓶盖，10分钟后便可。

用法：请遵医嘱，代茶饮服。

功效：全方具有清热止血、收敛凉血的功效，适用于治疗痔疮便血。

宜忌：脾胃虚寒者勿用。

7. 名称：槐角茶

材料：槐角15克。

制法：①先将槐角切成段，用适量红糖水浸泡。②然后放入锅中，用细沙炒至金黄，放于通风处备用，用时将炒好的花蕾放于杯中，用沸水冲泡即可。

用法：请遵医嘱，代茶饮服，每日取5克，分2~3次服用。

功效：全方具有清热、止血、润肝、凉血的功效，适用于治疗痔疮便后出血，血痢、崩漏、血淋等。

宜忌：脾胃虚寒者及孕妇忌服。

痹 症

生活中，我们常常会感到肢体酸痛、麻木等，给人们的衣食起居带来麻烦，也危害着人体的健康。

人体机表、经络因感受风、寒、湿、热等引起的以肢体关节及肌肉酸痛、麻木、重着、屈伸不利，甚或关节肿大灼热等为主症的一类病证统称为痹症。该病症在临床上有渐进性或反复发作性的特点，主要病机为气血痹阻不通。

中医认为造成此病的原因可概括为"正虚"和"邪侵"。所谓正虚，即正气不足，就是人体精、气、血、津液等物不足及脏腑组织等功能低下、失调等，是痹症发生的内在因素。造成正气不足的原因包括遗传因素，劳役过度，大病、久病或产后身体虚弱以及饮食失调、外伤等。邪侵是指风寒湿等邪气侵入人的身体。通常，季节气候异常、居外环境欠佳和器具调摄不慎等可能会造成风湿等邪气侵入人体而致病。

针对造成痹症的两大因素，我们可以对症治疗。一方面，要保证自身所处环境干燥清洁，注重自身的保暖，以防止邪侵。另一方面，可以通过饮食、茶疗等方式来补足正气，提高身体的免疫力。下面我们介绍几种可用来防治痹症的药草茶方。

1. 名称：侧柏木通茶

材料：侧柏叶 15 克，木通 5 克，红花 5 克，防风 5 克。

制法：①将上述四味材料清洗干净后，共研成末状。②将研好的粉末一同放入保温瓶中，用沸水冲泡，盖紧瓶盖，15 分钟后便可。

用法：请遵医嘱，代茶饮服。

功效：全方具有祛风燥湿、活血止痛的功效，适用于治疗风寒湿痹者。如风湿性关节炎、类风湿关节炎的早期、外伤性皮炎等，症见全身关节走窜疼痛、关节屈伸不利、局部轻度肿胀等。

宜忌：阴亏、气弱、滑精、尿频、便溏者及孕妇忌服。

2. 名称：薏仁防风茶

材料：薏苡仁 20 克，防风 10 克。

制法：①将上述材料清洗干净。②一同放入砂锅中，加水适量，煎煮30 分钟后，将汁倒出即可。

用法：请遵医嘱，代茶饮服。

功效：全方具有祛风止痛、清热利湿的功效，适用于治疗风热湿邪侵肢体经络，导致关节疼痛，伴有轻度发热，疼痛部位轻度肿胀。

宜忌：孕妇慎服。

3. 名称：牛膝鸡血藤茶

材料：牛膝 10 克，鸡血藤 10 克。

制法：①将上述材料清洗干净，研为粗末。②放入保温瓶中，用适量沸水冲泡，盖紧瓶盖，20 分钟后即可。

用法：请遵医嘱，代茶饮服。

功效：方中牛膝具有活血散瘀的作用，是治疗痹症的常用药材。全方具有清热祛湿、活血舒筋的功效，适用于治疗风寒湿痹，肢体关节疼痛，痛处或固定不移、或游走不定；跌扑损伤后遗症引起的肢体关节疼痛。

宜忌：孕妇慎服。

4. 名称：土茯苓灵仙茶

材料：土茯苓 15 克，威灵仙 10 克，防己 5 克。

制法：①将上述材料研成粗末。②放入保温瓶中，用沸水冲泡，盖紧瓶盖 15 分钟后即可。

用法：请遵医嘱，代茶饮服。

功效：全方具有祛湿活络、解毒止痛的功效，适用于治疗多发性肢体大关节钝痛，疼痛较轻微、常固定不移，痛处皮肤有轻度肿胀等。

宜忌：肝肾阴亏、气虚血热者忌服。

5. 名称：伸筋草茶

材料：伸筋草 15 克，鸡血藤 10 克。

制法：①将上述材料放入砂锅中，加水适量，煎煮。②煎煮 30 分钟后，将汁倒出即可。

用法：请遵医嘱，代茶饮服。

功效：方中伸筋草具有祛风散寒、除湿消肿、舒筋活血的作用，鸡血藤具有活血舒筋的作用，两者是常用的治疗痹症的药材，两味材料一同泡制的茶具有除湿散寒、活血舒筋的功效，适用于治疗风湿腰痛及风湿痹痛而出现关节屈伸不利、筋脉不易伸开等。

宜忌：孕妇及出血过多者忌服。

6. 名称：枸骨叶茶

材料：枸骨叶、茶叶各 120 克。

制法：①将上述材料共研为粗末，用纱布包分装，每袋重 9 克。②取 1 袋包好的药材，放于保温杯中，以沸水 200 毫升冲泡，盖紧瓶盖，盖闷 10 分钟后即可。

用法：请遵医嘱，代茶饮服，每日冲泡 1~2 袋。

功效：全方具有祛风除湿、活血止痛的功效，适用于治疗因风湿阻滞经络，气血运行不畅而成的肢体关节疼痛；或因跌打损伤、瘀血滞留所致的腰膝疼痛，软弱无力。

宜忌：习惯性流产妇女忌服，经常失眠者慎服。

高血压

高血压是世界最常见的心血管疾病之一。它的发病率高，具有遗传的特点，而且会引发各种并发症，严重威胁着人们的身体健康和生命安全。

高血压是一种以动脉压升高为特征，可伴有心脏、血管、脑和肾脏等器官功能性或器质性改变的全身性疾病，通常分为原发性高血压和继发性高血压。它是以体循环动脉血压持续性增高为主要表现的临床综合征。继发性高血压是继发于肾、内分泌和神经系统疾病的高血压，多为暂时的，在原发的疾病治疗好了以后，高血压就会慢慢消失。

高血压发病的原因很多，可分为遗传和环境两个方面。研究表明大约半数高血压患者有家族史；空气中缺乏负离子也是导致高血压产生的一个重要的原因。从中医学角度来看，高血压病是由于机体阴阳平衡失调产生的结果。

调查发现，精神紧张者易患高血压病。因此，从事驾驶员、证券经纪人、售票员、会计等行业的人群，是高血压病的高发群体。高血压病在早期通常表现为头痛、头晕、耳鸣、心悸、眼花、注意力不集中、记忆力减退、手脚麻木、疲乏无力、易烦躁等症状；后期血压常持续在较高水平，会出现脑、心、肾等器官受损的并发症。

高血压的危害不仅表现为发病后对人体的强大摧毁力，还因为它在发病初期很难被察觉，因此被称为"无声杀手"。对此，除了要经常进行血压测试、体育锻炼外，还可以通过中医疗法中的茶疗来减少高血压入侵人体的概率。医学研究发现，喝茶可以减少高血压发生的机会，每天喝绿茶或乌龙茶120毫升以上，持续超过一年，发生高血压的概率就比不喝茶的人减少四成以上。下面我们介绍几种对防治高血压有较好效果的药草茶。

1. 名称：菊槐绿茶

材料：菊花、槐花各6克，绿茶12克。

制法：①将菊花、槐花清洗干净。②与绿茶一同放入茶壶内，用沸水冲泡，将壶盖盖严，浸泡10分钟即可。

用法：请遵医嘱，代茶饮服，每日服用1剂，不拘时。

功效：全方具有平肝祛风、清火降压的功效，适用于治疗高血压、头痛、腹胀、眩晕等病症。

宜忌：体虚之人、糖尿病患者不宜多喝。

2. 名称：莲心绿茶

材料：干品莲心3克，绿茶1克。

制法：①将晒干莲心与绿茶一起放入茶壶内。②用刚烧沸的开水冲泡，立即加盖，5分钟后便可。

用法：饭后饮服为宜。新泡莲心绿茶，快饮尽时略留余汁，再泡再饮，泡至冲淡为止。

功效：莲心具有扩张外周血管、降低血压、去心火等作用。全方具有清心火、降血压、通血脉等功效，适用于治疗高血压、冠心病、神经官能症等病症。

宜忌：中满痞胀及大便燥结者慎用。

3. 名称：罗布麻降压茶

材料：罗布麻5克，绿茶3克。

制法：①将罗布麻、绿茶一同放入茶壶内，用沸水冲泡。②将壶盖盖严，浸泡10分钟即可。

用法：请遵医嘱，代茶饮服。

功效：罗布麻具有清火、降压、强心等作用，与绿茶一同泡制成的药草茶具有平肝息风、清热、解郁的功效，适用于治疗高血压病所致的眩晕、头痛等。

宜忌：阴虚者慎用。

4. 名称：茺蔚子桑叶茶

材料：桑叶2克，茺蔚子2克。

制法：①将上述两味材料共研为粗末，然后放入保温瓶中。②用适量沸水冲泡，将瓶盖盖严，浸泡15分钟即可。

用法：请遵医嘱，代茶饮服。

功效：全方具有清热、活血、名目、平肝、降血压的功效，适用于治疗高血压头晕。

宜忌：孕妇忌饮。

高脂血

如今高脂肪食物、甜食点心、烟酒等充斥着人们的生活，但这种高度发展的物质文明在带给人们享受的同时，也吞噬着人们的健康、生命。最新的调查显示，高脂血在各行业人群中患病率高达46.83%，成为危害人体健康的一大疾病。

高脂血，是脂肪代谢或运转异常使血浆一种或多种脂质高于正常的病症。它是一种全身性疾病，指血中胆固醇（TC）和/或甘油三酯（TG）过高或高密度脂蛋白胆固醇（HDL-C）过低，现代医学称之为血脂异常。目前，高脂血包括高胆固醇血症、高甘油三酯血症及复合性高脂血。按其病因通常分为原发性高脂血和继发性高脂血两大类。前者是由遗传、饮食以及血液中缺乏负离子等因素引起的。继发性高脂血是由于其他中间原发疾病所引起的疾病，主要包括糖尿病、肝病、甲状腺疾病、肾脏疾病、胰腺、肥胖症、糖原累积病、痛风、阿狄森病、柯兴综合征、异常球蛋白血症等。

高脂血的隐匿性较大，即其症状一般表现不是很明显，绝大多数的高脂血患者自己都没有感觉，很多是在检查身体时才发现的。也正因为这样，高脂血的危害往往被人们忽略。但大量研究资料表明，高脂血是造成脑卒中、冠心病、心肌梗死、猝死、高血压、糖尿病等动脉粥样硬化性疾病的主要危险因素。同时此病症还可能导致脂肪肝、肝硬化、胆石症、胰腺炎、眼底出血、失明、周围血管疾病、跛行等疾病。所以，必须高度重视高脂血的危害，积极地预防和治疗。

在高脂血的药物治疗方面，西药占据着较大的比例，但是西药一般是采取对抗性的疗法，长期服用对人体会产生危害。而中医以调节人体的内在生理机能为主，可以从根本上进行调理。在高脂血的治疗中，越来越多的患者更信赖中医疗法。下面我们介绍几种有利于防治高脂血的药草茶方。

1. 名称：枸杞红茶

材料：枸杞子5克，红茶4克。

制法：①将枸杞子清洗干净后与红茶一起放入茶壶中，用适量沸水冲泡。②盖紧壶盖，10分钟后便可饮服。

用法：请遵医嘱，代茶饮服。

功效：全方可有效降低血脂，并具有改善视力模糊、帮助延缓衰老的功效，适用于高脂血患者。

宜忌：感冒发烧、身体有炎症、腹泻者慎服。

2. 名称：健身降压茶

材料：绿茶10克，何首乌10克，泽泻10克，丹参15克。

制法：①将丹参、何首乌、泽泻三味药材分别清洗干净，然后一起放入保温瓶中。②用沸水冲泡，盖紧瓶盖，闷泡20分钟。③加入绿茶，轻摇，5分钟后便可饮服。

用法：每日1剂，代茶饮服。

功效：全方具有活血利湿、降脂减肥的功效，适用于高脂血患者或形体肥胖者。

宜忌：有胃溃疡者不宜服用。

3. 名称：乌龙决明茶

材料：决明子2克，荷叶6克，乌龙茶6克。

制法：①将决明子放入砂锅中炒干，荷叶洗净后切成细片。②将乌龙茶与上述两味材料一起放入保温瓶中，用适量沸水冲泡，盖紧瓶盖，10分钟后便可饮服。

用法：请遵医嘱，代茶饮服。

功效：全方可以有效地消除血脂过高的症状，适用于高脂血、高血压患者。

宜忌：脾胃虚寒、气血不足、便溏者不宜服。

4. 名称：山楂益母茶

材料：山楂 30 克，益母草 10 克，茶叶 5 克。

制法：①先将山楂、益母草和茶叶分别用清水洗净，然后共研为粗末。②放入保温瓶中，用适量沸水冲泡，即可。

用法：请遵医嘱，代茶饮服。

功效：全方具有活血通脉、化痰降脂的功效，可用于治疗高血压。

宜忌：胃酸过多者及孕妇不宜服用。

5. 名称：沙苑子白菊花茶

材料：沙苑子 30 克，白菊花 10 克。

制法：①将上述两味材料分别清洗干净，一同放入锅中。②加适量水进行煎煮，去除残渣，将汁倒出即可。

用法：请遵医嘱，代茶饮服。

功效：全方具有平补肝肾、降低血脂、降压明目的功效，适用于治疗高脂血、高血压病症属肝肾不足者。

宜忌：阴虚火旺及小便不利者忌饮。

6. 名称：罗布麻茶

材料：罗布麻叶 6 克，山楂 15 克，五味子 5 克，冰糖适量。

制法：①将罗布麻叶、山楂、五味子分别清洗干净，一同置于保温瓶中。②用适量沸水冲泡，盖紧瓶盖，15 分钟后加入冰糖，搅匀即可。

用法：请遵医嘱，代茶饮服。

功效：全方具有平补安神、清热利水的功效，适用于治疗高脂血、高血压病。

宜忌：素有脾胃虚寒、慢性腹泻便溏者忌饮；不宜做普通茶叶长时间饮用。

高血糖

高血糖也是通常大家所说"三高"中的一高，与高血压、高脂血一样，严重危害着人们的身体健康。

高血糖是机体血液中葡萄糖含量高于正常值，它是机体内一个独立存在的病理改变，病变部位在血液，病变性质是血糖代谢紊乱。高血糖的症状表现为尿多、皮肤干燥、脱水、极度口渴、恶心呕吐、厌食、体重减轻、心跳加速、呼吸缓而深等。

正常情况下，人体能够通过激素调节和神经调节这两大调节系统确保血糖的来源与去路保持平衡，使血糖维持在一定水平，但是当这种调节系统被打乱时，就会导致身体血糖不平衡。造成高血糖的原因主要包括摄食过多特别是甜食或含糖饮料、运动量明显减少使胰岛素不能有效发挥作用、过度肥胖以及情绪或精神上的压力过重等。

那么，高血糖究竟有哪些危害呢？短时间、一次性的高血糖对人体无严重损害。比如在应激状态下或情绪激动、高度紧张时，可出现短暂的高血糖；一次进食大量的糖类，也可出现短暂高血糖，随后，血糖水平逐渐恢复正常。然而长期的高血糖会使全身各个组织器官发生病变，导致急慢性并发症的发生。例如，胰腺功能衰竭、失水、电解质紊乱、营养缺乏、抵抗力下降、肾功能受损、神经病变、眼底病变等。

因此高血糖患者应及时治疗，防止高血糖给人体带来的伤害。关于高血糖的治疗，除了药物调节外，更重要的是患者要在日常生活中进行自我调理，可以通过日常的饮食控制，也可以通过茶疗的方式进行调节。下面我们介绍有助于降低血糖的茶方。

1. 名称：玉壶茶

材料：人参 3 克，天花粉 15 克，麦冬 10 克。

制法：①将上述三味材料洗净后研成粗末，然后放入保温瓶中。②用适量沸水冲泡，将瓶盖盖紧，15 分钟后便可饮服。

用法：请遵医嘱，代茶饮服。

功效：全方具有益气生津、降糖止渴的功效，适用于治疗高血糖，症见多饮多食、形体消瘦、乏力、脉虚、口干舌燥等病症。

宜忌：胃肠实热、脘腹胀痛者忌服。

2. 名称：番石榴茶

材料：番石榴叶 100 克。

制法：①将番石榴叶洗净，切碎。②将切碎的番石榴叶放入锅中，加水适量进行煎煮，约 20 分钟后便可。

用法：请遵医嘱，代茶饮服。

功效：全方具有降糖的功效，可用于治疗高血糖。

宜忌：大便秘结、泻痢积滞未清者忌服。

3. 名称：麦芽养生茶

材料：麦芽 15 克，谷牙 8 克，陈皮 6 克，冰糖适量。

制法：①将麦芽、谷牙、陈皮清洗干净，一同放入锅中。②加水适量，用大火煮沸，再转小火煮 15 分钟后，将汁倒出，加入冰糖即可。

用法：请遵医嘱，代茶饮服。

功效：全方具有降糖的功效，适用于高血糖患者，还可用于治疗胃虚、食欲不佳等。

宜忌：哺乳期妇女不宜饮用；口干无痰、口干舌燥等症状的阴虚体质者不宜饮用。

糖尿病

糖尿病像杀手一样伤害着很多人的生命，据统计，我国目前的糖尿病患者有 2000 万~3000 万。很多患者因为受此疾病的困扰，不能像正常人一样地生活，其典型特征是"三多一少"，即多尿、多饮、多食、消瘦。糖尿病患者常常觉得口干想喝水，因多尿而半夜多次醒来；尽管已吃了不少食物仍觉饥饿感，体重减轻、嗜睡等。

糖尿病的可怕性不仅在于它本身给人带来的痛苦，更在于一旦控制不好会引发并发症，导致肾、眼、足等部位的衰竭病变，且无法治愈。其并发症可以上至头顶下至足底，包括自律神经失调、神经障碍、脑血栓、脑梗死、白内障、心肌梗死、肺结核、肝硬化、肾功能不健全、尿毒症、足病变等。其中出现率最高的是视网膜症、肾病和神经障碍，被称为糖尿病的"三大并发症"。

此病到目前为止尚不能根治，但是可以良好控制。糖尿病专家指出，如果患者能够积极进行自我调节，正确运用好包括饮食、运动、降糖药物在内的综合疗法，并进行终生性治疗，绝大多数患者可以如正常人一样生活、工作、颐养天年。

因此，糖尿病患者不要自我放任、持消极态度，而应该积极学习自我保健知识。其中茶疗是糖尿病患者进行自我调节的一个不错的选择。口渴是糖尿病患者的一大症状，尤其是炎炎夏日，更觉口渴难耐。因此，采用茶疗的方法不仅可以解渴，又能对糖尿病起到治疗作用。下面是几种专门治疗糖尿病的药草茶方。

1. 名称：黄精玉米须茶

材料：黄精 10 克，玉米须 10 克，绿茶 5 克。

制法：①将上述材料放入砂锅中，加入适量清水煎煮。②20分钟后，将汁倒入杯中，待其变温后便可。

用法：请遵医嘱，代茶饮服。

功效：方中黄精能够补气益阴、抗老延年，具有抑制血糖、尿糖，降低血压的作用；玉米须具有利尿降血糖的作用。全方具有益气养阴、降糖利尿的功效。适用于治疗糖尿病、肾炎水肿尿少等病症。

宜忌：脾胃虚寒或痰湿气滞者忌服。

2. 名称：南瓜茶

材料：鲜南瓜200克。

制法：①将鲜南瓜洗净，切成小块，然后放入砂锅中。②加适量清水煎汤，煮熟后将汁倒出即可。

用法：请遵医嘱，代茶饮服。

功效：全方具有降糖、降脂、降压的功效，主治糖尿病、高血压、高脂血等病症。

宜忌：脾胃气滞者不宜多服。

3. 名称：二子茶

材料：枸杞子10克，五味子3克。

制法：①将上述两味材料清洗干净，然后放入保温瓶中。②用适量沸水冲泡，盖紧瓶盖，5～10分钟便可。

用法：请遵医嘱，代茶饮服。

功效：全方具有生津止渴、益气补阴的功效，适用于治疗糖尿病消渴多饮、多尿等。

宜忌：外感发热或泻痢者忌用。

4. 名称：麦冬茶

材料：麦冬、党参、北沙参、玉竹、花粉各9克，乌梅、知母、甘草各6克。

制法：①将上述材料清洗干净，共研为细末，然后一同放入保温瓶中。②冲入沸水200毫升，盖紧瓶盖，15分钟后便可。

用法：请遵医嘱，代茶饮服。

功效：全方具有清热生津的功效，适用于治疗糖尿病患者口干舌燥、津液匮乏等。

宜忌：脾胃虚寒、泄泻、胃有痰饮湿浊及外感风寒咳嗽者均忌饮。

脂肪肝

脂肪肝的发病率近几年在我国迅速上升，成为仅次于病毒性肝炎的第二大肝病。调查显示，在白领人士、出租车司机、职业经理人、个体业主、政府官员、高级知识分子等职业人群中，脂肪肝的平均发病率为 25%；肥胖人群与 II 型糖尿病患者中脂肪肝的发病率为 50%；嗜酒和酗酒者脂肪肝的发病率为 58%；在经常失眠、疲劳、不思茶饭、胃肠功能失调的亚健康人群中脂肪肝的发病率约为 60%。此外，近年来脂肪肝年龄呈年轻化趋势，平均年龄只有 40 岁，30 岁左右的病人也越来越多。

脂肪肝，是指由于各种原因引起的肝细胞内脂肪堆积过多的病变，是一种常见的临床现象，而非一种独立的疾病。脂肪肝的临床表现多样，轻度脂肪肝有的仅有疲乏感，而多数脂肪肝患者较胖，故更难发现轻微的自觉症状。中重度脂肪肝有类似慢性肝炎的表现，可有食欲不振、疲倦乏力、恶心、呕吐、体重减轻、肝区或右上腹隐痛等。

肥胖、过量饮酒、糖尿病是脂肪肝的三大主要病因，其多发人群通常为肥胖者、过量饮酒者、高脂饮食者、少动者、慢性肝病患者及中老年内分泌患者。一般而言，脂肪肝属可逆性疾病，早期诊断并及时治疗常可恢复正常。否则，可能引发肝硬化、肝癌、消化系统疾病、动脉粥样硬化以及心脑血管疾病等。

因此，脂肪肝患者要积极治疗，在医师的指导下，保持合理饮食、加强运动、戒酒等。同时，适当的保健不能少，茶疗养肝护肝是当下比较流行的新方法。中药养肝茶既可为身体补充水分，压制身体的火气上串，还可对肝脏形成保养、修护。同时，茶疗还能够调节血液的 HP 值、降低血脂、带走血管壁上的黏稠物质，对预防心脑血管疾病有很大帮助。此外，茶疗相对于其他药物还具有绿色、健康的优势。下面我们将介绍几种对防治脂肪肝有明显疗效的药草茶。

1. 名称：夏枯草丝瓜保肝茶

材料：夏枯草 30 克，丝瓜络 10 克（或新鲜丝瓜 50 克），冰糖适量。

制法：①将上述药材放入锅中，加水 500 毫升。②用大火煎至沸腾，再改小火煮至约 200 毫升，去渣取汁。③将冰糖熬化，加入药汁再煮 10~15 分钟即可。

用法：每日 1 剂，分两次饮服。

功效：全方具有泻热凉血、祛瘀化痰的功效，适用于治疗饮酒过量及糖尿病引起的脂肪肝。

宜忌：寒性体质者忌饮。

2. 名称：核桃仁酸奶茶

材料：核桃仁 50 克，酸牛奶 200 毫升。

制法：①将核桃仁晒干后，研成细末。②再与酸牛奶一同放入家用电动粉碎机中，捣搅约 1 分钟即可。

用法：请遵医嘱，每日早晚各服用一次。

功效：全方具有补虚降脂的功效，适用于脂肪肝兼体虚者。

宜忌：上火、腹泻者慎服。

3. 名称：荷叶消脂茶

材料：鲜荷叶 1 张（干荷叶半张）。

制法：①将荷叶洗净，切成细丝，然后放入锅中。②加适量清水煎煮，约 20 分钟后，去渣取汁即可。

用法：请遵医嘱，代茶饮服。

功效：全方具有升阳利湿、消脂减肥的功效，适用治疗各种类型的脂肪肝，尤其适宜夏季饮用。

宜忌：脾胃虚寒者慎服。

4. 名称：甜珠草绿茶

材料：甜珠草 15 克，半枝莲 15 克，绿茶 12 克，柠檬半个，蜂蜜少许。

制法：①将甜珠草和半枝莲用水过滤，与其他材料一同放入茶壶中。②用适量沸水冲泡，再将柠檬榨汁后调入茶汁中。③待茶汁稍凉，调入蜂蜜即可。

用法：请遵医嘱，代茶饮服。

功效：全方具有消除疲劳、开胃健脾的功效，适用治疗脂肪肝。

宜忌：血虚者不宜，孕妇慎用；胃、十二指肠溃疡或胃酸过多患者忌用。

肝 炎

肝炎作为一种高发性传播疾病，已经严重威胁人们的身体健康和日常生活。而且肝炎因其传染性，更容易引起人们的戒备和恐慌。每年的 7 月

28 日被定为世界肝炎日，这足以体现人们对防治肝炎的重视。

肝炎，通常是指由多种致病因素（如病毒、细菌、寄生虫、化学毒物、药物和毒物、酒精等）侵害肝脏，使得肝脏的细胞受到破坏，肝脏的功能受到损害。它可以引起身体一系列不适症状以及肝功能指标的异常。此病早期症状表现为食欲减退、消化功能差、进食后腹胀、没有饥饿感、厌吃油腻食、活动后易感疲倦、皮肤发黄等，一旦发现要及时治疗，以防止其转化为肝硬化或肝癌。

肝炎根据病因来分，可以分为病毒性肝炎、药物性肝炎、酒精性肝炎、中毒性肝炎等。我们生活中所说的肝炎，通常指病毒性肝炎，即由病毒造成的肝炎，可分为甲、乙、丙、丁、戊和庚共六种类型。其中乙肝是流行最广泛、危害最严重的一种传染性肝炎。乙肝是乙型病毒性肝炎的简称，是由乙型肝炎病毒（简称乙肝病毒）引起的肝脏炎性损害，本病遍及全球，临床表现为乏力、食欲减退、恶心、呕吐、厌油、腹泻及腹胀，部分病例有发热、黄疸，约有半数患者起病隐匿。在检查中发现，乙肝病毒感染人体后，广泛存在于血液、唾液、阴道、分泌物、乳汁、精液等处，主要通过血液、性接触、密切接触等传播，所以乙肝发病具有家族性。

中医认为，肝炎主要是正气不足导致的。由于饮食不节、失节，损伤了脾胃而不能化湿，湿热内生，困脾伤肝，造成肝胆脾胃不和，从而加剧了对正气的损伤，导致了肝炎的发生。

那么如何防治肝炎呢？下面我们介绍几种针对肝炎的药草茶方。

1. 名称：祛黄茶

材料：茵陈 30 克，栀子 15 克，金钱草 30 克。

制法：①将上述三味材料洗净，然后一起放入锅中。②加水 2000 毫升，用大火煮至沸腾即可。

用法：请遵医嘱，代茶饮服。

功效：全方具有清热利湿、利胆退黄的功效，适用于肝炎患者属身目黄色鲜艳者。

宜忌：血虚萎黄及脾胃虚寒者慎用。

2. 名称：清肝降酶茶

材料：大青叶 15 克，虎杖 10 克，垂盆草 20 克。

制法：①将上述三味材料洗净后，共研为细末，然后一同置于保温瓶中。②用适量沸水冲泡，把瓶盖盖紧，15 分钟后便可。

用法：请遵医嘱，代茶饮服。

功效：全方具有清热利湿、解毒降酶的功效，适用于病毒性肝炎、黄疸不明显或黄疸消退后肝功能仍不正常者。

宜忌：脾胃虚寒者不宜饮用。

3. 名称：化瘀养肝茶

材料：山楂25克，丹参50克，枸杞子25克，冰糖6克，蜂蜜100克。

制法：①将山楂、丹参、枸杞子洗净后，一起放入锅中。②加水适量，煎煮20分钟后，去渣取汁。③将冰糖和蜂蜜加入汁中，熬制5分钟左右便可。

用法：请遵医嘱，代茶饮服，每日3次。

功效：全方具有滋补肝肾、活血化瘀的功效，适用于肝炎及肝纤维化患者，尤其适用于血瘀体质的肝炎患者，一般在舌尖及边缘可见明显瘀斑者。

宜忌：胃气虚者少用，山楂的分量可减半。

4. 名称：郁金甘草茶

材料：郁金粉6克，炙甘草5克，绿茶1克，蜂蜜25克。

制法：①将郁金粉放入碗中，加入醋，浸泡。②然后与炙甘草、绿茶一起放入锅中，加水1000毫升，煎煮10分钟后，去渣取汁。③在汁中调入蜂蜜，搅拌均匀即可。

用法：请遵医嘱，代茶饮服，分多次饮服。

功效：全方具有疏肝解郁的功效，适用于黄疸型肝炎。

宜忌：郁金，阴虚失血及无气滞血瘀者忌服，孕妇慎服。

5. 名称：板蓝根茶

材料：板蓝根30克，大青叶30克，茶15克。

制法：①将上述材料洗净，然后一起放入锅中。②加水适量，煎煮，去渣取汁即可。

用法：请遵医嘱，代茶饮服，每日1剂，分两次饮服，连服两周为一个疗程。

功效：全方具有清热解毒、利湿退黄的功效，适用于急性肝炎。

宜忌：大青叶，脾胃虚寒者慎服；板蓝根，体虚而无实火热毒者忌服。

感　冒

感冒是人们生活中最常见的呼吸系统疾病之一。它虽然不是大病，但往往给人们带来不少烦恼。比如，鼻涕流不止，要不断地擦拭；或者鼻塞，不能正常呼吸，尤其是晚上难以入睡；感冒引起的头疼、浑身乏力等，让人们无法正常地工作、生活，等等。

感冒是由呼吸道病毒引起的，其中以冠状病毒和鼻病毒为主要致病病毒，临床表现为鼻塞、咳嗽、头痛、恶寒发热、全身不适等症状。在中医学中，感冒是因外邪侵袭人体所引起的以头痛、鼻塞、鼻涕、喷嚏、恶风寒、发热、脉浮等症状为主的疾病。病情轻者称"伤风"，即普通感冒，由多种病毒引起的一种呼吸道常见病，其中 30%~50% 是由某种血清型鼻病毒引起的；病情重者，且在一个时期内引起广泛流行的，称为"时行感冒"，即流行感冒，是由流感病毒引起的急性呼吸道传染病，病毒存在于病人的呼吸道中，在病人咳嗽、打喷嚏时经飞沫传染给别人。普通感冒多发于初冬，但任何季节，如春天、夏天也可发生，不同季节的感冒的致病病毒并非完全一样。流行性感冒，全年均可发病，尤以春季多见。

感冒作为一种常见的疾病，治疗的药物不计其数。其中中药因为具有副作用小、疗效好的特点，备受人们的青睐。中医根据病因将感冒分为风寒型感冒、风热型感冒、暑湿型感冒和时行感冒（流行性感冒）四种类型，并根据不同的类型选用不同的药物，使治疗更具有针对性。茶疗是中医疗法中一个简便、可行的方法，下面我们介绍几种针对不同类型感冒的药草茶。

1. 名称：桑菊茶

材料：桑叶 3 克，菊花 3 克，薄荷 3 克，芦根 3 克，连翘 3 克，绿茶 3 克。

制法：①将上述材料洗净，一同放入保温瓶中。②加入沸水浸泡，盖紧瓶盖，约 10 分钟后便可。

用法：请遵医嘱，代茶饮服。

功效：全方具有疏风清热、解表的功效，适用于治疗外感风热感冒，症见头痛、咽痛、鼻塞、发热等。

宜忌：风寒感冒者禁用。

2. 名称：罗勒茶

材料：罗勒 10 克。

制法：①将罗勒叶洗净，压碎，然后置于保温瓶中。②加入沸水浸泡，盖紧瓶盖，约 20 分钟后便可。

用法：请遵医嘱，代茶饮服。

功效：全方具有发汗解表、祛风利湿的功效，适用于治疗外感风寒感冒。

宜忌：气虚血燥者慎用，皮肤敏感及怀孕者禁用。

3. 名称：姜汤茶

材料：生姜 10 克，茶叶 10 克，红糖 12 克。

制法：①将生姜切片，与茶叶、红糖一同置于保温瓶中。②加入沸水浸泡，盖紧瓶盖，约 10 分钟后便可。

用法：请遵医嘱，代茶饮服。

功效：全方具有发表散寒的功效，适用于感冒轻症，头痛而胀、全身酸痛、胃口欠佳等症状。

宜忌：风热感冒者忌用。

4. 名称：夏枯桑菊茶

材料：桑叶 10 克，菊花 10 克，夏枯草 10 克。

制法：①将上述三味材料洗净后，共研为粗末，然后一同置于保温瓶中。②加入沸水浸泡，盖紧瓶盖，约 10 分钟后便可。

用法：请遵医嘱，代茶饮服。每日 1 剂，连服数日。

功效：方中夏枯草能散郁结，是清热散结的常用药材，与菊花、桑叶一同泡制成茶，效果更佳。此茶具有清肝明目、疏风清热、解疮毒的功效，适用于治疗外感风热感冒，症见赤头痛、头晕、耳鸣、口苦、咽痛、咳嗽等。

宜忌：风寒感冒、体虚、高血压者不宜使用。

5. 名称：苏羌茶

材料：紫苏叶 10 克，羌活 10 克，绿茶 1 克。

制法：①将上述三味材料共研为粗末，然后一同置于保温瓶中。②加入适量沸水浸泡，盖紧瓶盖，约 10 分钟后便可。

用法：请遵医嘱，代茶饮服，每日 1 剂。

功效：全方具有发汗解表的功效，适用于治疗风寒感冒，症见头痛无汗、风寒湿痹等。

宜忌：风热感冒者不可使用。

6. 名称：薄荷茶

材料：薄荷 2 克，茶叶 5 克。

制法：①将上述两味茶材洗净，一同置于保温瓶中。②冲入适量沸水，盖紧瓶盖，浸泡片刻便可。

用法：请遵医嘱，代茶饮服。

功效：全方具有辛凉解表的功效，适用于治疗风热感冒，症见头痛目赤、食滞腹胀等。

宜忌：薄荷，阴虚血燥、肝阳偏亢、表虚汗多者忌服。

咳 嗽

咳嗽是呼吸道疾病中常见的症状之一，它往往是其他呼吸系统疾病的伴随症状。其实，人们在健康的状态下也会偶尔咳嗽几下，这是因为咳嗽是人体的一种保护性呼吸反射动作，通过咳嗽反射，人们能有效清除呼吸道内的分泌物或进入气道的异物，对机体是有益的。

但是，我们日常生活中所说的咳嗽，通常是指属病理现象的咳嗽，即由呼吸道疾病引发的咳嗽。如果咳嗽无痰或痰量很少，则为干咳，常见于急性咽喉炎、支气管炎的初期；急性骤然发生的咳嗽，多见于支气管内异物；长期慢性咳嗽，多见于慢性支气管炎、肺结核等。

很多人因为对咳嗽这一症状司空见惯，就很容易忽略其危害。其实，咳嗽如果不及时治疗，会导致病情加剧，还可能会造成其他疾病。关于咳嗽的不利作用，一是可把气管病变扩散到邻近的小支气管，使病情加重；二是剧烈咳嗽可导致呼吸道出血，如长期、频繁、剧烈咳嗽则会影响工作、休息甚至引起喉痛、音哑和呼吸肌痛等。另外，持久剧烈的咳嗽还可引起肺泡壁弹性组织的破坏，诱发肺气肿。

因此，患者一旦出现咳嗽的症状，要及时寻找原因并进行治疗。下面我们介绍几种治疗咳嗽的药草茶方。

1. 名称：清肺止咳茶

材料：玄参5克，麦冬5克，桔梗5克，乌梅3克，生甘草3克。

制法：①将上述材料洗净，然后一同放入茶壶中。②用适量沸水冲泡，盖上壶盖，15分钟左右即可。

用法：请遵医嘱，代茶饮服，每日1剂。

功效：全方具有养阴敛肺、清热止咳的功效，适用于治疗久咳不止、肺阴亏损。尤其是症见咽干无痰、咳嗽剧烈、舌红，或有潮热、盗汗者。

宜忌：风寒咳嗽者禁用。

2. 名称：川贝莱菔茶

材料：川贝母10克，莱菔子10克。

制法：①将上述材料研为粗末，一同放入保温瓶中。②用适量沸水冲泡即可。

用法：请遵医嘱，代茶饮服，每次3克。

功效：方中川贝母具有清热润肺、止咳化痰的作用；莱菔子具有降气定喘、化痰消食的作用，两者都是常用于防治咳嗽的材料，将两味材料一同泡制成茶，具有止咳化痰、降气平喘的功效，适用于治疗久咳痰喘、咳嗽咯血、肺炎、急慢性支气管炎等。

宜忌：阴虚燥咳无痰者不宜饮用。

3. 名称：利痰止咳茶

材料：车前子10克，橘皮10克，蜂蜜5克。

制法：①将锅清洗干净，放于火上，放入车前子，炒至泛黄方可。②将橘皮洗净，切成细丝，与炒好的车前子一起用纱布包起来置于保温瓶中。③用沸水冲泡，盖上瓶盖，15分钟后去渣，在汁中冲入蜂蜜，搅匀即可。

用法：请遵医嘱，代茶饮服，每日1~2剂。

功效：全方具有止咳化痰、利小便的功效，适用于治疗痰多难咳、胸脘痞闷等。

宜忌：脾虚肠滑易泄者忌用。

4. 名称：橘红茶

材料：橘红6克，白茯苓9克，生姜2片。

制法：①将上述材料洗净，切碎，一同放入保温杯中。②以沸水适量冲泡，盖紧瓶盖，15分钟后即可。

用法：请遵医嘱，代茶饮服，每日1剂。

功效：全方具有理气和中、化痰止嗽的功效，适用于治疗痰湿蕴肺，咳嗽频作，咳声重浊。痰多质黏稠，胸闷纳少。

宜忌：风热咳嗽、口干舌红者忌用。

哮 喘

据世界卫生组织（WHO）近几十年的调查，在我国至少有2000万以上哮喘患者。哮喘病之所以这么猖狂，与人们生存环境恶化有很大的关系。如今高速发展的工业化，使空气质量日益下降，空气中的有毒气体或颗粒直接进入身体，很容易导致哮喘。

哮喘是支气管哮喘的简称，是机体对抗原性或非抗原性刺激引起的一种气管、支气管反应过度的疾病，是一种发作性的痰鸣气喘疾病。哮喘的临床表现为气急、咳嗽、咳痰、呼吸困难、肺内可听到哮鸣音等症状，严重者会出现面色发紫、静脉怒张、冷汗不止等症状。

哮喘病的制病原因错综复杂，但主要与患者自身的体质和环境因素有关。前者主要是指患者自身的免疫能力、内分泌和健康状况等，此外，该病症具有遗传性，有哮喘病家族史的人很可能遗传该病。环境因素包括各种变应原、刺激性气体、病毒感染、居住的地区、居室的条件、职业因素等，环境质量差是导致哮喘的重要原因。

哮喘严重影响着人们的生活，呼吸不畅等病症让患者很难正常生活，早日摆脱哮喘的困扰是很多人梦寐以求的事情。但是，哮喘是一种慢性疾病，不是一时半会就能治愈的，需要在日常生活中进行调理。下面我们介绍几种可以治疗哮喘的药草茶方。

1. 名称：仙人掌茶

材料：鲜仙人掌茎 60 克，蜂蜜 30~40 克。

制法：①将仙人掌鲜品去刺和皮，用水洗净，切成丝状。②置于保温瓶中，用沸水冲泡，盖紧瓶盖，15 分钟后将汁倒出，放于杯中。③在汁中调入适量蜂蜜，搅匀即可。

用法：代茶饮服，每日一剂，一次或分两次服用。

功效：全方具有清热解毒、止咳平喘的功效，适用于支气管哮喘之热喘者，症见喘息痰鸣、不能平卧、痰黄稠黏、口干舌红等。

宜忌：症状消失后即停用。脾肺虚寒及胃寒便溏者忌饮。

2. 名称：千日红茶

材料：千日红花 3~5 朵，冰糖适量。

制法：①将千日红花放入杯中，用沸水冲泡。②可加入几颗冰糖调味。

用法：请遵医嘱，代茶饮服。

功效：全方具有止咳平喘、平肝明目的功效，适用于治疗哮喘、百日咳、痢疾等。

宜忌：不宜多服久用，其中的千日红素可使非哮喘患者产生困顿感。

3. 名称：橘红茶

材料：橘红 5 克，茯苓 5 克，生姜 5 克。

制法：①将上述材料切碎，一起放入保温瓶中。②用适量沸水冲泡，盖紧瓶盖 15 分钟即可。

用法：请遵医嘱，代茶饮服，每日 1 剂。

功效：全方具有理气和中、化痰止咳的功效，适用于痰湿蕴肺、咳声重浊、痰多黏稠者。其中，橘红是防治咳嗽的良好药材。

宜忌：风热咳嗽、口干舌红者忌用。

4. 名称：苏子杏仁茶

材料：紫苏子 10 克，杏仁 10 克，橘皮 5 克，蜂蜜 5 克。

制法：①将紫苏子、杏仁洗净，捣碎，橘皮切成细丝。②将三味材料用纱布包起来，放入保温瓶中，用沸水冲泡，盖紧瓶盖，15 分钟后打开瓶盖，调入蜂蜜，搅匀即可。

用法：请遵医嘱，代茶饮服，早、晚各 1 次。

功效：全方具有润肺止咳、化痰下气的功效，适用于治疗慢性咳嗽、痰多、咽喉干燥等病症。

宜忌：寒湿痰饮、脾虚易泄者忌用。

腹　泻

生活中，我们经常会遇到腹泻的情况，不仅会因为腹泻而产生腹部疼痛，还要不停地去厕所，让人很难受，特别是外出办事情或不方便上厕所时，更是让人烦恼。

腹泻是一种常见症状，是指排便次数明显超过平日习惯的频率，粪质稀薄，水分增加，每日排便量超过 200 克，或含未消化食物或脓血、黏液。腹泻常伴有排便急迫感、肛门不适、失禁等症状。腹泻主要分为急性腹泻和慢性腹泻，急性腹泻病发时期为 1~2 个星期，而慢性腹泻则在 2 个月以上，多是由于肛肠疾病所致。它不是一种独立的疾病，而是很多疾病的一个共同表现，它同时可伴有呕吐、发热、腹痛、腹胀、黏液便、血便等症状。

腹泻虽然不是顽疾，但是其危害不容小觑，主要表现在两个方面。一是腹泻可导致水电解质失调和酸碱平衡紊乱，严重者可能危及生命；二是腹泻会造成营养不良，引起维生素缺乏和贫血。维生素的缺乏，可能会导致皮肤头发干燥，缺乏光泽，甚至脱落等现象；还可能会出现不明原因的舌炎、口角炎、多发性神经炎等；贫血则会出现神疲乏力、头晕耳鸣、注意力不集中，甚至动辄气促等症状。此外，腹泻还会使身体的抵抗力下降，容易患病。

而且，腹泻的易感人群多是婴幼儿、老人、孕妇等群体，其危害将会加大。因此，更不能对该病症掉以轻心，一旦出现应及时治疗。研究表明，茶疗在腹泻治疗中有较好的功效，既方便、有效又没有副作用，是患者青睐的治疗方法。下面是几种治疗腹泻的药草茶方。

1. 名称：止泻茶

材料：麦芽 30 克，鸡内金 10 克，粳米 30 克，茶叶 5 克。

制法：①将上述材料一起放入锅中，用小火炒至泛黄。②略捣碎后放入杯中，用沸水冲泡，盖紧杯盖，20 分钟后即可。

用法：请遵医嘱，代茶温饮，每日 1 剂。

功效：全方具有涩肠止泻的功效，适用于由于饮食不洁或不当引起的腹泻，症见腹痛即泻、泻后痛减等。

宜忌：妇人哺乳期忌饮。

2. 名称：温脾止泻茶

材料：淫羊藿 10 克，木香 5 克，神曲 10 克。

制法：①将上述材料研成粗末，用干净的纱布包好。②将纱布包放入保温瓶中，用适量沸水冲泡，盖紧瓶盖，15 分钟后即可。

用法：请遵医嘱，代茶饮服。

功效：全方具有温肾壮阳、行气止泻的功效，适用于治疗脾肾阳虚、久泻久痢，症见泻痢经久不愈、腹痛喜温、倦怠食少、舌淡苔白等。

宜忌：痢疾或泄泻初期、实邪未去者忌饮。

3. 名称：扶中茶

材料：炒白术 10 克，山药 5 克，龙眼肉 10 克。

制法：①将上述材料分别洗净，一同放入锅中。②加适量清水煎煮，待水沸腾后，去渣取汁即可。

用法：请遵医嘱，代茶饮服，每日 1 剂。

功效：全方具有补脾和中、益气止泻的功效，适用于治疗久泻久痢，属脾虚气弱或气血俱虚者，症见身体羸弱、食少乏力、心悸等。

宜忌：实证之症见气质腹胀、嗳气、泛酸、大便不爽者忌饮。

4. 名称：石榴皮茶

材料：石榴皮 10 克。

制法：①将鲜石榴皮洗净，切成片状。②将石榴皮片放入锅中，加入适量清水，煎煮熬汤，或者将石榴皮放入杯中，直接用沸水冲泡即可。

用法：请遵医嘱，代茶饮服。

功效：全方具有涩肠止泻的功效，主治慢性菌痢、阿米巴痢疾，慢性结肠炎之久泻、久痢、脱肛等症。

宜忌：泻痢初起腹痛，里急后重者忌饮。

5. 名称：姜枣茶

材料：红枣 10 克，生姜 10 克。

制法：①先将红枣和生姜放入锅中，焙干，然后研成末状。②再放于保温瓶中，冲入适量沸水，将瓶盖盖紧，约 15 分钟后便可。

用法：请遵医嘱，代茶饮服。

功效：全方具有益气补肝、温中散寒的功效，主治急、慢性肠炎、肠结核、肠功能紊乱等出现的泄泻，症见大便溏薄、水泻等。

宜忌：腹胀、大便有黏液及阴虚火旺者忌饮。

痢 疾

痢疾是一种急性肠道传染病，古称肠澼、滞下。痢疾一年四季均可发生，但以夏、秋季发病率高。它具有传染性，传播途径通过食物、水、日常生活接触型和苍蝇等途径传播，痢疾病人和带菌者是传染源。因此，搞好卫生是防止痢疾传播的重要手段。

痢疾临床表现为腹痛、腹泻、里急后重、排脓血便，伴全身中毒等症状。痢疾初起，先见腹痛，继而下痢，日夜数次至数十次不等。该病患者大多起病急，有发热、恶寒、腹痛、腹泻、下痢赤白、恶心、呕吐等症状，严重者会出现脱水等症状。幼儿是痢疾疾病中发病率较高的群体，家长应给予格外的关注。

中医认为，本病多因外受湿热、疫毒之气，内伤饮食生冷，损伤脾胃及脏腑而成。因此，对该病的治疗一方面要进行饮食调节，切忌生冷食物；另一方面，可以通过茶疗来健脾胃，从根上治疗该病。下面是几种常见的治疗痢疾的药草茶方。

1. 名称：山楂木香茶

材料：炒山楂 15 克，木香 10 克，红茶 15 克，红糖 15 克。

制法：①将山楂放入锅中，炒干。②与木香、红茶一起研成粗粉末状。

③置于保温瓶中，用适量沸水冲泡，加入红糖，将瓶盖盖紧，闷 15 分钟即可。

用法：请遵医嘱，代茶饮服，每日 1 剂，痢止后停用。

功效：方中山楂常用于治疗肠胃系统的疾病，在炒焦后有止泻的作用。全方具有健脾理气、解毒止痢的功效，适用于治疗下痢赤白、腹痛、里急后重等病症。

宜忌：湿热痢疾、发热、烦渴、舌红者忌用。

2. 名称：苦瓜茶

材料：干燥苦瓜 10~15 克。

制法：①将苦瓜晒干后，研成粗末状，然后置于保温瓶中。②用适量沸水冲泡，将瓶盖盖紧，闷 15 分钟即可。

用法：请遵医嘱，代茶饮服，每日 1 剂。

功效：全方具有清热消暑、明目解毒的功效，适用于治疗热病烦渴、下痢赤白、中暑、痈肿丹毒、恶疮等病症。

宜忌：脾胃虚寒、腹部冷痛所致泄泻者忌用。

3. 名称：陈皮艾叶茶

材料：艾叶 10 克，陈皮 10 克。

制法：①将艾叶、陈皮洗净后，共研成粗末状，用洁净的纱布包好。②将纱布包置于保温瓶中，用适量沸水冲泡，将瓶盖盖紧，闷 15 分钟即可。

用法：请遵医嘱，代茶饮服。

功效：全方具有温中行气、除湿止痢的功效，适用于治疗慢性痢疾，症见下痢赤白、腹部冷痛、喜温喜按等。

宜忌：湿热痢疾、泄泻者忌用。

4. 名称：二陈止痢茶

材料：普洱茶 10 克，陈皮 10 克，生姜 5 克。

制法：①将陈皮切碎，生姜切片，同普洱茶一起置于保温瓶中。②用适量沸水冲泡即可。

用法：请遵医嘱，代茶饮服，每日 1~2 剂。

功效：全方具有清热化湿、行气止痢的功效，可用于防治痢疾。

宜忌：虚寒泻痢、滑泄不止者忌用，失眠者不宜在睡前饮服。

5. 名称：木香止痢茶

材料：木香 10 克，赤药 10 克，生大黄 6 克。

制法：①三味材料清洗干净，然后一起置于保温瓶中。②用适量沸水冲泡即可。

用法：请遵医嘱，代茶饮服，每日 1~2 剂。

功效：全方具有清热解毒、调和气血的功效，适用于治疗湿热痢疾，症见腹痛、里急后重、便下脓血、肛门灼热、舌苔黄腻等。

宜忌：寒湿痢疾、下痢纯白黏冻及久泻久痢者忌用。

胃 痛

生活中，我们经常会说"胃疼"，一旦胃痛就不想进食，且坐立不安，正常的生活就受到影响。胃是人体消化系统中的重要环节，一旦胃出现问题，整个消化系统就会受阻，严重影响人们的身体健康和正常生活。

胃痛，又称胃脘痛，是指凡由于脾胃受损、气血不调所引起胃脘部疼痛的病证，是临床上常见的一个症状，多见急慢性胃炎，胃、十二指肠溃疡病，胃神经官能症。也见于胃黏膜脱垂、胃下垂、胰腺炎、胆囊炎及胆石症等病。

那么胃痛发生的原因是什么呢？通常可以概括为两类：一是由于忧思恼怒，肝气失调，横逆犯胃所引起，故治法以疏肝、理气为主；一是由脾不健运，胃失和降而导致，宜用温通、补中等法，以恢复脾胃的功能。

俗话说胃病"三分治七分养"。在胃病治疗上不要太依赖药物治疗，特别是西药，往往会对身体产生副作用。而是应该在生活中养成良好的生活习惯，切忌暴饮暴食，还要保持心情愉悦。此外，还可以通过茶疗的方式健脾胃，保证胃功能健全，这样才能有一个健康的身体和愉悦的心情。下面我们介绍几种治疗胃痛、保护脾胃的药草茶方。

1. 名称：绿梅茶

材料：绿萼梅 6 克，绿茶 6 克。

制法：将上述材料一同放入杯中，冲以适量的沸水即可。

用法：请遵医嘱，代茶饮服。

功效：全方具有疏肝理气、止痛的功效，适用于治疗肝气犯胃，症见胃脘走窜疼痛、时有胀气、嗳气或排气后有所缓解、吞酸吐酸、情绪波动时加剧等。

宜忌：阴虚重症者忌饮。

2. 名称：健胃消炎茶

材料：蒲公英 10 克，香附 5 克，陈皮 3 克。

制法：①将上述材料研成粗末，一同放入保温瓶中。②用适量沸水冲泡，盖紧瓶盖，约15分钟后即可。

用法：请遵医嘱，代茶饮服。

功效：全方具有清热和中、行气止痛的功效，适用于治疗慢性胃炎、浅表性胃炎、胃十二指肠溃疡等病症，症见胃脘胀痛、纳谷不佳、消化不良、大便不调等。

宜忌：脾胃虚寒者忌饮。

3. 名称：艾附暖胃茶

材料：艾叶10克，香附10克，大枣5枚。

制法：①将艾叶和香附研成粗末，与大枣一同放入保温瓶中。②用沸水冲泡，盖紧瓶盖，约15分钟后即可。

用法：请遵医嘱，代茶饮服。

功效：全方具有温胃散寒、行气止痛的功效，适用于治疗受寒冷饮致脘腹疼痛、喜温恶寒、恶吐清水、大便溏泄，属内有寒凝气滞者。

宜忌：胃阴不足或脾胃湿热者忌饮。

4. 名称：菖蒲和胃茶

材料：石菖蒲10克，茉莉花3克，绿茶3克。

制法：①将上述材料研成末状，放入保温瓶中。②用沸水冲泡，盖紧瓶盖，约15分钟后即可。

用法：请遵医嘱，代茶饮服。

功效：方中石菖蒲具有化湿和胃的作用；茉莉花具有理气和胃的作用。全方具有行气解郁、化湿和胃的功效，适用于治疗肝郁气滞而致的慢性胃炎，症见脘腹胀痛、食欲不振、嗳气频频、大便不爽、苔腻等。

宜忌：肺脾气虚或肾虚喘息者忌饮。

5. 名称：佛手止痛茶

材料：佛手6克，玫瑰花4克，绿茶2克。

制法：①将佛手清洗干净，与玫瑰花、绿茶一同放入保温瓶中。②用适量沸水冲泡即可。

用法：请遵医嘱，代茶饮服，胃痛时饮500毫升为宜。

功效：全方具有理气解郁、和胃止痛的功效，适用于治疗胃痛。

宜忌：佛手，阴虚有火，无气滞症状者慎服；玫瑰花有收敛作用，便秘者不宜饮用；玫瑰花性温热，阴虚火旺或是实热者慎用。

肺 炎

近年来，工业化迅速发展的同时，也带来了环境的污染，使肺炎发病率上升，严重危害着人们的身体健康和生命安全。

肺炎是一种常见的多发的感染性疾病，指终末气道、肺泡和肺间质的炎症。临床表现主要有发烧、咳嗽、多痰、胸痛等，重症者喘气急促、呼吸困难，可危及生命。

那么，哪些人容易患肺炎呢？主要是体质较弱或患有慢性疾病的人。比如：60 岁以上的老年人；反复发作呼吸道感染的儿童和成年人；患有慢性疾病的人，如心脏病、肺部疾病、肾病、肝病、糖尿病、恶性肿瘤的患者；长期住院或卧床在家的伤残病患者等。这些人往往免疫力较低，机体抵御外界有害病菌侵害的能力较弱。因此，增强体质，提高自身的免疫力，是预防肺炎的有效途径。

引起肺炎的原因有哪些呢？主要有细菌、病毒、支原体等多种。根据病因，可将肺炎分为细菌性肺炎、病毒性肺炎、支原体肺炎、真菌性肺炎等。其中，以细菌性肺炎最为常见，致病细菌多为肺炎球菌，达 83%。根据调查，在世界范围内，有 5%~10% 的健康成人和 20%~40% 的健康儿童是肺炎球菌的携带者。肺炎球菌一般寄居在正常人的鼻咽部，通常不会发病，当人体免疫力下降时，如感冒、劳累、慢性支气管炎、慢性心脏病、长期吸烟等，肺炎球菌即可乘机侵入人体，引起肺炎、中耳炎、鼻窦炎、脑膜炎、心内膜炎、败血症等疾病。

肺炎属中医"风温""咳嗽""肺热病"等范畴，中医茶疗在治疗肺炎方面有较好的疗效，且对身体没有伤害。下面是防治肺炎的药草茶方。

1. 名称：蒲公英大青叶茶

材料：蒲公英 30 克，大青叶 30 克。

制法：①将蒲公英和大青叶洗净，一同放入锅中。②加水适量煎煮，约 20 分钟后，去除残渣，将汁倒入杯中即可。

用法：请遵医嘱，代茶饮服。

功效：全方具有清热解毒、清肺止咳的功效，适用于治疗急性肺炎，症见咳嗽痰黄或灰白。

宜忌：脾胃虚寒者慎用。

2. 名称：熟地麦冬茶

材料：熟地黄 100 克，麦冬 100 克。

制法：①将锅洗净，置于火上。②熟地黄和麦冬洗净后一同放入锅中，加水适量煎煮，然后去除残渣，将汁倒出即可。

用法：请遵医嘱，代茶饮服，每日 1 剂，连服 4 天。

功效：全方具有滋阴补肾、润肺化燥的功效，适用于肺炎恢复期，症见低热自汗、咳嗽少痰、手足心热。

宜忌：熟地黄，脾胃虚弱、气滞痰多、腹满便溏者忌服；麦冬，脾胃虚寒泄泻、胃有痰饮湿浊及暴感风寒咳嗽者均忌服。

3. 名称：橘红茶

材料：橘红 3~6 克，绿茶 5 克，竹沥汁 20 毫升。

制法：①先将橘红、绿茶放入碗中，倒入沸水冲泡。②将橘红和绿茶从碗中取出，再放入沸水锅中隔水蒸约 20 分钟。③加入竹沥汁，搅匀即可。

用法：请遵医嘱，代茶饮服。

功效：全方具有清热化痰的功效，适用于肺炎，症见咳嗽、吐黄痰。

宜忌：橘红，风热咳嗽、口干舌红者忌用。

4. 名称：莲杏茶

材料：穿心莲 30 克，杏仁 9 克，千里光 30 克。

制法：①将上述三味材料一同放入锅中，加水适量煎煮。②然后过滤残渣，将汤倒出便可。

用法：请遵医嘱，代茶饮服，每日 1 剂，分两次服用，连服 3~5 日。

功效：全方具有清热解毒、降气止咳的功效，适用于肺炎初期，症见咳嗽、发热、咳痰等。

宜忌：杏仁，阴虚咳嗽及大便溏泄者忌服；穿心莲，脾胃虚寒者不宜长久服用；千里光，中寒泄泻者勿服。

失 眠

"失眠"这个词我们都不陌生，很多人都经历过失眠。在日常生活中，我们会因为一些精神因素而失眠，比如说思想的冲突、工作的紧张、学习的困难、希望的幻灭、亲人的离别等一些消极因素，或是成功的喜悦等积极因素，都可能带来失眠。

失眠并不只是单纯地难以入睡，它还包括一些其他的症状，比如说不能熟睡、早醒、醒后无法再入睡，频频从噩梦中惊醒，自感整夜都在做噩梦，容易被惊醒，对声音或灯光敏感等。造成失眠的原因有很多，主要包括环境的变化、不良的生活习惯、身体的不适以及精神的兴奋、情绪不稳定等。

失眠虽然不能算是严格意义上的疾病，但是对人们身体的危害是不容忽视的。失眠会引起人的疲劳感、不安、全身不适、无精打采、反应迟缓、头痛、注意力不能集中等。它的最大影响是精神方面的，失眠的人总爱多想，严重者会导致精神分裂和抑郁症、焦虑症、植物神经功能紊乱等功能性疾病，并可引发各个系统疾病，如心血管系统、消化系统疾病等。

失眠给人们带来很多烦恼，还会对人体产生不好的影响。如何摆脱失眠是很多人关心的问题。中医学历来重视睡眠科学，有"不觅仙方觅睡方"之说，认为人体休息关键在于睡眠质量。针对失眠也有许多方法，茶疗便是其中一种。下面是几种防治失眠的药草茶方。

1. 名称：柏子仁茶

材料：柏子仁 15 克。

制法：①将锅洗净，放入柏子仁，稍炒。②将炒好的柏子仁放入保温瓶中，用适量沸水冲泡，把瓶盖盖紧，闷 5 分钟后便可。

用法：请遵医嘱，代茶饮服，每日 1 剂。

功效：全方具有养心安神的功效，适用于治疗心气不足、失眠多梦等。

宜忌：脾虚便溏者慎用。

2. 名称：安眠茶

材料：枸杞子 20 克，百合 30 克，龙眼肉 20 克，酸枣仁 10 克，冰糖 50 克。

制法：①将枸杞子、百合、龙眼肉、酸枣仁洗净，冰糖打碎。②将锅洗净，放入酸枣仁炒香，然后加水适量，用文火煎 30 分。③滤去酸枣仁，留其汁液。④将百合、龙眼肉、枸杞子及酸枣仁汁一同放入锅中，加水适量，用小火炖熬 1 个小时，再加入冰糖溶解即可。

用法：请遵医嘱，代茶饮服，每日早、晚当早餐和夜宵食用。

功效：全方具有滋补肾气、凝神安眠的功效。

宜忌：枸杞子因温热身体的效果相当强，正在感冒发烧、身体有炎症、腹泻的人慎用；龙眼肉甘温而润，恐有滞气，内有痰火及湿滞停饮者忌服。

3. 名称：薰衣草绿茶

材料：薰衣草 2 克，绿茶 5 克，五味子 2 克。

制法：①先将薰衣草、绿茶放入杯中，用沸水冲泡。②再将五味子放于锅中，加水适量，煎煮，去渣取汁。③再将两者混合便可。

用法：请遵医嘱，代茶饮服，临睡前饮。

功效：全方具有清心安神的功效，适用于慢性失眠患者。

宜忌：五味子，外有表邪、内有实热，或咳嗽初起、痧疹初发者忌服；薰衣草，低血压患者适量使用，妇女怀孕初期应避免使用。

贫 血

贫血是一种常见的病症，据世界卫生组织统计，全球约有 30 亿人不同程度贫血，每年因患贫血引致各类疾病而死亡的人数上千万。中国患贫血的人口概率高于西方国家，在患贫血的人群中，女性明显高于男性，老人和儿童高于中青年。据统计，妇女贫血发病率高达 64.4%，其主要原因是女性的例假、怀孕时自身及胎儿对生血物质的双重需求及分娩出血等造成失血过多。而且，现在很多女性因减肥而过度节食，造成营养失调，形成新的社会形态下严重贫血的又一个人群。

贫血是指全身循环血液中红细胞总量减少至正常值以下。沿海和平原地区，成年男子的血红蛋白如低于 12.5 克/分升（g/dl），成年女子的血红蛋白低于 11.0 克/分升（g/dl），可以认为有贫血。12 岁以下儿童比成年男子的血红蛋白正常值约低 15% 左右，男孩和女孩无明显差别）。贫血通常可分为：缺铁性贫血、出血性贫血、溶血性贫血、巨幼红细胞性贫血和再生障碍性贫血，在治疗时要根据不同的类型来对症治疗。贫血原因大致有以下几个方面：营养不良，一般为造血原料不足所致，多见于缺铁及叶酸；造血障碍，多见于血液系统疾病；失血，通常为外伤性及女性生理性，也有肿瘤性失血等。

贫血的症状通常表现为疲乏、困倦无力，还有活动后出现心悸、气短，头疼、头晕、耳鸣、注意力不集中、嗜睡、食欲减退、腹胀恶心等发生于心脑血管系统和中枢神经系统的症状。此外，贫血症患者会有皮肤干燥、头发枯干等外在表现。

治疗贫血只靠药物治疗是不行的，更重要的是要在日常生活中注重饮食调节，同时避免过度劳累、保证睡眠。此外，茶饮药材中有很多可以起到补气生血、活血养血的作用，是治疗贫血症的不错选择。下面是几种较为有效的茶方。

1. 名称：龙眼茶

材料：龙眼肉 8 克，绿茶 6 克，冰糖适量。

制法：①将龙眼肉与绿茶一起放入保温瓶中，用沸水冲泡，盖紧瓶盖。②闷泡约 5 分钟后，再加入适量冰糖，调匀即可。

用法：请遵医嘱，代茶饮服。

功效：全方具有补心脾、益气血、安心神的功效，适用于贫血症属气血两亏者。

宜忌：内有痰火及湿滞停饮者忌饮。

2. 名称：地黄茶

材料：川芎 5 克，当归 6 克，地黄 10 克。

制法：①将上述三味材料去杂洗净后共研为细末，一同放入保温瓶中。②用适量沸水冲泡，盖紧瓶盖，约 15 分钟即可。

用法：请遵医嘱，代茶饮服。

功效：全方具有活血养血的功效，适用于贫血症属血虚萎黄者。

宜忌：阴虚火旺、上盛下虚者忌饮。

3. 名称：黄芪人参茶

材料：黄芪 600 克，人参 600 克，蜂蜜适量。

制法：①将黄芪、人参切成片状。②将两者一同放入锅中，加入适量清水煎煮，待汤变浓时，停火，将汁倒出即可。

用法：请遵医嘱，代茶饮服，每次饮用时取约 10 克，加入温水冲泡饮用。

功效：全方具有补气生血的功效，适用于贫血症属脾肺气虚兼肠燥便秘者。

宜忌：阴虚、实证、热证者忌饮。

4. 名称：党参红茶

材料：红茶 1 克，蜜炙党参 25 克。

制法：①将上述两味材料放入茶壶中，用沸水冲泡。②静泡 5 分钟后，即可饮用。

用法：请遵医嘱，代茶饮服，每日 1 剂，分 3 次温服。

功效：全方具有补中益气、健脾养血的功效，适用于治疗营养不良性贫血症。

宜忌：脾胃气虚且血压偏高者，宜用绿茶；党参不宜与藜芦一同食用。

5. 名称：黄豆红枣茶

材料：红茶 3 克，黄豆 30 克，红枣 30 克，食盐 1 克。

制法：①将黄豆、红枣洗净后一同放入砂锅内，加水适量，煎煮。②待黄豆红枣煮熟后再与茶汁混合在一起，然后调入食盐即可。

用法：请遵医嘱，代茶饮服，每日 1 剂。

功效：全方具有滋补养血的功效，适用于治疗缺铁性贫血症。

宜忌：黄豆食用过多，不易消化，脘腹胀满；经期不宜食用太多黄豆制品。

胆结石

随着人们生活水平的提高，饮食习惯的改变，高热量食物摄入量越来越高，进入人体的胆固醇等含量也随之增高，从而导致了我国的胆石症从胆管的胆色素结石为主逐渐转变为以胆囊胆固醇结石为主。按照结石发生部位的不同，分为胆囊结石、肝内胆管结石和胆总管结石。根据调查结果，我国患病人群中，患胆囊结石的约占一半，肝内胆管结石约占 36%，胆总管结石的约为 11%。

胆结石是指发生在胆囊内的结石所引起的疾病，是一种常见的消化系统疾病。随着年龄增长，其发病率也逐渐升高，且女性明显多于男性。胆结石病发的原因可分为不可变更因素和后天因素两部分。前者主要是先天的因素，遗传因素是胆石病的发病机制之一，同时年龄的增长也是该病发生的原因之一；后者主要包括饮食习惯，例如低纤维、高热卡食物者的发病率较高，同时妊娠、肥胖、长时间禁食、代谢综合征、降脂药、口服避孕药等都可能是引发胆结石的因素。

胆结石患者在早期通常没有明显的症状，因此很难在早期发现。该病发作时，常见的症状有发热并伴有寒颤、腹痛，腹痛后恶心、呕吐，部分患者还会出现黄疸，表现为眼睛巩膜颜色变黄。腹痛多为典型的胆绞痛，通常在饱餐、过度劳累或剧烈运动后发生，除剧烈疼痛外，还使人坐卧不安、心烦意乱、大汗淋漓、面色苍白等表现，每次发作可持续 10 分钟至数小时，数日才能缓解。

胆结石是容易治疗的疾病，对于有症状的胆结石患者，如果不及时就医，可能发生严重的并发症。目前，治疗胆结石的方法有很多，手术并不是唯一的方法。中医疗法中，茶疗方法就有很多用于疏肝利胆、消积化石的方子。下面是几种可用于胆结石防治的药草茶方。

1. 名称：三金消石茶

材料：鸡内金 10 克，金钱草 10 克，郁金 5 克。

制法：①将上述三味材料共研成末状，然后一同放入保温瓶中。②用适量沸水冲泡，盖紧瓶盖，15 分钟后，将汁倒出便可。

用法：请遵医嘱，代茶饮服。

功效：全方具有消积化石、疏肝利胆的功效，适用于治疗慢性胆囊炎、胆结石症，症见右上腹反复疼痛、进食油腻后加重、检查提示有胆结石形成。

宜忌：无内实证者忌服。

2. 名称：消胆石茶

材料：金钱草 15 克，枳实 10 克，大黄 5 克。

制法：①将上述三味材料共研成末状，然后一同放入保温瓶中。②用适量沸水冲泡，盖紧瓶盖，15 分钟后，将汁倒出便可。

用法：请遵医嘱，代茶饮服。

功效：全方具有清热通腑、利胆消石的功效，适用于治疗胆囊炎、胆结石症引起的右上腹反复疼痛、大便干、口干苦、舌红苔腻或出现黄疸。

宜忌：胃及十二指肠溃疡者不宜服用。

3. 名称：金钱虎杖茶

材料：金钱草 20 克，虎杖 10 克。

制法：①将上述三味材料共研成末状，然后一同放入保温瓶中。②用适量沸水冲泡，盖紧瓶盖，15 分钟后，将汁倒出便可。

用法：请遵医嘱，代茶饮服。

功效：全方具有消炎利胆、排石止痛的功效，适用于治疗急性胆囊炎、胆结石症。

宜忌：脾胃虚弱、大便稀溏者忌服。

4. 名称：猫须草茶

材料：猫须草 50 克。

制法：①将上述材料放入保温瓶中，用适量沸水冲泡。②盖紧瓶盖，静泡 15 分钟后便可饮用。

用法：请遵医嘱，代茶饮服，当日服完。

功效：全方具有排石利尿的功效，适用于治疗肾结石、胆结石、膀胱结石。

宜忌：脾胃虚寒者忌服。

5. 名称：金钱草迷迭茶

材料：迷迭香 15 克，金钱草 11 克，绿茶 8 克。

制法：①将上述三味材料一同放入保温瓶中。②用沸水冲泡，盖紧瓶盖闷泡，20 分钟后，过滤掉残渣，将汁倒出便可。

用法：请遵医嘱，代茶饮服，当日服完。

功效：全方具有利尿、排石的功效，适用于治疗胆结石等。

宜忌：脾胃虚寒者及孕妇忌服。

中 暑

炎炎夏日，中暑的情况有很多。在高温作业的车间工作，如果再加上通风差，则极易发生中暑；夏季高温时，农业及露天作业时，受阳光直接暴晒，再加上大地受阳光的暴晒，使大气温度再度升高，造成人的脑膜充血，大脑皮层缺血而引起中暑；在公共场所中，人群拥挤集中，产热集中，散热困难，也容易造成中暑。

中暑是指在高温和热辐射的长时间作用下，机体体温调节障碍，水、电解质代谢紊乱及神经系统功能损害的症状的总称。据发病机制和临床表现的不同，通常将中暑分为热痉挛、热衰竭和热射病三种类型。热痉挛，是在高温环境下进行剧烈运动大量出汗，活动停止后常发生肌肉痉挛；热衰竭，指由于体液和体钠丢失过多引起循环容量不足所致，表现为多汗、疲乏、无力、头晕、头痛、恶心、呕吐和肌痉挛、脱水等症状，常发生于老年人、儿童和慢性疾病患者；热射病，是一种致命性急症，主要表现为高热（直肠温度≥41℃）和神志障碍。

中暑是一种威胁生命的急诊病，若不给予迅速有力的治疗，可引起抽搐和死亡，永久性脑损害或肾脏衰竭，必须引起人们的高度重视。防治中暑的方法有很多，比如说多通风、多喝水，尽量避免暴晒在阳光下等。此外，人们还可以通过喝茶来防治中暑，一方面可以给身体补充水分，另一方面可以有效防治中暑。下面是几种具有消暑作用的药草茶方。

1. 名称：清络茶

材料：鲜荷叶 5 克，丝瓜皮 5 克，金银花 5 克，西瓜皮 5 克，扁豆花 5 克。

制法：①将鲜荷叶弄碎，西瓜皮切为片状，与其他材料一同放入保温瓶中。②用沸水冲泡，盖紧瓶盖，约15分钟后便可。

用法：请遵医嘱，代茶饮服。

功效：全方具有祛暑清热的功效，适用于治疗夏日感受暑邪，症见身热、口渴、心烦等，亦可作为饮料。

宜忌：夏季因湿浊蕴中而化热者不宜饮用。

2. 名称：青蒿茶

材料：青蒿30克，生甘草5克。

制法：①将上述材料洗净，一同放入保温瓶中。②用沸水冲泡，盖紧瓶盖，约15分钟后便可。

用法：请遵医嘱，代茶饮服，当日内饮尽。

功效：全方具有清暑、益气、退热的功效，适用于治疗受暑发热、口渴心烦；结核病骨蒸痨热、低烧不退；黄疸发热等。

宜忌：感冒发热，伴恶寒、无汗者，不宜饮用。

3. 名称：藿香茶

材料：藿香15克。

制法：①将藿香洗净，放入保温瓶中。②用沸水冲泡，盖紧瓶盖，约10分钟后便可。

用法：请遵医嘱，代茶饮服，当日内饮尽。

功效：藿香具有芳香化湿、解表清暑的作用，是防治中暑的常用药材。全方具有清暑辟浊、利湿醒脾的功效，适用于治疗夏季感受暑湿浊邪、头昏胸闷、恶心作呕，或伴困倦不舒，并可用作防止中暑。

宜忌：阴虚火旺及胃有实热者不宜饮用。

4. 名称：退热除蒸茶

材料：地骨皮9克，银柴胡6克，生甘草3克。

制法：①将上述材料共研为粗末，放入保温瓶中。②用适量沸水冲泡，盖紧瓶盖，约15分钟后便可。

用法：请遵医嘱，代茶饮服，每日1剂，热退后即停用。

功效：全方具有清热凉血、退蒸热的功效，适用于治疗午后潮热或低热不退。

宜忌：外感风寒、恶寒发热者忌用。

5. 名称：苦瓜茶

材料：苦瓜1个，绿茶适量。

制法：①将苦瓜上端切开，挖去瓤，装入绿茶，挂于通风处，阴干后取下；②将苦瓜洗净，连同茶叶切碎，混匀；③每次取 10 克放于保温瓶中，用沸水冲泡，盖紧瓶盖，30 分钟后即可。

用法：请遵医嘱，代茶饮服。

功效：全方具有清热解暑、除烦的功效，适用于治疗中暑发热、口渴烦躁、小便不利等。

宜忌：脾胃虚弱者不宜饮服。

口 臭

随着社会经济发展，人们生活水平不断提高，社会交往活动逐步增多，人与人的交往逐步成为一种必备的生存手段之一。为此，人们也更加关注生活质量及自身社会形象。但是口臭则严重妨碍了人与人的交往，给人们造成很多困扰，比如说应聘遭拒、同事不接近、邻居不喜欢、爱人"保持距离"、孩子"直言不讳"、社交场合冷遇、家庭生活隔阂等。

口臭，亦称口腔异味，指口腔内的不良气味，是口内出气臭秽的一种症状。贪食辛辣食物或暴饮暴食、疲劳过度、感邪热、虚火郁结，或某些口腔疾病，如口腔溃疡、龋齿以及消化系统疾病都可能引起口臭。

口臭给人们的身体和心理健康都会产生不好的影响。口臭会影响自身食欲、加重口腔疾病，并与肠胃疾病有密切关系。调查表明，口臭严重者其口腔疾病的发病率比常人高出至少 50 倍。同时，口臭还会影响自身的心情和社交活动，心理学及生理学研究表明，清新的口气不但能够令人感觉愉快，增强自信，甚至能增强人的判断能力。

防治口臭、摆脱口臭给自身带来的交际障碍和心理阴影，是很多患者梦寐以求的事情。治疗口臭的方法各式各样，比如说咀嚼口香糖等，但这只能暂时缓解口臭，而无法针对病因进行根治。中医认为，口臭多由肺、脾、胃积热或食积不化所致，这些东西长期淤积在体内排不出去就变成了毒素。口臭的形成大多是由身体毒素长期累积形成的，因此，消除口臭需要从根本上对身体进行调理才可根除，切不可急于求成用一些对肠胃刺激较大的药物。下面我们介绍几种药草茶，可以起到调理脾胃的作用，从根本上防治口臭。

1. 名称：荷草绿茶

材料：薄荷 15 克，甘草 3 克，绿茶 5 克，蜂蜜 25 克。

制法：①将薄荷、绿茶、甘草一起放入砂锅内。②加入适量的清水，煎煮。③沸腾后，再煮 10 分钟，停火。④过滤掉残渣，将汁倒入杯中。⑤在汁中调入蜂蜜，搅拌均匀即可。

用法：请遵医嘱，代茶饮服，每日 1 剂，分几次服用。

功效：全方具有清热疏风、利咽喉的功效，适用于治疗口臭等疾病。

宜忌：阴虚血燥、肝阳偏亢、表虚汗多者忌用。

2. 名称：香茶饼

材料：孩儿茶 120 克，桂花 30 克，薄荷叶 30 克，硼砂 1 克，甘草适量。

制法：①将孩儿茶、桂花、薄荷叶、硼砂分别烘干研成粉末，混合在一起备用。②将甘草洗净，放入锅中，加清水适量煎煮，去除残渣，将汁倒出。③与研制好的药粉拌匀，一同倒入锅中，用文火熬成膏，然后取出，做成饼即成。

用法：请遵医嘱，食用。

功效：全方具有香口除臭的功效，适用于痰热、口齿诸病以及各类口病引起的口臭。

宜忌：薄荷叶、硼砂性凉，阴虚血燥、肝阳偏亢、表虚汗多者慎用。

3. 名称：子肉绿茶

材料：诃子肉 6 克，儿茶末 30 克，硼砂 1.5 克，麝香 0.3 克，绿茶 60克，甘草适量。

制法：①将诃子肉、儿茶末、硼砂、麝香共研为细末。②将甘草放入茶壶中，用沸水冲泡。③用甘草茶汁与研制好的细末混合，制成丸或片即可。

用法：请遵医嘱，口服，每日 2 次，每次服用 6 克。

功效：全方具有清胃泻火、生津止渴的功效，适用于治疗口臭、口干、口舌生疮等病症。

宜忌：诃子肉性温，凡外邪未解，内有湿热火邪者忌服；硼砂性凉，内服慎用。

4. 名称：菊花甘草茶

材料：菊花 10 克，甘草 6 克，冰糖适量。

制法：①将菊花、甘草一同放入保温瓶中，冲入沸水 200 毫升，盖紧瓶盖，闷泡 15 分钟；②打开瓶盖，加入冰糖，搅拌均匀即可。

用法：请遵医嘱，代茶饮服。

功效：全方具有清热解毒的功效，适用于治疗胃火口臭。

宜忌：素有胃寒胃痛、慢性腹泻便溏者勿用。另外，如有湿浊中阻而脘腹胀满、呕吐及水肿者，禁止长期饮服甘草。

5. 名称：山楂陈皮饮

材料：生山楂 10 克，陈皮 6 克，生甘草 4.5 克。

制法：①将上述材料洗净后，一起放入锅中，加水适量，煎煮。②待茶煮好后，滤出茶渣，将茶汤倒入杯中即可饮用。

用法：请遵医嘱，代茶饮服。

功效：全方具有理气健脾、化滞消积的功效，适用于治疗消化系统疾病引起的口臭。

宜忌：热证或阴虚内热者慎用。胃酸过多、消化性溃疡和龋齿者，及服用滋补药品期间忌饮。

便 秘

人的身体就像一部机器一样，每个器官是支持人体运作的零件，这样才保持了人体正常的新陈代谢。而便秘则使得人体正常的运作被破坏，使人体的垃圾不能顺利排出，不仅给身体带来不适，引起人们情绪的改变，使人心烦意乱、注意力涣散，影响日常生活与工作，而且还可能引发多种疾病。

便秘是消化系统疾病的常见症状，是指排便不顺利的状态，包括粪便干燥排出不畅和粪便不干亦难排出两种情况。一般每周排便少于 2~3 次（所进食物的残渣在 48 小时内未能排出）即可称为便秘。

便秘是生活中常见的一种症状，很多人都经历过，那为什么会便秘呢？据肛肠专家介绍，便秘的原因主要有以下几点：饮食中缺少粗纤维；久坐不动，身体缺乏运动，肠道肌肉就变得松弛，蠕动功能减弱，送便排出的力量小；过度劳累、精神紧张会抑制肠蠕动和消化液分泌，导致消化不良，引起便秘；饮水不足；排便习惯不佳，工作紧张忙碌，或时间紧迫，有了便意也不及时排便，常常忍着，直肠感觉神经就变得迟钝，出现习惯性便秘；肠道有益菌不足，造成消化不良，引起便秘。便秘患者只有了解造成自身便秘的原因，并及时纠正生活中可能导致便秘的不良习惯，才能尽快远离便秘。

便秘对人体的危害是多方面的。便秘时，排便困难可直接引起或加强肛门直肠疾患，如直肠炎、肛裂、痔等；粪便滞留，有害物质吸收可引起胃肠神经功能紊乱而致食欲不振，腹部胀满，嗳气，口苦等；因便秘而使肠内致癌物长时间不能排除而导致结肠癌，据资料表明，严重便秘者约10%患结肠癌。此外便秘还可能引发心脑血管疾病、干扰大脑功能、影响皮肤健康等。

目前，随着人们生活质量的提高，也越来越重视便秘的危害。关于便秘的治疗，中医疗法是应用比较广泛的，因为该疗法可以从内部进行根本性调理，而且没有副作用。其中茶疗是一个治疗便秘的不错选择。下面我们介绍几种治疗便秘的药草茶。

1. 名称：麻仁蜜饮

材料：火麻仁 15 克，蜂蜜 10 克。

制法：①取一干净的锅，置于火上，放入火麻仁，炒香。②将炒好的火麻仁研成细末。③放入杯中，加入蜂蜜，用温水冲开即可。

用法：请遵医嘱，代茶饮服。

功效：全方具有润肠通便的功效，适用于老人、小儿及产妇便秘。

宜忌：急性肠炎泻下、成水样便者忌饮。

2. 名称：槐花蜜饮

材料：槐花 10 克，蜂蜜 10 克，绿茶 3 克。

制法：①将上述材料放入保温瓶中，用适量沸水冲泡。②再加入蜂蜜搅拌均匀即可。

用法：请遵医嘱，代茶饮服。

功效：全方具有清热润肠、凉血止血的功效，适用于治疗大便干结、腹胀而痛、口干口苦、面红身热，或大便带血之老年性或习惯性便秘等。

宜忌：湿痰咳喘者忌饮。

3. 名称：枳术生地黄茶

材料：枳实 2 克，炒白术 3 克，生地黄 3 克。

制法：①将上述三味材料一同放入保温瓶中，冲入适量沸水。②盖紧瓶盖，约 15 分钟后便可。

用法：请遵医嘱，代茶饮服。

功效：全方具有健脾消积、养阴通便的功效，适用于气阴两虚、饮食停滞之便秘，症见脘腹痞满、不思饮食等。

宜忌：实热便秘者、寒积便秘者忌饮。

4. 名称：番茄叶茶

材料：番茄叶 3~10 克。

制法：将番茄叶放入杯中，用适量沸水冲泡便可。

用法：请遵医嘱，代茶饮服。

功效：全方具有泻热导滞的功效，适用于治疗热结便秘，症见大便干燥、口干口臭、面赤身热、小便短赤、心烦、腹胀或腹痛等。

宜忌：不宜久饮，病愈即停。脾胃虚寒、食少便溏者慎用。

5. 名称：决明苁蓉茶

材料：决明子 2 克，肉苁蓉 2 克，蜂蜜 3 克。

制法：①取一干净的锅，置于火上，放入决明子，炒至发黄。②然后与肉苁蓉一同研制成末，放入保温瓶中。③用适量沸水冲泡，盖紧瓶盖，闷 15 分钟。④加入蜂蜜，调匀便可。

用法：请遵医嘱，代茶饮服。

功效：全方具有温阳、润肠、通便的功效，适用于治疗阳虚便秘、习惯性便秘和老年便秘。

宜忌：阳虚火旺或肠胃实热之便秘者忌用。

6. 名称：当归茶

材料：当归 20 克

制法：①将当归洗好，按自己的喜好切成好看的样子。②放入锅中，加水，用大火煮，烧开后，改为小火，再煮 15 分钟。③待到香味四溢的时候，把当归捞出，当归茶就做好了。

用法：请遵医嘱，代茶饮服。

功效：当归可以刺激肠胃蠕动，使排便润滑，尤其对慢性便秘和神经性便秘有特殊疗效。

宜忌：热盛出血者禁服，湿盛中满及孕妇慎服。

7. 名称：桃仁大黄桂枝茶

材料：桃仁 70 克，大黄 30 克，桂枝 15 克，水 2 升。

制法：①将桃仁捣碎，放到纱布袋中，加水 2 升，煮 10 分钟左右。②将纱布袋捞出，在水中再加入大黄和桂枝，继续煮 5~7 分钟。③最后将渣子滤除，一道完美的桃仁大黄桂枝茶即做好了。

用法：请遵医嘱，代茶饮服。

功效：尤其适合急性、慢性便秘患者，口中淡无味的时候也可饮用。

宜忌：请遵医嘱，孕妇禁用。

8. 名称：决明子茶

材料：决明子 20~30 克。

制法：①将决明子放入水中，上火熬煮。②熬到汤收到一半时关火。③将渣滓过滤，只取汤汁即可。

用法：请遵医嘱，代茶饮服，饭后两小时后饮用一杯。

功效：决明子茶可以作为温和的通便剂，决明子还具有治疗高血压和醒酒的功效。

宜忌：脾胃虚寒、气血不足者不宜服用。

9. 名称：芦荟茶

材料：新鲜芦荟适量

制法：①把洗净的芦荟切成 8 毫米厚的薄片。②放入锅中加入水，没过芦荟即可，用小火煮熟后滤出芦荟即可饮用。

用法：请遵医嘱，代茶饮服。

功效：芦荟中的成分具有调理肠胃和导泻的作用，对便秘有不错的疗效。

宜忌：体质虚弱者和少儿要慎用；孕妇或经期妇女不可食用；痔疮出血、鼻出血的患者不要服用。

10. 名称：山楂核桃茶

材料：核桃仁 150 克，白砂糖 200 克，山楂 50 克。

制法：①核桃仁加适量水浸泡 30 分钟，洗净后再重新加少许水，磨成浆，加适量水稀释调匀，装容器备用。②山楂洗净入锅加适量水，在火上煎熬 3 次，每次 20 分钟，过滤去渣，取汁浓缩为 1000 毫升。③锅置火上，倒入山楂汁，加入白糖搅拌，待溶化后，再缓缓倒入核桃浆，边倒边搅匀，烧至微沸出锅装碗，即成。

用法：请遵医嘱，代茶饮服。

功效：有助消化、宽肠通便的作用。每日 2 次，每次 15~20 毫升。

宜忌：不能与野鸡肉、酒、海鲜、猪肝、人参、柠檬同食。

痛 经

痛经是妇科常见病和多发病，困扰着很多女性，未婚女青年及月经初期少女更为普遍。其发病之高、范围之广、周期之近、痛苦之大，严重影响了广大女性的工作和学习，降低了生活的质量。

痛经是指妇女在经期及其前后，出现小腹或腰部疼痛，甚至痛及腰骶。每随月经周期而发，严重者可伴恶心呕吐、冷汗淋漓、手足厥冷，甚至昏厥等症状。目前临床常将其分为原发性和继发性两种，原发性痛经多指生殖器官无明显病变者，故又称功能性痛经，多见于青春期、未婚及已婚未育者。此种痛经在正常分娩后疼痛多可缓解或消失。继发性痛经多因生殖器官有器质性病变所致。

引起痛经的原因主要有四个方面。一是生理因素，由于月经期出血过多导致血钙的流失，然而正值青春期的女性对钙的需求又正好较大，如果严重缺钙，血钙降得更低，就会时常造成子宫壁的肌肉痉挛收缩而导致疼痛；二是受凉因素，因天气寒冷或衣着过少而受凉，导致气血凝滞，经血无法畅通排出而加重痛经；三是劳累因素，经期女性的体质本来就不如平时好，需要补充营养和多加休息，过重的体力劳动会加重出血及痛经；四是饮食因素，月经期常吃冷饮及梨等生冷食物，易导致气血凝滞，加剧疼痛。因此，女性朋友要在平时注意保证营养充足，少吃生冷食物，同时月经期间注意保暖和休息。

很多痛经患者往往在腹痛时通过止疼药来缓解疼痛，这可以短时间内减少痛经带来的痛苦，但不是长久之计。长期服用止疼药，会使人对药物产生依赖性，给人体带来伤害，而且不能从根本上治疗痛经。而中医疗法中的茶疗在治疗痛经方面有着悠久的历史，更注重从内调理，效果明显且无副作用。下面我们介绍几种常用于治疗痛经的茶方。

1. 名称：玫瑰花茶

材料：玫瑰花 15 克。

制法：将玫瑰花放于保温瓶中，用适量沸水冲泡，待溢出香味即可。

用法：请遵医嘱，代茶饮服。

功效：全方具有理气解疏、活血散瘀的功效，适用于治疗肝郁气滞型痛经。

宜忌：玫瑰花性温，故阴虚有火、内热炽盛者慎用。

2. 名称：疗痛经茶

材料：益母草 20 克，玄胡索 15 克。

制法：①上药按比例加倍，共研末，用纱布袋分装，每包 20 克。②每次取 1 包，置于保温杯中，用沸水适量冲泡，盖紧瓶盖，15 分钟后即可。

用法：请遵医嘱，代茶饮服，每日 1~2 包，于经前 2~3 天开始饮用，至经净后止，连用 3 个月。

功效：全方具有活血、通经、止痛的功效，适用于治疗痛经、产后恶露不下、小腹疼痛等病症。

宜忌：经期前后带下色黄、味臭、小腹胀痛者忌用。

3. 名称：当归茶

材料：当归 10 克。

制法：①将当归放入锅中，加水适量，煎煮。②待沸腾后，去除残渣，将汁倒出即可。

用法：请遵医嘱，代茶饮服。

功效：全方具有补血活血、调经止痛的功效，适用于治疗血虚血瘀有寒型痛经，症见经血量少、色暗有瘀块。

宜忌：湿阻中满及大便溏泄者慎服。

4. 名称：凌霄花茶

材料：凌霄花 5 克左右。

制法：①将凌霄花放于保温瓶中，用沸水冲泡。②盖紧瓶盖，静泡约 2~3 分钟后，即可饮用。

用法：请遵医嘱，代茶饮服，可放入适量蜂蜜调味。

功效：全方具有行血祛瘀、凉血祛风的功效，适用于治疗血瘀所致的痛经。

宜忌：孕妇慎服，素有气血虚弱、内无瘀热及脾虚便溏者勿用。

5. 名称：芍药姜附茶

材料：白芍 15 克，香附 5 克，干姜 5 克。

制法：①将上述材料共研为末状，用干净的纱布包好。②放于保温瓶中，用适量沸水冲泡，盖紧瓶盖，约 15 分钟即可。

用法：请遵医嘱，代茶饮服。

功效：全方具有行祛寒、理气、止痛的功效，适用于治疗经前或经行时小腹胀痛，得暖则痛减，伴有肢冷畏寒，症属寒凝气滞者。

宜忌：经行腹痛，因多产或房劳、精血亏虚所致者忌用。

带下症

带下症是妇科临床多见的症状，在门诊病人中约占 30%，它困扰着很多女性，给她们的正常生活带来影响。

带下病是指带下的期、量、色、质、气味发生异常，并伴有局部或全身症状为特征的疾病。临床表现以阴道分泌物量多为主，带下色白、质稀、味腥，或色黄、质稠如涕如脓，且连绵不断。

本病的产生多因脾虚湿热，或寒湿困脾而致冲任不固，带脉失约所致。古有五色带之名，尤以白带为多见。中医将白带分为赤、黄、白、黑、青五色白带，临床常见病理性白带有白、黄、赤白带。其中白带色白量多、质稀如涕、淋漓不绝，多属脾肾阳虚、寒湿下注；黄带色黄、质黏臭秽，多属湿热下注；赤白带即白带中混有血液、赤白均见，多属于肝经郁热或湿热下注。在治疗时应先确定病症类型、对症下药，才能取得较好的疗效。

在带下症的治疗中，中医治疗是非常有效的。中医认为带下症多病发于肝、脾、肾及六淫之邪侵袭所致，治疗应以健脾益气、化湿止带、补中益气为治疗原则，才能从根本上防治带下症。下面我们介绍几种中医茶疗中对该病症有较好疗效的药草茶方。

1. 名称：臭椿皮茶

材料：臭椿皮 10 克，石榴皮 15 克，红茶 5 克。

制法：①将上述三味材料共研为粗末。②置于保温瓶中，用沸水冲泡，盖紧瓶盖，15 分钟后即可。

用法：请遵医嘱，代茶饮服。

功效：臭椿皮具有清热燥湿、涩肠、止血、止带、杀虫等作用；石榴皮具有涩肠、止血、驱虫等作用。全方具有固涩止带的功效，适用于带下白多赤少、绵绵不绝、腰酸腹隐痛者。

宜忌：脾胃虚寒者、滞下积气未尽者、痢疾未尽者等慎服。

2. 名称：茴香红糖茶

材料：小茴香 50 克，干姜 15 克，红糖 30 克。

制法：①将小茴香和干姜捣碎，与红糖一同置于保温瓶中。②用适量沸水冲泡，盖紧瓶盖，10 分钟后即可。

用法：请遵医嘱，代茶饮服。

功效：全方具有温经活血、暖宫止带的功效，适用于寒湿带下症见带下清稀、量多、腰酸乏力、四肢发凉、舌苔白、脉沉迟等。

宜忌：阴虚火旺者慎服。

3. 名称：止带茶

材料：酢浆草 60 克，红糖 30 克。

制法：①将酢浆草捣碎，与红糖一同置于保温瓶中。②用沸水冲泡，盖紧瓶盖，10 分钟后即可。

用法：请遵医嘱，代茶饮服。

功效：酢浆草具有清热利湿、凉血散瘀、消肿解毒的作用。全方具有消炎止带的功效，适用于治疗白带过多和盆腔炎。

宜忌：酢浆草性寒，脾胃虚寒者慎服。

4. 名称：马兰根茶

材料：马兰根 20 克，大枣 10 枚。

制法：①将马兰根洗净，与大枣一同放于锅中，加水适量煎煮。②待茶煮好后，过滤掉残渣，将汁倒入杯中即可。

用法：请遵医嘱，代茶饮服。

功效：全方具有清热利湿、凉血解毒、补脾和胃的功效，适用于治疗湿热带下。

宜忌：马兰根辛凉，脾胃虚寒者病好即止，不宜久服。

月经不调

很多女性朋友都会有这样的困扰，即月经时间不固定，难以把握。有时会提前很长时间让人措手不及；有时又会拖后，让人总是担忧。同时月经不调还会带来腹痛等病症，让很多女性很烦恼。拥有健康正常的生理期是很多女性朋友的愿望。

月经不调是妇科常见病，表现为月经周期或出血量的异常，或是月经前、经期时的腹痛及全身症状。月经不调的症状通常表现为以下几个方面：一是不规则子宫出血，包括月经过多或持续时间过长和月经过少，经量及经期均少；二是功能性子宫出血，内外生殖器无明显器质性病变，而由内分泌调节系统失调所引起的子宫异常出血，常见于青春期和更年期。此外还包括绝经后阴道出血和闭经。前者指月经停止 6 个月后的出血，常由恶性肿瘤、炎症等引起；后者从未来过月经或月经周期已建立后又停止 3 个周期以上的情况，前者为原发性闭经，后者为继发性闭经。

长时间的月经不调会对身体造成很多危害。首先，月经不调会引起头晕、乏力、心悸等症状，引起皮肤出现色斑、毛孔粗大、粗糙等，不但影响美观，还影响身体健康；其次，如果长时间月经过多，会导致失血性贫血，严重危害健康；再次，月经不调可能是由其他妇科疾病，比如说妇科炎症、子宫肌瘤等引起，如果不及时治疗可能引发不孕症。最后，月经不调还会导致其他疾病的发生，比如说月经性关节炎、月经性皮疹、月经性牙痛、月经性哮喘等疾病。

那么，如何调理月经，让女性朋友摆脱月经不调带来的苦恼和对身体的危害？中医认为经水出于肾，故调理月经的根本在于补肾，通过调理使得肾气充足，精血旺盛，则月经自然通调。这种主张从内调节的中医疗法，可以从根本上进行调理，故可以起到标本兼治的效果。下面给大家介绍几种可以治疗月经不调的药草茶方。

1. 名称：蔷薇花茶

材料：蔷薇花 2~3 朵。

制法：①剥去蔷薇花外缘破损的花瓣，将其放入盐水中浸泡，反复清洗。②再将其与茶包一同放入杯中，用适量沸水冲泡，待花瓣泡开变色、溢出香味即可。

用法：请遵医嘱，代茶饮服。

功效：全方具有清暑、和胃、活血止血、解毒等功效，适用于治疗月经不调。

宜忌：孕妇慎用。

2. 名称：红花通经茶

材料：红花 5 克，泽兰 5 克，桂枝 5 克。

制法：①将上述材料研成粗末，放入保温瓶中。②用沸水冲泡，盖紧瓶盖，闷 20 分钟即可。

用法：请遵医嘱，代茶饮服。

功效：全方具有行气活血、通经止痛的功效，适用于治疗闭经、经期腹痛等病症。

宜忌：月经量多或经期延长者忌用。

3. 名称：川芎调经茶

材料：川芎 3 克，茶叶 6 克。

制法：①将上述材料放入锅中，加水 500 毫升，煎煮。②待水煎至剩余250 毫升左右，过滤掉残渣，将汁倒出即可。

用法：请遵医嘱，代茶饮服。

功效：全方具有行气、活血、调经止痛的功效，适用于治疗痛经、月经不调、闭经、产后腹痛等病症。

宜忌：阴虚火旺、上盛下虚及气弱之人忌用。

4. 名称：杜鹃花茶

材料：杜鹃花（干品）3~4 朵。

制法：①先将杜鹃花剥瓣，反复清洗，沥干。②将其置于杯中，冲入沸水约 200 毫升，盖杯盖，闷 5 分钟左右，待香味溢出后即可。

用法：请遵医嘱，代茶饮服，可酌加蜂蜜调味。

功效：全方具有活血调经、止咳、祛风湿、解毒疮等功效，适用于月经不调。

宜忌：血分有热或阴虚火旺者慎用。黄色的杜鹃花有毒，勿用。

5. 名称：姜枣红糖茶

材料：生姜 10 克，大枣 10 枚，红糖 20 克。

制法：①把生姜洗净后，切片，与大枣、红糖一同放入砂锅中。②加水适量煎汤，将熬制的汁液倒出即可。

用法：请遵医嘱，代茶饮服。

功效：全方具有温脾祛寒、补血调经等功效，适用于治疗虚寒性闭经、产后受寒、小腹冷痛等病症。

宜忌：唇红、口干、五心烦热属阴虚火旺体质者忌用。

盆腔炎

盆腔炎是指女性盆腔生殖器官、子宫周围的结缔组织及盆腔腹膜的炎症，主要包括子宫内膜炎、输卵管炎、输卵管卵巢脓肿、盆腔腹膜炎，炎症可局限于一个部位，也可同时累及几个部位，最常见的是输卵管炎、输卵管卵巢炎。此病多见于已婚妇女。

按其发病过程、临床表现可分为急性与慢性两种。急性盆腔炎典型症状是发热、下腹疼痛拒按、白带量多、呈脓性，可伴乏力、腰痛、月经失调，病情严重者为可见高热、寒战、头痛、食欲不振。慢性盆腔炎症状多不明显，有时可有低热、易感疲劳，病程时间较长，部分患者可有神经衰弱症状，其形成的瘢痕粘连以及盆腔充血，可引起下腹部坠胀、疼痛及腰骶部酸痛，常在劳累、性交、月经前后加剧。由于盆腔瘀血，患者可有月经增多，卵巢功能损害可有月经失调，输卵管粘连阻塞时可致不孕。

那么引起盆腔炎的原因有哪些呢？主要包括四个方面：一是产后或流产后的感染；二是宫腔内手术操作后的感染；三是经期卫生不良；四是邻

近器官的炎症直接蔓延，最常见的是阑尾炎、腹膜炎。对此，女性应在日常生活中，尤其是在产后、手术后及经期，注意个人卫生，以防病原体侵入宫腔内，引起盆腔炎。

盆腔炎对女性健康产生很多影响，其中最大的危害是导致不孕症。同时，慢性炎症由于久治不愈、反复发作会影响正常工作和生活以及身心健康。因此，一旦发现该病症，要及时治疗。下面是几种用于治疗盆腔炎的茶饮方。

1. 名称：山楂柴胡茶

材料：柴胡 10 克，生山楂 15 克，当归 10 克，白糖适量。

制法：①将前三味材料同时放入锅中，加水适量进行煎煮。②煮好后，过滤掉残渣，将汁倒出，再加入适量白糖，调匀即可。

用法：请遵医嘱，代茶饮服，每日 2 次。

功效：全方具有疏肝、活血、止痛的功效，适用于治疗慢性盆腔炎。

宜忌：真阴亏损、肝阳上升者忌饮。

2. 名称：银花冬瓜仁蜜茶

材料：冬瓜籽仁 20 克，金银花 20 克，黄连 2 克，蜂蜜 50 克。

制法：①先将金银花放入锅中，加水适量进行煎煮，去渣取汁。②将冬瓜子仁放入熬制好的金银花汁中，煎煮。③15 分钟后再加入黄连、蜂蜜即可。

用法：请遵医嘱，代茶饮服，每日 1 剂，连服 1 周。

功效：全方具有清热解毒、除湿的功效，适用于治疗湿热瘀毒型盆腔炎，症见下腹及小腹两侧疼痛、拒按、微发热、自汗、带下色黄量多、舌红苔黄等。

宜忌：金银花药性偏寒，虚寒体质及处于月经期者不宜饮服；黄连性大寒，胃虚呕恶、脾虚泄泻、五更肾泻者慎服。

3. 名称：苦菜萝卜饮

材料：苦菜 100 克，金银花 20 克，蒲公英 25 克，青萝卜 200 克。

制法：①将青萝卜切片，与苦菜、金银花、蒲公英一同放入锅中。②加水适量煎煮，煮熟后，倒入碗中即可。

用法：请遵医嘱，去药后吃萝卜喝汤，每日 1 剂。

功效：全方具有清热解毒、消肿的功效，适用于治疗湿热瘀毒型盆腔炎，症见发热、下腹胀痛、小腹两侧疼痛拒按、带下色黄量多等。

宜忌：苦菜性寒，脾胃虚寒者忌之；金银花药性偏寒，虚寒体质及处于月经期者不宜饮服；蒲公英性凉，脾胃虚寒及体弱者慎服。

闭 经

闭经是妇科疾病中常见的症状，有生理性和病理性之分。青春期前、妊娠期、哺乳期、绝经后月经的停止，均属于生理性闭经。我们所指的是病理性闭经，通常将闭经分为原发性和继发性两种。凡年过 18 岁仍未行经者称为原发性闭经；在月经初潮以后，正常绝经以前的任何时间内（妊娠或哺乳期除外），月经闭止超过 6 个月者称为继发性闭经。

月经是由下丘脑—垂体—卵巢轴的周期性调节造成子宫内膜周期脱落形成的，因此在下丘脑、垂体、卵巢和生殖道特别是子宫的各个环节上出现的任何器质性或功能性的变化，均可能引起闭经。根据引发疾病的部位可将闭经分为子宫性、卵巢性、垂体性及下丘脑性 4 种类型。子宫性闭经，先天性阴道或子宫发育不良均可引起原发性闭经，过度的刮宫或严重的感染如结核等造成内膜损伤或粘连、哺乳时间过长使子宫内膜萎缩等，均可引起继发性闭经；卵巢性闭经是指因卵巢病变引起的闭经；垂体性闭经是指发生在青春期前的垂体肿瘤可导致原发闭经；下丘脑性闭经，是因为下丘脑受中枢神经系统控制，过度精神紧张、忧虑、恐惧、生活环境改变，均可引起中枢神经系统与丘脑下部功能失调，出现闭经。另外，肾上腺、甲状腺及胰腺等内分泌功能紊乱时也可能导致闭经。

闭经不仅给女性身体带来伤害，还可能带来心理方面的危害，因此要给以足够的重视。中医认为闭经是由于肝肾不足，气血亏虚，血脉失通所致。在治疗中，应先确定原因再对症入药。因气血不足则应补益气血；因肾虚则需补益下元；因寒凝则需温经散寒；因气滞则需疏肝理气；因血瘀则需活血化瘀。中医茶疗在防治闭经方面占据着重要地位，下面是几种疗效明显的药草茶方。

1. 名称：绿茶白糖饮

材料：绿茶 25 克，白糖 100 克。

制法：将上述材料放入杯中，用开水冲泡，露一宿即可。

用法：请遵医嘱，次日 1 次饮完。

功效：全方具有理气调经的功效，适用于治疗月经骤停，伴有腰痛、腹胀者。

宜忌：胃寒的人不宜过多饮绿茶，过量会引起肠胃不适。

2. 名称：川芎绿茶

材料：川芎 3 克，绿茶 6 克。

制法：①将上述材料一同放入砂锅中，加水 400 毫升，煎煮。②待煎至约 200 毫升时，将汁倒出即可。

用法：请遵医嘱，代茶饮服，每日 1 剂，于饭前热服。

功效：全方具有活血祛瘀、行气止痛的功效，适用于治疗闭经、痛经、月经不调、产后腹痛、风热头痛、冠心病、心绞痛等病症。

宜忌：阴虚火旺，上盛下虚及气弱之人忌服。

3. 名称：老姜大枣绿茶

材料：老姜 15 克，大枣、红糖各 60 克，绿茶 2 克。

制法：①将老姜、大枣分别清洗干净，一同放入砂锅中。②加水适量，待煮沸 20 分钟后，再加入绿茶、红糖，稍煮片刻，将汁倒入杯中即可。

用法：请遵医嘱，代茶饮服，每日 1 剂。

功效：全方具有温经养血、散寒的功效，适用于治疗血虚寒凝性闭经等症状。

宜忌：实火的人不宜长期食姜；凡属阴虚火旺、目赤内热者，或患有痈肿疮疖、肺炎、肺脓肿、肺结核、胃溃疡、胆囊炎、肾盂肾炎、糖尿病、痔疮者，都不宜长期食用生姜。

4. 名称：红花绿茶

材料：红花 1 克，紫砂糖 25 克，绿茶 1~1.5 克。

制法：①先用醋喷洒红花。②将红花放入锅中，用文火炒干备用。③再与紫砂糖、绿茶一同放入保温瓶中，冲入沸水 600 毫升，盖紧瓶盖，浸泡 10 分钟即可。

用法：请遵医嘱，代茶饮服，每日 1 剂，分 4 次饮服。

功效：全方具有活血化瘀、温经的功效，适用于治疗血瘀性闭经等症状。

宜忌：孕妇忌服。溃疡病人及出血性疾病患者慎用。

乳腺炎

乳腺炎是指乳腺的急性化脓性感染，中医称之为"奶痈""乳痈"，是产褥期的常见病，最常见于哺乳妇女，尤其是初产妇，哺乳期的任何时间均可发生，而哺乳的开始最为常见。

乳腺炎主要分为两种类型：急性单纯乳腺炎和急性化脓性乳腺炎。前者较轻，主要是乳房的胀痛，局部皮温高、压痛，出现边界不清的硬结，有触痛；后者局部皮肤红、肿、热、痛，出现较明显的硬结，触痛更加，同时病人可出现寒战、高热、头痛、无力、脉快等全身虚状，需要及时治疗。

造成乳腺炎的致病细菌以金黄色葡萄球菌为主，其致病原因主要是乳汁的淤积，阻塞不通，致使细菌迅速繁殖；再者，乳头内陷，婴儿吸乳困难，易造成乳头周围破碎，致使细菌入侵。

乳腺炎初起时乳房肿胀、疼痛，严重者可伴有高烧，寒战，乳房肿痛明显，局部皮肤红肿，有硬结、压痛，患侧腋下淋巴结肿大，压痛等。乳腺炎不仅给患者带来疼痛，还使得不能正常给婴儿哺乳，带来很多麻烦。因此，乳腺炎患者应及时治疗。中医在治疗乳腺炎方面颇受信赖，下面介绍几种可以防治该病症的茶疗方。

1. 名称：蒲公英郁金茶

材料：川七 15 克，郁金 15 克，白芷 11 克，蒲公英 11 克，甜菊叶 7.5 克。

制法：①将上述材料用棉布袋包起来，用水过滤，再放入杯中。②冲入约 450 毫升沸水，浸泡 10~20 分钟，将汤药倒出即可。

用法：请遵医嘱，代茶饮服，此方为 1 天的剂量，3 天服用 1 次，10 次为一个周期。

功效：全方具有消除肿胀、行气解郁的功效，适用于改善乳腺炎，缓解乳腺炎症状。

宜忌：蒲公英属苦寒之品，适用于热症。脾胃虚寒者，不可服用；郁金，阴虚失血及无气滞血瘀者忌服，孕妇慎服。

2. 名称：野菊花茶

材料：野菊花 15 克。

制法：①将上述材料放入保温瓶中，用沸水冲泡。②盖紧瓶盖，待茶水泡出颜色即可。

用法：请遵医嘱，代茶饮服。

功效：全方具有清热解毒的功效，适用于乳痛初起，红肿较明显者。

宜忌：脾胃虚寒者、孕妇慎用。

3. 名称：王不留行茶

材料：王不留行 15 克。

制法：①取一干净的锅，倒入适量的水，将王不留行放入锅中，煎煮。②待茶煮好后，过滤掉残渣，将汁倒入杯中即可。

用法：此茶多针对哺乳期的女性，其他期间（如怀孕期间）不宜饮服。同时，在饮用前请遵医嘱。

功效：全方具有活血消肿、通乳散结的功效，适用于治疗乳腺炎初起。

宜忌：孕妇忌服。

妊娠水肿

身体出现水肿是大部分女性妊娠后面临的问题，称为"妊娠水肿"，通常表现为肢体面目水肿、少气懒言、食欲不振、腰痛、大便糖稀、舌淡苔薄等。妊娠水肿不仅在表面上看起来呈病态，整个人看上去不健康，而且身体还会伴有不适。因此，不应该放任不管，而要适当地调理，使身体在妊娠后早点进入健康状态。

妊娠水肿属中医"子肿"范畴。轻者，小腿以下有明显的指压性（凹陷性）水肿；较严重者，大腿以下水肿，皮肤肿至发亮；严重者，水肿可及腹壁及外阴。中医认为，该病主要是由于素体阳虚，妊娠期间阴血聚以养胎，妨碍肾阳的温化，脾阳失运，以致水湿泛滥而水肿；或胎气壅塞气机，水湿不化，造成肿胀。根据妊娠水肿的病因将其分为脾虚型和肾阳虚型。脾虚型，通常表现为面目四肢水肿或遍及全身，伴胸闷气短、口淡无味、食欲不振、大便溏薄，舌质胖嫩，苔薄白或腻、边有齿痕，脉缓滑无力等；肾阳虚型，通常表现为面浮肢肿，尤以腰以下为甚，四肢欠温、腰膝无力，舌质淡或边有齿痕，苔白润，脉沉迟等。患者可以根据症状判断自身病症的原因，以对症用药，方可起到较好的疗效。

中医茶疗中不仅具有很多补脾益肾的药方，对治疗妊娠水肿有很好疗效，而且无副作用。下面是几种疗效明显的药草茶方。

1. 名称：茯苓冬瓜子茶

材料：茯苓 10 克，冬瓜子 10 克。

制法：①将上述两味材料共研为粗末。②放入保温瓶中，用适量沸水冲泡，盖紧瓶盖，3~5 分钟后即可。

用法：请遵医嘱，代茶饮服，每日1剂。

功效：全方具有健脾祛湿、利尿消肿的功效，适用于治疗妊娠水肿。

宜忌：茯苓，虚寒、气虚、汗多者不宜；冬瓜子，久服寒中，不宜久服。

2. 名称：消肿茶

材料：冬瓜皮50克，玉米须30克，灯心草5克。

制法：①将上述三味材料一同放入锅中，加水适量，煎煮。②待茶煮好后，过滤掉残渣，将汁倒入杯中即可。

用法：请遵医嘱，代茶饮服，每日1剂。

功效：全方具有清心降火、利尿通淋的功效，适用于治疗妊娠水肿、小便不利。

宜忌：玉米须、冬瓜皮，凡是虚寒肾冷、久病滑泄、脾胃虚寒者慎用；灯心草，虚寒者慎服。

3. 名称：陈皮竹叶茶

材料：陈皮、陈葫芦瓢各10克，鲜竹叶20片，白糖适量。

制法：①将上述三味材料一同放入锅中，加水适量，煎煮。②待茶煮好后，过滤掉残渣，将汁倒入杯中即可。③再加入白糖，调匀即可。

用法：请遵医嘱，代茶饮服，每日1剂。

功效：全方具有行气、利水、消肿的功效，适用于治疗气滞导致的妊娠水肿，症见胸胁烦闷胀满、精神疲惫等。

宜忌：陈葫芦瓢，中寒者忌服；鲜竹叶性寒，脾胃虚寒者不宜多食。

缺 乳

很多女性在产后会遇到缺乳情况，奶汁不能满足婴儿的需要，让很多初为人父母的人很困扰。

缺乳，是指产后乳汁甚少或乳汁全无。常见的类型是气血虚弱型缺乳和肝郁气滞型缺乳。前者多表现为分娩1周以后或哺乳期中乳汁甚少或全无、乳汁清稀、乳房柔软无胀痛、面色无华、头晕、神疲乏力等，治疗时应以益气补血为主；后者表现为乳汁浓稠、乳房胀痛、胸胁胃脘胀闷不舒，或有微热心烦、食欲不振、舌正常、脉弦细等症状，治疗应以疏肝解郁、通络下乳为主。

缺乳主要是因为素体脾胃虚弱，产时失血耗气，气血津液生化不足就会造成乳汁生成无源；或素体抑郁，产时不顺，产后肝失条达，气机不畅，经脉滞涩，阻碍乳汁运行等引起。因此治疗缺乳的根本在于补脾健胃。

在治疗产后缺乳时，应该注意用药，因为哺乳期用药关系到新生儿的健康。中医茶疗在治疗缺乳方面有很好的疗效，而且不会产生副作用。下面我们将介绍几种用于缺乳的药草茶方。

1. 名称：莴苣子茶

材料：莴苣子 20 克，白糖适量。

制法：①取一干净的锅，置于火上，将莴苣子放入锅中，加水适量进行煎煮。②煮好后，将清汁倒出，再调入白糖即可。

用法：请遵医嘱，代茶饮服。

功效：全方具有通乳的功效，适用于治疗产后缺乳。

宜忌：莴苣子性寒，脾胃虚寒者慎服。

2. 名称：芝麻末绿茶

材料：芝麻末 5 克，红糖 25 克，绿茶 2 克。

制法：①取一干净的锅，置于火上，放入芝麻末，炒香后倒出。②与红糖、绿茶一同放入保温瓶中，用适量沸水冲泡，盖紧瓶盖，浸泡 20 分钟即可。

用法：请遵医嘱，代茶饮服，每日 1 剂。

功效：全方具有补肾温经、活血通乳的功效，适用于治疗产后缺乳等病症。

宜忌：患有慢性肠炎、便溏腹泻者不宜食用芝麻。

回　乳

回乳对许多处于哺乳期的妇女来说是一件非常麻烦和痛苦的事情，很多人花费了大量时间和精力来求医问药，还是不能解决问题。在断奶期间不能有效回乳，造成双乳肿胀，给很多女性朋友带来很大的痛苦。因此，怎样简单有效地回乳是很多人关心的话题。

回乳，主要是指妇女产后奶多或断奶等需要回乳，多因气血旺盛，奶多奶胀或无小儿吃奶，或婴儿长至 2 岁左右需要断乳，或者因为疾病需要断奶等。

中医学在多年实践中积累了大量的宝贵经验，逐步摸索出许多简单而且有效地回乳茶饮，深受广大妇女的青睐。下面是几种常用的回乳茶方。

1. 名称：花椒红糖茶

材料：花椒 12 克，红糖 30 克。

制法：①取一干净的锅，置于火上，加水 400 毫升，将花椒放入锅中，煎煮。②待水量变为 250 毫升左右，停火，将汁倒出再加入红糖即可。

用法：请遵医嘱，代茶饮服，每日 1 剂，连服 3 剂。

功效：全方具有回乳的功效，适用于哺乳期妇女用于断奶回乳。

宜忌：服用期间减少汤水的摄入，不要再让孩子吸吮。

2. 名称：八角茴香回乳茶

材料：八角茴香 6 克。

制法：①取一干净的锅，置于火上，将八角茴香放入锅中，煎煮。②待煮好后，去除残渣，将汁倒出即可。

用法：请遵医嘱，代茶饮服，每日 1 剂，早晚各 1 次，连服 3 天。

功效：全方具有回乳的功效，适用于断奶后乳房胀痛、乳汁不回。

宜忌：服用期间减少汤水的摄入，不要再让孩子吸吮。

3. 名称：莱菔回乳茶

材料：莱菔子 15 克。

制法：①将莱菔子洗净，打碎，放入保温瓶中。②用适量沸水冲泡，盖紧瓶盖，20 分钟后即可。

用法：请遵医嘱，代茶饮服，早晚各 1 剂，连服 3 剂。

功效：全方具有回乳的功效，适用于断奶回乳。

宜忌：服用期间减少汤水的摄入，不要再让孩子吸吮。

4. 名称：麦芽回乳茶

材料：麦芽 100 克。

制法：①取生麦芽 50 克，放入锅中，炒熟。②与生麦芽 50 克，一同放入砂锅中，加清水适量，煎熬。③熬好后，再在锅中焖泡 10 分钟，然后将清汁倒出即可。

用法：请遵医嘱，代茶饮服。

功效：全方具有消食、和中、回乳的功效，适用于哺乳期妇女用于断奶回乳。

宜忌：服用期间减少汤水的摄入，不要再让孩子吸吮。

产后身痛

很多女性在产后都会出现身体疼痛的情况，再加上产后身体虚弱等，给她们的生活带来很多不便和烦恼，如果不及时治疗，还可能留下后遗症。

产妇在产褥期内，出现肢体关节酸痛、麻木、重著者，称"产后身痛"，亦称"产后关节痛"，或"产后痛风"，俗称"产后风"。产妇由于分娩失血、耗伤精力、百脉空虚等，很容易患身痛，应该注意调理休养。

造成产后身痛的原因主要有血虚、肾虚、血瘀和感受外邪等几个方面。其中，血虚是因为产时、产后失血过多，阴血亏虚，四肢百骸，筋脉关节失于濡养，以致肢体麻木，甚或酸痛。外邪主要是产后百节空虚、卫阳不固、腠理不密，若起居不慎，则风、寒、湿邪乘虚侵入，痹阻关节经络，气血运行不畅，瘀滞而痛。在调养治疗过程中要依据病因来选择治疗方法。通常，血虚应以补气养血、温经通络为治疗原则；肾虚治法应补肾壮腰、强筋骨；血瘀可以通过活血理气、通络止痛来调理；感邪治法则要温经散寒、祛风除湿。

中医在治疗产后身痛方面颇有疗效，也是人们比较信赖的方式。产后身痛主要是由气血亏虚、经脉失养或素体肾亏等所致，因此在治疗上应以"补"和"养"为主。中医茶疗中有一些专门用于产后身痛的药方，有较好的疗效，下面我们将一一介绍。

1. 名称：红花黄酒饮

材料：红花 10 克，黄酒 50 毫升。

制法：①将红花放入保温瓶中，用沸水冲泡。②盖紧瓶盖，闷 15 分钟。③兑入黄酒，拌匀即可。

用法：请遵医嘱，代茶饮服。

功效：全方具有活血化瘀的功效，适用于治疗产后腹中刺痛、烦闷、阵阵眩晕、恶露不尽或胎衣不下、痛经等。

宜忌：血虚者不宜常用。

2. 名称：益母山楂茶

材料：山楂 10 克，益母草 10 克，当归 5 克，红糖 15 克。

制法：①将山楂、益母草、当归捣碎，一同放入保温瓶中。②用沸水冲泡，盖紧瓶盖，闷 15 分钟。③加入红糖即可。

用法：请遵医嘱，代茶饮服。

功效：全方具有活血化瘀、安宫止痛的功效，适用于治疗产后腹痛、恶露不尽或胎衣不下等。

宜忌：体虚孕妇及产后恶露色淡、腹痛绵绵者忌用。

3. 名称：芡苡莲子茶

材料：芡实 10 克，莲子 10 克，薏苡仁 10 克，灯心草 3 克。

制法：①将芡实、莲子、薏苡仁捣碎，与灯心草一同放入砂锅中。②加沸水适量，煮熟。③将灯心草去除，倒出即可。

用法：请遵医嘱，喝汤食莲子、芡实。

功效：全方具有健脾益胃、补虚敛汗的功效，适用于治疗产后多汗体虚、食欲缺乏、大便不实、舌质淡薄等。

宜忌：产后热病汗多、大便秘实者忌用。

4. 名称：桑枝蜜茶茶

材料：嫩桑枝 20 克，蜂蜜 10 克。

制法：①将桑枝洗净，捣碎，放入保温瓶中。②用沸水冲泡，盖紧瓶盖，闷 20 分钟后，取出残渣，将汁倒出，调入蜂蜜即可。

用法：请遵医嘱，代茶饮服。

功效：全方具有祛风清热、除湿止痛的功效，适用于治疗产后汗出，以致着衣即汗、去衣恶风，肢体酸痛，类似风湿病者。

宜忌：产后感寒致关节痹痛者忌用。

5. 名称：芍药桂草茶

材料：芍药 10 克，桂枝 5 克，甘草 5 克。

制法：①将上述三味材料捣碎，放入保温瓶中。②用沸水冲泡，盖紧瓶盖，闷 15 分钟后即可。

用法：请遵医嘱，代茶饮服。

功效：全方具有和营止痛的功效，适用于治疗产后失血过多，小腹隐痛，喜按、恶露量少、色谈、伴头昏心悸、舌质淡红、苔薄、脉虚而细。

宜忌：腹痛拒按、恶露色紫夹有瘀块，或恶露量多、舌质红、口渴者忌用。

产后便秘

产后便秘是最常见的产后病之一，是指产妇产后饮食如常，但大便数日不行或排便时干燥疼痛，难以解出的情况，严重影响着产后女性的身体健康和正常生活。

引起产后便秘的原因，主要有四种。一是产褥期胃肠功能减低，蠕动缓慢，肠内容物停留过久，水分被过度吸收；二是怀孕期间，腹壁和骨盆底的肌肉收缩力量不足，排便力量减弱；三是分娩晚期，会阴和骨盆或多或少的损伤，通过神经反射，抑制排便动作；四是产后饮食过于讲究所谓高营养，缺乏纤维素，食物残渣减少。此外，产后因为活动不便，运动量少也是造成便秘的原因。

中医认为，该病产生的病因主要是产后亡血伤津，肠道失润；或素禀气虚，因产阳气更伤，气虚无力推送大便，便结肠中，壅滞难下。根据其临床表现可分为血虚肠燥，阴虚火旺，气血虚弱三种类型。因此，在治疗时应以补血养阴、润肠通便为主。其中，茶疗对改善产后便秘的症状具有不错的效果，常用于产后便秘的茶饮方子有以下几种。

1. 名称：葱白绿茶

材料：葱白 5 克，茶末 3 克。

制法：①将葱白洗净，与茶末一同放入茶壶中。②倒入适量沸水，冲泡后即可饮用。

用法：请遵医嘱，代茶饮服，每日 1 剂。

功效：全方具有导气通便的功效，适用于治疗产后气结便难等便秘症。

宜忌：饮此茶忌服大黄。

2. 名称：麻仁苏子茶

材料：紫苏子 10 克，火麻仁 15 克，蜂蜜适量。

制法：①将紫苏子、火麻仁一同放入锅中，加水适量煎煮。②煮后将汁倒出，调入蜂蜜即可。

用法：请遵医嘱，代茶饮服。

功效：全方具有滋阴、润燥、通便的功效，适用于治疗产后便秘。

宜忌：紫苏子，性主疏泄，气虚久嗽、阴虚喘逆、脾虚便滑者皆不可用；火麻仁，急性肠炎泻下稀水者忌服。

3. 名称：生地萝卜茶

材料：鲜生地汁 100 克，鲜萝卜汁 100 克，冰糖适量。

制法：①将鲜生地和鲜萝卜洗净后，分别榨汁。②将两种汁倒入杯中，混合在一起，搅拌均匀，加入冰糖即可。

用法：请遵医嘱，代茶饮服。

功效：全方具有生津润燥、清热凉血、宽中下气的功效，适用于治疗产后面色萎黄、大便数日不解，或解时坚涩难下，但无腹部胀痛，饮食正常。

宜忌：鲜生地性寒，脾胃有湿邪及阳虚者忌服。

4. 名称：松子仁茶

材料：松子仁 9 克，白糖 30 克。

制法：①将锅置于火上，加水 700 毫升，放入松子仁煎煮。②煮至水剩500 毫升左右，停火，调入白糖即可。

用法：请遵医嘱，代茶饮服。

功效：全方具有润肠通便的功效，适用于治疗产后便秘。

宜忌：大便溏泻者忌服。

5. 名称：杏仁米茶

材料：苦杏仁、白粳米各 6 克，白糖适量。

制法：①将杏仁放入碗中，用沸水泡片刻，剥去皮尖。②将处理好的杏仁与粳米一起加水磨成浆。③在将磨好的浆中加入白糖，放入锅中，加水适量，煎煮，煮熟后倒入杯中即可。

用法：请遵医嘱，代茶饮服，每日 1 剂。

功效：全方具有润燥通便的功效，适用于治疗产后津亏、大便秘结。

宜忌：苦杏仁，阴虚咳嗽及大便溏泄者忌服。

不孕症

不孕症是一种常见的疾病，很多家庭因为不孕而不幸福和谐。调查发现，近年来，不孕症的发生率呈上升趋势。研究表明，不孕症发病率的递增趋势可能与晚婚晚育、人工流产、性传播疾病、生活压力大、作息不规律、环境污染等相关。

不孕症是指婚后同居，有正常性生活，未避孕达 1 年以上而未能怀孕者。根据婚后是否受过孕又可分为原发性不孕和继发性不孕。原发性不孕指从未妊娠过；继发性不孕指曾有过妊娠，以后 1 年以上未避孕而未再妊娠。根据不孕的原因可分为相对不孕和绝对不孕，相对不孕是指夫妇一方因某种原因阻碍受孕或使生育力降低，导致暂时性不孕，如该因素得到纠正，仍有可能怀孕。

造成女性不孕的原因主要包括排卵功能障碍，即月经周期中无排卵，或虽然有排卵，但排卵后黄体功能不健全；生殖器官先天性发育异常或后天性生殖器官病变，阻碍从外阴至输卵管的生殖通道通畅和功能，妨碍精子与卵子相遇；女性生殖道或血清中存在有抗精子抗体，引起精子互相凝集，丧失活力或死亡；性生活失调、性知识缺乏、全身系统性疾病等导致不孕。此外，习惯性流产可能造成不孕。

中医将女性不孕的病因概括为肾虚、肝郁、痰湿、血瘀四个方面，并根据病因形成了一系列的治疗方法，效果明显，其中茶疗是一种健康、简便易行的疗法。下面我们介绍几种常用于防治不孕症的药草茶方。

1. 名称：启宫助孕茶

材料：制半夏、苍术、制香附、炒神曲、白茯苓、陈皮各60克，川芎90克。

制法：①将上述七味材料共研为细末，用纱布袋分包包好，每包20克。②每次取一包放入保温瓶中，冲入沸水300毫升，盖紧瓶盖，15分钟后便可。

用法：请遵医嘱，代茶饮服，每日1剂，7~10天为一个疗程。经期停服，连服2~3个疗程。

功效：全方具有燥湿化痰、助孕的功效，适用于治疗久不受孕者兼形体肥胖、面色白，时有头昏心悸，或月经后期量少色淡，伴有腹胀。

宜忌：体瘦血少、肝火有旺者忌用。

2. 名称：蚕姜煎

材料：蚕砂12克，生姜10克。

制法：①将生姜切片，与蚕砂一同放入锅中。②加水适量，煎煮，煮好后，去除残渣，将汁倒出即可。

用法：请遵医嘱，代茶饮服，每日1剂。

功效：全方具有化浊、和胃、安胎的功效，适用于治疗久不受孕且素体湿重者。

宜忌：胃肠虚弱者慎服，血虚手足不遂者禁服。

3. 名称：陈皮茶

材料：陈皮6克，乌龙茶少许。

制法：将上述两味茶材放入保温瓶中，用沸水冲泡，浸泡片刻即可。

用法：请遵医嘱，代茶饮服。

功效：全方具有燥湿化痰、理气调经的功效，适用于治疗久不受孕兼食欲不振者。

宜忌：气虚体燥、阴虚燥咳、吐血及内有实热者慎服。

4. 名称：玫瑰红花茶

材料：玫瑰花 14 克，红花 7.5 克，鹿茸胶 7.5 克。

制法：①玫瑰花用棉布袋包起来，用水过滤，然后与红花、鹿茸胶一同放入保温瓶中。②冲入 450 毫升的沸水，10~20 分钟后，将汤药倒出即可。

用法：请遵医嘱，代茶饮服，此方为 1 天的分量，3 天服用一次，10 次为一周期。

功效：方中玫瑰花和红花都是治疗妇科病的常用药材，对月经不调、不易受孕等症状有一定的功效，与鹿茸胶合用效果更佳。全方可用于治疗不孕症以及月经不调、行经腹痛等。

宜忌：溃疡病人及出血性疾病患者、糖尿病患者禁服。

男性性功能障碍

随着社会的快节奏发展，很多男性都处于亚健康状态，身体健康受到威胁。对于男性来说，性功能障碍是困扰他们的一大疾病。因为性功能障碍，使得很多男性不能拥有健康正常的夫妻生活，甚至会因此丧失自信，产生心理问题，严重影响着他们的正常生活。

男性性功能障碍是指男性在性欲、阴茎勃起、性交、性高潮、射精等性活动的五个阶段中，其中某个阶段或几个阶段或整个阶段发生异常而影响性活动正常进行。常见的性功能障碍包括以下几个方面。一是性欲障碍，包括性冷淡、性厌恶、性欲亢进等；二是阴茎勃起障碍，包括阳病、阴茎勃起不坚、阴茎异常勃起等；三是性交障碍，包括性交昏厥、性交失语、性交癔病、性交猝死、性交恐惧症、鸡精症等；四是射精障碍，包括早泄、遗精、不射精、逆行射精、射精疼痛、血精等。以上几种障碍以单独出现，亦可多个同时出现，称为混合性性功能障碍。其中，阴茎勃起障碍和射精异常障碍是最常见的病症。

男性性功能是一个复杂的生理过程，涉及各方面，诸如神经、精神因素、内分泌功能、性器官等，其中大脑皮质的性条件反射起着尤为重要的主导作用。由此可见，引起男性性功能障碍的原因亦是多方面的，总体上可分为功能性性功能障碍和器质性性功能障碍两大类。功能性性功能障碍主要是由心理因素和精神因素导致的，比如说过度紧张、担忧、过去不愉快的经历，或者情绪低落、身体疲劳等。而器质性性功能障碍，主要是指由性器官疾病、肝脏疾病、内分泌疾病等导致的性欲低下等性功能障碍。

如何治疗性功能障碍，摆脱在性生活方面的尴尬和困扰，是很多患有该病症的男性关心的问题。中医在多年的实践中总结出很多宝贵的经验，其中茶疗在治疗男性性功能障碍方面具有较好的效果。下面我们将介绍几种常用的药草茶方。

1. 名称：人参红花茶

材料：人参 15 克，红茶 5 克。

制法：①将人参放入锅中，加水适量，煎煮 30 分钟，然后倒出。②与红茶一起放入茶壶中，用沸水冲泡即可。

用法：请遵医嘱，代茶饮服，直至冲淡为止。

功效：全方具有补气助阳的功效，适用于治疗肾阳不足、性欲低下、阳痿，兼有神疲乏力、气短懒言、畏寒肢冷、腰酸腿软、舌淡、脉沉迟等症状。

宜忌：炎热天气慎服。

2. 名称：壮阳增力茶

材料：淫羊藿 5 克，枸杞子 15 克，红茶 5 克。

制法：①将上述三味材料共研为粗末，用洁净的纱布包好。②将纱布包放于保温瓶中，用沸水冲泡，盖紧瓶盖，10 分钟后便可。

用法：请遵医嘱，代茶饮服。

功效：全方具有补肾壮阳、强筋健骨、祛风除湿的功效，适用于治疗阳痿、遗精、虚冷不育、尿频失禁、肾虚喘咳、腰膝酸软，常用于治疗阳虚体质者的性欲减退。

宜忌：淫羊藿，阴虚而相火易动者忌服；枸杞子温热作用强，脾虚泄泻之人忌食，感冒发烧期间忌食。

3. 名称：冬虫夏草茶

材料：冬虫夏草 3 克，红茶 3 克。

制法：①将冬虫夏草放于锅中，加水 150 毫升左右，煎煮。②把红茶放入保温瓶中，将煮冬虫夏草的汁液倒茶壶中，冲泡红茶，稍闷片刻即可。

用法：请遵医嘱，代茶饮服，冲饮至味淡。

功效：全方具有补虚益精、止咳化痰的功效，适用于阳虚体质之人，症见阳痿、遗精、自汗、盗汗、痰饮喘咳、腰膝酸痛等。

宜忌：有表邪者慎用。

4. 名称：三子鹿茸茶

材料：覆盆子 3 克，菟丝子 19 克，韭菜子 15 克，枸杞子 19 克，鹿茸 7.5 克，淫羊藿 7.5 克。

制法：①将覆盆子、菟丝子、韭菜子、淫羊藿洗净，用干净的棉布袋包起来，用水过滤。②将装有药材的棉布袋与枸杞子、鹿茸一同放入电锅内锅中，加水 3 碗，外锅放 1 杯水，煮至开关跳起后。③去除残渣，将汁倒出即可。

用法：请遵医嘱，代茶饮服。

功效：方中覆盆子、菟丝子和韭菜子都具有补肾壮阳的功效，常用于治疗阳痿、早泄、遗精等。全方具有补虚益阳、防衰抗老的功效，可用于治疗男性性功能障碍，如阳痿、早泄、遗精等。

宜忌：阴虚火旺或实热证者忌用。

早　泄

生活中，很多男性被早泄困扰，很多夫妻也因为男性早泄而不能拥有幸福的性生活。于是，如何治疗早泄成了很多人关心的问题。

早泄是男性性功能障碍中常见的病症，指射精发生在阴茎进入阴道之前，或进入阴道中时间较短，在女性尚未达到性高潮，提早射精而出现的性交不和谐障碍。早泄按病因可分为器质性和非器质性两种类型。前者主要是由前列腺炎等疾病引起；后者主要是心理、习惯及因包皮过长等正常原因引发的。在治疗时，应根据病因对症治疗。

中医认为，造成早泄的主要原因是肝肾双虚。阴茎通于精囊，是肾的门户，属足厥阴肝经，男子射精的生理功能是在肝的疏泄和肾的封藏，相互制约相互协调下完成的。性交时，足厥阴肝经通过阴茎的感官刺激，使肝气的疏泄功能不断增强，直至突破肾气封藏的制约而发生射精。当肾脏健康，肾阳充足时，精关牢固，肾藏有力。而当肾脏虚损，肾脏的封藏功能失调时，肾中阳气不足以固摄精液，精关不固，自然发生早泄。

因此，治疗早泄应以以驱寒补肾为主，补肾则能破除肝经的瘀滞，同时也就起到补肝的作用。中医疗法在治疗早泄方面具有较好的疗效，茶疗是其中的一种。下面是几种防治早泄的药草茶方。

1. 名称：金樱子茶

材料：金樱子 10 克。

制法：①将金樱子去净子毛、捣碎，用纱布包好，放入保温瓶中。②用沸水冲泡，盖紧瓶盖，约 15 分钟后即可。

用法：请遵医嘱，代茶饮服，每日 1 剂。

功效：全方具有固精缩尿、涩肠止泻的功效，适用于治疗男子遗精早泄，症见腰酸膝软、眩晕、耳鸣等。

宜忌：体质偏热者慎用。

2. 名称：龙胆黄芩茶

材料：龙胆草 15 克，黄芩 10 克，栀子 9 克，泽泻 12 克，木通 10 克，车前子 9 克，当归 10 克，生地、甘草 9 克。

制法：①将上述材料洗净，一同放入锅中。②加水适量进行熬制，熬好后，过滤掉杂质，将汁倒出即可。

用法：请遵医嘱，代茶饮服，每日 1 剂，分 2 次饮服。

功效：全方清泻肝经湿热的功效，适用于肝经湿热所致的早泄。

宜忌：脾胃虚弱作泄及无湿热实火者忌服。

3. 名称：覆盆子壮阳保肝茶

材料：覆盆子 5~10 克。

制法：①将覆盆子洗净，放于保温瓶中。②用适量沸水冲泡，盖紧瓶盖，2~3分钟后即可。

用法：请遵医嘱，代茶饮服，可放入几颗冰糖调味。

功效：全方具有补肝益肾、固精缩尿、明目的功效，适用于治疗肾虚，症见阳痿、遗精、早泄、小便频数、夜间多尿或遗尿等；肝虚，症见目暗昏花、视物不清等。

宜忌：肾虚有火、小便短涩者慎服。

阳 痿

阳痿作为男性性功能障碍的常见症状，让很多男性对自己失去了自信，因此产生很严重的心理障碍。

阳痿，又称勃起功能障碍，指在有性欲要求时，阴茎不能勃起或勃起不坚，或者虽然有勃起且有一定程度的硬度，但不能保持性交的足够时间，因而妨碍性交或不能完成性交。造成该病症的原因有很多，在临床上大概分为生理和心理两方面。其中精神方面的因素指夫妻间感情冷漠，或因某些原因产生紧张心情，可导致阳痿，性交次数过多，使勃起中枢经常处于紧张状态，久而久之，也可出现阳痿；生理方面的原因有阴茎勃起中枢发生异常，或一些重要器官严重疾病时，尤其是长期患病，也可能会影响到性生理的精神控制。

中医认为，阳痿主要因房事过度，命门火衰，抑郁伤感，思虑惊恐损伤心脾，阴虚伤阳等所致。临床证明，中医调理的效果比较好，阳痿多为积累成疾，切不可以错治错、急于求成，或图一时之快而滥用服用激素类药或者大补之药，而应慢慢调理。中医茶疗中有很多药草茶方可用来调理阳痿。

1. 名称：白矾红茶饮

材料：红茶 30 克，白矾 1 粒（玉米粒大）。

制法：①将上述材料一同放入保温瓶中，冲入大约 1 碗沸水。②将瓶盖盖紧，约 10 分钟后便可。

用法：请遵医嘱，代茶饮服，每晚服用 1 剂，一次服完。

功效：全方具有温肾壮阳的功效，适用于治疗阳痿并伴有神经萎靡不振等病症。

宜忌：阴虚胃弱、无湿热者、体弱、急性肠炎痢疾患者等忌用。

2. 名称：人参绿茶

材料：人参 8 克，绿茶 3 克。

制法：①将人参清洗干净，切成薄片，同绿茶一起放入保温瓶中。②用适量沸水冲泡，盖紧瓶盖，大约 10 分钟后便可。

用法：请遵医嘱，代茶饮服，每晚服用 1 剂。

功效：全方具有补肾壮阳的功效，适用于治疗阳痿、男性性功能障碍等病症。

宜忌：实证、热证而正气不虚者忌服。

3. 名称：杞子绿茶

材料：枸杞子 15 克，绿茶 3 克。

制法：①将枸杞子洗净，同绿茶一起放入保温瓶中。②用沸水冲泡，盖紧瓶盖，10 分钟后便可。

用法：请遵医嘱，代茶饮服，每日 1 剂。

功效：全方具有益肝明目、补肾润肺的功效，适用于治疗肝肾不足、性欲减退或阳痿等病症。

宜忌：感冒发烧、身体有炎症、腹泻的人不宜饮用。

4. 名称：鹿茸乌龙绿茶

材料：鹿茸 0.5 克，乌龙茶 5 克。

制法：将鹿茸和乌龙茶一起放入保温瓶中，用适量沸水冲泡，浸泡片刻便可。

用法：请遵医嘱，代茶饮服。

功效：全方具有温肾壮阳的功效，适用于治疗阳虚肢冷、阳痿等病症。

宜忌：凡阳虚阳亢者、血分有热、胃火盛或肺有痰热以及外感热病者均禁饮。

5. 名称：菟丝枸杞茶

材料：菟丝子 10 克，枸杞子 10 克，红糖适量。

制法：①将菟丝子洗净后捣碎，与枸杞子、红糖一起放入保温瓶中。②冲入沸水 200 毫升，盖紧瓶盖 10 分钟后便可。

用法：请遵医嘱，代茶饮服。

功效：全方具有补肾固精、养肝明目的功效，适用于治疗阳痿患者属腰酸背痛、面色无光苍白者。

宜忌：阳虚火旺或实热症者忌用。

遗 精

遗精，一种生理现象，是指不因性交而精液自行泄出，有生理性与病理性的不同。中医将精液自遗现象称遗精或失精，多由肾虚精关不固，或心肾不交，或湿热下注所致。西医可见于包茎、包皮过长、尿道炎、前列腺疾患等。在非性交的情况下精液自泄，称之为遗精，又名遗泄、失精。在梦境中之遗精，称梦遗；无梦而自遗者，名滑精。有梦而遗往往是清醒滑精的初起阶段，梦遗、滑精是遗精轻重不同的两种症候。

那么遗精是由什么因素导致的呢？心理因素方面，指由于对性知识的缺乏，对性问题思想过度集中，对性刺激易于接受，使大脑皮层持续存在性兴奋，从而诱发遗精；或者受外在性环境刺激而诱发遗精。病理因素方面，包括外生殖器及附属性腺炎症，如包皮龟头炎、前列腺炎、精囊炎、附睾炎等的刺激而发生遗精；过度体力或脑力劳动，使身体疲惫，睡眠深沉，大脑皮质下中枢活动加强，可导致遗精。此外，仰卧入睡，被褥温暖沉重，刺激、压迫外生殖器，或穿紧身衣裤，束缚挤压勃起的阴茎，也可诱发遗精。

偶尔遗精对身体没有什么危害，但是频繁遗精并伴有早泄、阳痿等症状，常会因精液质量下降或性功能障碍而导致不育。因此，遗精患者要及时治疗。中医认为，遗精病因主要在肾，肾阴虚，阴虚则火旺，精室被扰而遗精。中医茶疗在补肾方面颇有功效，下面介绍几种防治遗精的药草茶方。

1. 名称：五子衍宗茶

材料：枸杞子 15 克，菟丝子 15 克，覆盆子 10 克，车前子 10 克，五味子 5 克。

制法：①将上述五味材料共研为末状，放入保温瓶中。②用沸水适量冲泡，盖紧瓶盖，15~20 分钟便可。

用法：请遵医嘱，代茶饮服，当日饮尽。

功效：枸杞子、菟丝子、覆盆子都是滋补肝肾的良好药材，几种药材搭配而成的这款茶对于补肾益精有很好的功效，可用于治疗肾虚阳痿、遗精、早泄，症见腰酸眩晕、体弱乏力、阳痿不振等。

宜忌：脾湿蕴中及下焦湿热者不宜饮用。

2. 名称：益肾固精茶

材料：山茱萸 10 克，熟地黄 10 克，巴戟天 5 克，泽泻 5 克。

制法：①将上述四味材料切碎，放入保温瓶中。②用适量沸水冲泡，盖紧瓶盖，15 分钟后便可。

用法：请遵医嘱，代茶饮服。

功效：全方具有益肾固精的功效，适用于治疗肾虚肾阳两虚证，伴腰背酸痛、两足萎弱、眩晕耳鸣、阳痿等。

宜忌：阴虚内热、夜寐多梦、五心烦热者忌用。

3. 名称：莲须红糖绿茶

材料：莲须 12 克，红糖 25 克，绿茶 1 克。

制法：①将莲须洗净，与红糖一起放入砂锅内。②加水 500 毫升，煮沸 5 分钟。③加入绿茶，稍煮片刻，将汁倒出即可。

用法：请遵医嘱，代茶饮服，每日 1 剂，分 2~3 次饮服。

功效：全方具有温经固涩的功效，适用于治疗遗精等病症。

宜忌：莲须忌地黄、葱、蒜，小便不利者勿服。

4. 名称：锁阳桑葚茶

材料：锁阳 15 克，桑葚 15 克，蜂蜜 10 克。

制法：①将锁阳、桑葚捣碎，放入保温瓶中。②用沸水冲泡，盖紧瓶盖，闷 15 分钟；③调入蜂蜜，搅匀即可。

用法：请遵医嘱，代茶饮服。

功效：方中锁阳具有温肾益精的作用，与桑葚一同服用，补肾效果更明显。用这两种具有补肾益精的药材泡的茶具有补肾壮阳、益肾精、润肠通便的功效，适用于治疗肾精亏虚、阳痿不育、腰膝无力及老年肾阴亏虚性的便秘等病症。

宜忌：肾阳虚而大便稀溏者不宜服用。

5. 名称：温肾固精茶

材料：葫芦巴 10 克，补骨脂 5 克，菟丝子 5 克，山茱萸 5 克。

制法：①将上述四味材料捣碎，放入保温瓶中。②用沸水冲泡，盖紧瓶盖，15 分钟后即可。

用法：请遵医嘱，代茶饮服。

功效：方中葫芦巴具有补命门、暖丹田、强精气的作用；补骨脂具有补肾助阳的作用；菟丝子、山茱萸阴阳并补。四味材料共同泡制的茶具有温肾固精的功效，适用于治疗小便频数、遗尿、阳痿、遗精、腰膝酸痛，症属肾虚、命门火衰者。

宜忌：阴虚火旺、心烦、口干舌红者忌用。

前列腺炎

前列腺炎已经成为很多男人的难言之隐，甚至不少人已经达到"谈前列腺色变"的地步，是男性常见病症，严重影响着男性的正常生活和身心健康。

前列腺炎是指前列腺特异性和非特异感染所致的急慢性炎症，从而引起的全身或局部症状。按照病程分，可分为急性前列腺炎和慢性前列腺炎。前列腺炎的致病原因主要包括三个方面。其一是病原微生物感染，其致病微生物颇多，常见的有大肠杆菌、变形杆菌、克雷伯菌、肠杆菌、淋球菌等；二是前列腺充血，特别是被动充血，是前列腺炎的重要致病因素；三是尿液刺激，尿液中含有酸碱化学物质，当前列腺开口处受损之后，尿液便会返流，进入腺体，在化学物质的长期刺激下，自然会诱发炎症。

前列腺炎会给身体带来很多不适。比如说排尿不适，出现膀胱刺激征，如尿频、排尿时尿道灼热、疼痛并放射到阴茎头部；会造成局部不适，如后尿道、会阴和肛门处坠胀不适感，下蹲、大便及长时间坐在椅凳上胀痛加重；产生放射性疼痛，慢性前列腺炎的疼痛并不止局限在尿道和会阴，还会向其附近放射，以下腰痛最为多见；造成性功能障碍，慢性前列腺炎可引起性欲减退和射精痛，射精过早症，并影响精液质量等。此外，慢性前列腺炎可合并神经衰弱症，表现出乏力、头晕、失眠等；长期持久的前列腺炎症甚至可引起身体的变态反应，出现结膜炎、关节炎等病变。

那么，如何才能有效治疗前列腺炎呢？中医在治疗前列腺炎方面，尤其是慢性前列腺炎方面有很多宝贵的经验，颇受广大患者的青睐。中医认为，该病的根本病因在于体内有寒积、热积、气积、血瘀等毒素存在，因此，治疗该病的关键在于排出体内毒素。茶疗是中医疗法中的重要部分，下面我们介绍几种对于防治前列腺炎有明显功效的药草茶方。

1. 名称：蒲公忍冬茶

材料：蒲公英30克，忍冬藤60克。

制法：①将蒲公英和忍冬藤一同放入锅内，加水适量进行煎煮。②煮好后，过滤掉残渣，将汁倒入杯中即可。

用法：请遵医嘱，代茶饮服。

功效：全方具有清热解毒的功效，适用于治疗急性前列腺炎。

宜忌：脾胃虚寒、阳虚外寒、泄泻不止者禁饮。

2. 名称：爵床红枣汤

材料：鲜爵床草100克（干者减半），红枣30克。

制法：①将鲜爵床草洗净切碎，与红枣一同放入锅内。②加水1000毫升进行煎煮，煎至水剩余400毫升左右，将枣取出，汁倒出即可。

用法：请遵医嘱，代茶饮服，每日1剂，分2次服用，枣食用。

功效：全方具有利水解毒的功效，适用于治疗前列腺炎。

宜忌：爵床草性寒，脾胃虚寒、气血两虚者不宜饮服。

3. 名称：二鲜饮

材料：鲜藕80克，鲜茅根30克。

制法：①将鲜藕、鲜茅根洗净后一同放入锅内，加水适量煎煮。②煮熟后，将汁倒出即可。

用法：请遵医嘱，代茶饮服。

功效：全方具有养阴、利尿、止血的功效，适用于治疗血热型急性前列腺炎。

宜忌：脾胃虚寒者不宜饮服，忌用铁器煎煮。

4. 名称：车前赤豆茶

材料：赤小豆 60 克，车前草 150 克。

制法：①将赤小豆放入碗中浸泡半个小时左右。②与车前草一同放入锅内，加水适量煎煮，煮后去除残渣，将汁倒出即可。

用法：请遵医嘱，代茶饮服。

功效：全方具有清热解毒、利水消肿的功效，适用于治疗前列腺炎。

宜忌：因营养不良而致虚肿者慎用，脾胃虚寒者不宜饮服。

前列腺增生

前列腺增生是男性常见的疾病，多见于中老年男性，给他们的生活和健康带来严重影响。前列腺分内外两层，内层为尿道周围的黏膜和黏膜下腺体，外层为前列腺体。前列腺增生主要发生在内层，在膀胱颈至精阜一段后尿道的腺体间质中。腺体间质有轻度增生组织，结构以增生的结缔组织和平滑肌为主，并有增大的腺囊，增生腺管上皮呈乳头状向囊腔内突出，形成间质腺样组织的混合性结节。

前列腺增生主要表现为两组症状：一类是膀胱刺激症状；另一类是因增生前列腺阻塞尿路产生的梗阻性症状。前者主要是尿频、尿急、夜尿增多及急迫性尿失禁，其中，尿频是前列腺增生的早期信号，一般来说，夜尿次数的多少往往与前列腺增生的程度平行。原来不起夜的老人出现夜间 1~2 次的排尿，常常反映早期梗阻的来临，而从每夜 2 次发展至每夜 4~5 次甚至更多，说明了病变的发展和加重；而排尿梗塞症状主要是由于前列腺增生阻塞尿路，主要表现为排尿无力、尿线变细和尿滴沥、血尿、尿潴留等。

前列腺增生如果不及时治疗，还可能引发其他并发症，严重危害着人们的身体健康。其并发症主要有感染、肾盂积水、尿毒症等。此外，由于前列腺增生致患者排尿困难，致使腹压增高，也可引起或加重痔疮、疝气等疾病。

中医前列腺增生的治疗方面有着丰富的经验。根据中医学分析，前列腺增生主要是由肾气虚衰，肾之阴阳不足所致，并根据发病原因分为湿热蕴结证、脾肾气虚证、气滞血瘀证、气阴两虚证和肾阳不足证五种类型，以便在治疗时对症下药。中医茶疗在补肾益气方面有着重要的作用，下面是几种常用于该病症的药草茶方。

1. 名称：决明子蜂蜜茶

材料：决明子 10~15 克，蜂蜜适量。

制法：①将决明子研成细末，放入保温瓶中。②用适量沸水冲泡，盖紧瓶盖，稍闷一会。③再调入蜂蜜，搅匀即可。

用法：请遵医嘱，代茶饮服。

功效：全方具有润肠通便的功效，适用于治疗前列腺增生兼习惯性便秘者。

宜忌：可引起腹泻，不宜长时间服用。

2. 名称：杏梨石韦茶

材料：苦杏仁 10 克，石韦 12 克，车前草 15 克，大鸭梨 1 个，冰糖少许。

制法：①将杏仁去皮尖打碎，将鸭梨切成块去核。②然后将杏仁、鸭梨块与石韦、车前草一同放入锅中。③加水适量煎煮，然后去除残渣加入冰糖，搅匀即可。

用法：请遵医嘱，代茶饮服。

功效：全方具有泻肺火、利水道的功效，适用于治疗前列腺增生。

宜忌：阴虚咳嗽、大便溏泄、无湿热、精气不固者忌饮。